C. Bokemeyer   H.-P. Lipp (Hrsg.)

Praktische Aspekte der supportiven Therapie in
Hämatologie und Onkologie

Mit freundlicher Empfehlung

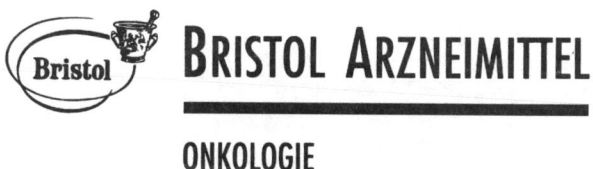

Bristol **BRISTOL ARZNEIMITTEL**

ONKOLOGIE

Springer

*Berlin
Heidelberg
New York
Barcelona
Budapest
Hongkong
London
Mailand
Paris
Santa Clara
Singapur
Tokio*

C. Bokemeyer   H.-P. Lipp (Hrsg.)

Praktische Aspekte der supportiven Therapie in Hämatologie und Onkologie

Unter Mitarbeit von M. Sökler

Mit 17 Abbildungen und 60 Tabellen

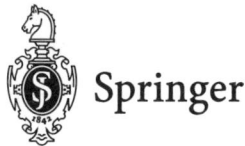 Springer

C. Bokemeyer
Abteilung Innere Medizin II
Hämatologie, Onkologie, Immunologie und Rheumatologie
Universitätsklinikum Tübingen
Otfried-Müller-Straße 10
72076 Tübingen

H.-P. Lipp
Universitätsapotheke Tübingen
Röntgenweg 9
72076 Tübingen

ISBN 3-540-63335-9 Springer-Verlag Berlin Heidelberg New York

Die Deutsche Bibliothek – CIP-Einheitsaufnahme

Praktische Aspekte der supportiven Therapie in Hämatologie und Onkologie/ Hrsg.: Carsten Bokemeyer; H.-P. Lipp. Unter Mitarb. von M. Sökler. – Berlin; Heidelberg; New York; Barcelona; Budapest; Hongkong; London; Mailand; Paris; Santa Clara; Singapur; Tokio: Springer, 1998
ISBN 3-540-63335-9

© Springer-Verlag Berlin Heidelberg 1998
Printed in Germany

Umschlag: de'blik, Berlin
Satz: Michael Kusche, Goldener Schnitt

SPIN: 10572326   19/3133 – 5 4 3 2 1 0 – Gedruckt auf säurefreiem Papier

Vorwort

Der Einsatz medikamentöser Therapieverfahren bei onkologischen Patienten hat in den letzten Jahren eine deutliche Ausweitung und Differenzierung erfahren. Wenn auch nur ein kleinerer Anteil von Patienten mittels chemotherapeutischer Behandlung kurativ therapiert werden kann, so hat die Bedeutung der Chemotherapie für die Lebensverlängerung und/oder für die Reduzierung tumorassoziierter Symptome sowie die Verbesserung der Lebensqualität erheblich zugenommen. Die Indikationen zu einer adjuvanten oder neoadjuvanten Therapie wurden erheblich ausgeweitet. Zunehmend werden auch ältere Patientenkollektive mit Chemotherapie behandelt. Auch haben sich die chemotherapeutischen Möglichkeiten durch die Einführung neuer Substanzen wie der Taxane, der spezifischen Inhibitoren der Topoisomerase-I und der Thymidilatsynthetase und der neuen Nukleosidanaloga deutlich vermehrt. Zunehmend finden immuntherapeutische Verfahren und Hochdosistherapiekonzepte zunächst in klinischen Studien, aber auch in der Routineversorgung einen Platz. Parallel sind die Indikationen zur Strahlentherapie und ihre Möglichkeiten einer verbesserten technischen Durchführung ausgeweitet worden.

Die Vielzahl von Neuerungen in der Tumortherapie sowie die Erkenntnis, daß eine symptomlindernde Behandlung auch eine optimale Begleittherapie bedingt, haben die Bedeutung supportiver Maßnahmen in der Onkologie deutlich steigen lassen. Ihre Ziele sind die Verringerung der akuten und chronischen therapiebedingten Nebenwirkungen, um gerade im palliativen Sinne die Lebensqualität zu verbessern und nicht zu verschlechtern. Gleichzeitig kann sie dazu beitragen, daß der Patient eine möglicherweise kurative oder lebensverlängernde Behandlung nicht aufgrund von Nebenwirkungen frühzeitig abbricht. Somit ist für die Durchführung onkologischer Therapien nicht nur die Erfahrung im Umgang mit zytostatischen Substanzen gefordert, sondern auch das Wissen um den optimalen Einsatz supportiver Maßnahmen.

Das Gebiet der supportiven Therapie entwickelte sich in den letzten Jahren ähnlich rasant weiter wie der Bereich der zytostatischen Behandlung. Die Einführung hämatopoetischer Wachstumsfaktoren hat die Durchführung myelosuppressiver Chemotherapien verbessert, die

Nebenwirkungsrate dieser Therapien beim Patienten reduziert und die Grundlagen für den Einsatz intensivierter und hochdosierter Therapieschemata geschaffen. Mit den 5-HT3-Antagonisten als effektivste antiemetische Substanzen wurde insbesondere die Chemotherapie mit hochemetogenen Substanzen wie Cisplatin revolutioniert. Weitere Fortschritte und zahlreiche Neuentwicklungen der Begleittherapie sind auf dem Gebiet der Schmerztherapie von Tumorkranken und beim Einsatz organprotektiver Maßnahmen zur Verhinderung der akuten und chronischen Nebenwirkungen der Chemo- und Radiotherapie zu verzeichnen. Die Möglichkeiten der Behandlung von gastrointestinalen Störungen und Ernährungsproblemen des Krebspatienten haben sich ebenfalls verbessert. Neue Bereiche in der Supportivtherapie betreffen die unterstützenden Maßnahmen zur Chemotherapie bei älteren Patienten sowie die Behandlung von Gerinnungs- und Thrombosekomplikationen. Je umfassender das Gebiet der supportiven Therapie wird, desto dringender müssen für viele Bereiche und Probleme wissenschaftlich fundierte und klinisch validierte Empfehlungen erarbeitet werden.

Die Diskussionen im Gesprächskreis zu „Leitlinien der supportiven Therapie" im interdisziplinären Tumorzentrum der Universitätsklinik Tübingen waren die Grundlage für das vorliegende Buch zu „praktischen Aspekten der supportiven Therapie in Hämatologie und Onkologie". Es ist Ausdruck des Wunsches und der Bemühungen der Autoren, möglichst umfassende Informationen auf aktuellem Stand zu supportiven Maßnahmen in der Onkologie zusammenzustellen und damit die Therapie des Tumorpatienten möglichst risikoarm und gut tolerabel zu gestalten. Das Buch soll ein Leitfaden für Vorgehensweisen und Behandlungsschemata der supportiven Therapie sein. Zum anderen war es aber auch das Ziel der Autoren und Herausgeber, relevantes klinisch-pharmakologisches Basiswissen zu vermitteln, um neue Entwicklungen in der Supportivtherapie zu verstehen. Bei der Auswahl und der Besprechung haben wir besonderen Wert auf eigene Erfahrungen und Vorgehensweisen an der Universitätsklinik Tübingen gelegt. Es ist den Autoren und Herausgebern durchaus bewußt, daß in vielen Bereichen subjektive Empfehlungen gegeben werden und daß sich viele Aspekte der supportiven Therapie nicht nach Standardvorgaben richten, sondern individuellen Erfahrungen folgen. Auch wenn es nicht nur eine einzige Empfehlung zu einer entsprechenden Supportivtherapie geben kann, so wird doch in diesem Buch versucht, auf der Basis der aktuellen internationalen Literatur möglichst schlüssige Dosierungsvorschläge und abgesicherte praktische Ratschläge zu geben. Dabei haben sich die Autoren, Herausgeber und der Verlag intensiv bemüht, Fehler insbesondere bei Dosierungsangaben und Therapieplänen soweit wie möglich zu vermeiden. Trotzdem kann für die gegebenen Empfehlungen keine Garantie übernommen werden. In einzelnen Fällen empfiehlt sich eine Überprüfung in der Originalliteratur.

Mit dem Versuch einer umfassenden Darstellung der Supportivtherapie wendet sich das vorliegende Buch an Ärzte aller Fachgebiete, die regelmäßig in onkologische Therapie involviert sind. Auch für das onkologisch tätige Pflegepersonal finden sich Anregungen zur Optimierung der medikamentösen Begleittherapie von Tumorpatienten. Nicht zuletzt soll dieses Buch auch dem Apotheker beim Gespräch mit dem onkologisch tätigem Arzt und bei der Beratung des Patienten helfen. Gerade weil die Supportivtherapie sich in einem stetigen Wandel befindet und es gilt, neue Standards zu setzen, stellt dieses Buch eine Momentaufnahme der therapeutischen Möglichkeiten dar und kann nicht als endgültige Empfehlung betrachtet werden. Vielmehr sind die Benutzer zur Interaktion aufgefordert. In diesem Sinne sind Herausgeber und Verlag dankbar für kritische Hinweise oder Verbesserungsvorschläge aus dem Kreis der Leser. Es ist uns ein großes Anliegen, gemeinsam dem Ziel dieses Buches noch näher zu kommen, nämlich die Supportivtherapie im Rahmen der onkologischen Behandlung für unsere Patienten ständig zu verbessern.

Tübingen, im Juli 1997   C. Bokemeyer und H.-P. Lipp

Inhaltsverzeichnis

1 **Hämatopoetische Wachstumsfaktoren (HGF)
und Blutprodukte**

1.1 **HGF der Myelopoese (G-CSF und GM-CSF)**
C. BOKEMEYER, W. BRUGGER

1.1.1 Einleitung 1
1.1.2 Primärer (prophylaktischer) Einsatz von HGF 3
1.1.3 Sekundärer Einsatz von HGF
(nach eingetretener Neutropenie/Infektion) 5
1.1.4 Therapeutischer Einsatz von HGF 6
1.1.5 HGF bei dosisintensivierter Chemotherapie und
Transplantation peripherer Blutstammzellen (PBSC) . 6
1.1.6 HGF bei Patienten mit kombinierter
Chemo- und Radiotherapie 7
1.1.7 HGF bei akuter myeloischer Leukämie (AML)
und bei Myelodysplasie (MDS) 8
1.1.8 Praktische Therapie mit HGF 9
1.1.9 Toxizität der HGF 10
1.1.10 Ausblick 11

Literatur zu 1.1 11

1.2 **Tumor- bzw. therapiebedingte Anämie
und Erythropoietin**
C. BOKEMEYER, R. WALDMANN

1.2.1 Anämie bei Tumorpatienten 12
1.2.2 Behandlungskonzepte der tumor- und
therapieinduzierten Anämie 13
1.2.2.1 Bluttransfusion 13
1.2.2.2 Erythropoietin 14

Literatur zu 1.2 17

1.3   Blutprodukte
         D. WERNET

1.3.1.   Einleitung   18
1.3.2   Erythrozytenpräparate   19
1.3.3   Thrombozytenpräparate   19
1.3.4   Antikörper   20
1.3.5   Bestrahlung der Blutprodukte   21
1.3.6   Infektionsgefahr durch Blutprodukte   21

Literatur zu 1.3   22

2   Antimikrobielle Prophylaxe und Therapie
         bei neutropenischen Patienten
         H.-P. LIPP, H. HEBART, C. FAUL, H. EINSELE

2.1   Einleitung   23

2.2   Antimikrobielle Prophylaxe   25
2.2.1   Prophylaktischer Einsatz von Fluorochinolonen   26
2.2.2   Prophylaktischer Einsatz von Antimykotika   28
2.2.3.   Prophylaxe viraler Erkrankungen   30
2.2.4   Prophylaxe von Protozoeninfektionen   32

2.3   Empirische Behandlungsstrategien bei Fieber
         unbekannter Genese (FUO)   33
2.3.1   Empirische antimikrobielle Therapie des FUO
         bei Hochrisikopatienten   33
2.3.2   Empirische antimikrobielle Therapie des FUO
         bei Niedrigrisikopatienten   36
2.3.3   Persistierendes Fieber trotz First-line-Antibiose   37
2.3.4   Entfieberung unter i.v.-Antibiose   38

2.4   Therapeutische Granulozytentransfusion   38
2.4.1   Durchführung von Granulozytentransfusionen   40

Literatur zu 2   40

3   Antiemetische Therapie
         M. SÖKLER

3.1   Einleitung   44

3.2   Formen der Emesis   44

3.3   Emetogene Potenz von Zytostatika   45

3.4   Antiemetische Substanzen   46

3.5   Adaptierte antiemetische Therapie   49

Literatur zu 3   50

4   Schleimhauttoxizität und Motilitätsstörungen

4.1   Prophylaxe und Therapie von
        Mundschleimhautentzündungen
        J.T. HARTMANN, H.-P. LIPP, M. BJÖRNSGARD,
        C. BOKEMEYER

4.1.1   Einleitung   51
4.1.2   Therapeutische Möglichkeiten   51
4.1.3   Tabellarische Übersichten   54

Literatur zu 4.1   56

4.2   Diarrhö und Obstipation
        H.-P. LIPP

4.2.1   Einleitung   56
4.2.2   Diarrhö   57
4.2.3   Obstipation   59

Literatur zu 4.2   60

5   Begleittherapie bei Strahlentherapie
        M. BJÖRNSGARD

5.1   Einleitung   62

5.2   Xerostomie   62

5.3   Zähne und Zahnpflege   63

5.4   Radiogene Hautreaktionen   64

5.5   Pneumonitis   65

5.6   Gastrointestinale Nebenwirkungen   65

Literatur zu 5   66

6   Ernährung

6.1   Enterale Ernährung und Anorexiebehandlung
        bei Tumorpatienten
        H.-P. LIPP, K.-E. GRUND, C. BOKEMEYER

6.1.1   Einleitung   67
6.1.2   Medikamentöse Stimulation des Appetits   67
6.1.3   Ergänzung essentieller Nahrungsbestandteile   69
6.1.4   Enterale Ernährung   69
6.1.4.1 Transnasale und perkutane Sonden   70
6.1.4.2 Auswahl der enteralen Ernährung   73

6.1.4.3   Zusammensetzung der Sondenkost   74
6.1.4.4   Praxis der Sondenernährung   78
6.1.5   Orale Arzneimittelgabe im Rahmen
          der enteralen Ernährung   79

Literatur zu 6.1   80

6.2   **Standardisierte total parenterale Ernährung (TPN)**
          bei Krebspatienten
          H.-P. Lipp

6.2.1   Einleitung   81
6.2.2   Aminosäuren   82
6.2.3   Kohlenhydrate   83
6.2.4   Triglyzeride   84
6.2.5   Elektrolyte   85
6.2.6   Vitamine und Spurenelemente   86
6.2.7   Stufenschema zur partiellen und vollständigen PN ...   87
6.2.8   TPN bei Nieren- und Leberinsuffizienz   89

Literatur zu 6.2   89

7   **Alopezie**
          R. WALDMANN

7.1   **Einleitung**   90

7.2   **Pathophysiologie und Einfluss von Zytostatika**   90

7.3   **Maßnahmen zur Prävention**   91

Literatur zu 7   92

8   **Prophylaxe und Behandlung**
          spezieller Nebenwirkungen von Zytostatika

8.1   **Tumorlysesyndrom**
          B. WEISS, H.-P. LIPP

8.1.1   Einleitung   94
8.1.2   Intensive Hydrierung   94
8.1.3   Verhinderung der Uratnephropathie   95
8.1.3.1   Medikamentöse Therapie   96
8.1.3.2   Urinalkalisierung   96

Literatur zu 8.1   97

**8.2   Spezielle Maßnahmen bei cisplatinhaltiger
          Chemotherapie**
          B. WEISS, H.-P. LIPP

8.2.1   Einleitung   97
8.2.2   Hydrierung, Diurese und Elektrolytsubstitution   98
8.2.3   Intraperitoneale Cisplatintherapie   98
8.2.4   Ausblick   99

Literatur zu 8.2   99

8.3   Mesna (Uromitexan) zur Zystitisprophylaxe
          J.T. HARTMANN, H.-P. LIPP, C. BOKEMEYER

8.3.1   Einleitung   99
8.3.2   Oxazaphosphorinkurzinfusionen in
          konventioneller Dosis   101
8.3.3   Hochdosisoxazaphosphorintherapie   103
8.3.4   Cyclophosphamid- und Ifosfamiddauerinfusionen ...   103

Literatur zu 8.3   104

**8.4   Spezielle Maßnahmen bei
          Hochdosis-Methotrexat (HD-MTX)**
          B. WEISS, H.-P. LIPP

8.4.1   Einleitung   105
8.4.2   Voraussetzungen für eine HD-MTX-Therapie   105
8.4.3   Folinsäure-Rescue   106
8.4.4   Vermeidung der Nephrotoxizität   106
8.4.5   MTX-Spiegelbestimmungen und
          abnorme Spiegelverläufe   108

Literatur zu 8.4   109

8.5   Spezielle Begleittherapie bei Taxanen
          M. SÖKLER

8.5.1   Einleitung   110
8.5.2   Nebenwirkungen   110
8.5.3   Begleittherapie   111

Literatur zu 8.5   112

8.6   Zytoprotektion
8.6.1   Methylenblau bei Ifosfamid-induzierter Neurotoxizität   112
          J.T. HARTMANN, H.-P. LIPP

8.6.2   Amifostin (Ethyol)   114
          J. HARTMANN, H.-P. LIPP, C. BOKEMEYER

8.6.3   Dexrazoxane (ICRF-187)   116
         J. HARTMANN, H.-P. LIPP, C. BOKEMEYER
8.6.4   Das Corticotropin-Analogon ORG-2766   118
         J. HARTMANN, H.-P. LIPP

Literatur zu 8.6   118

**9   Behandlung der tumorinduzierten
           Hyperkalzämie und össärer Filiae**
           C. BOKEMEYER, M. MANZ, H.-P. LIPP

9.1   Tumorinduzierte Hyperkalzämie   120
9.1.1.   Therapeutische Strategien im Überblick   121
9.1.2   TIH-Behandlung mit Bisphosphonaten   122

9.2   Bisphosphonate bei össärer Metastasierung   124

Literatur zu 9   125

**10   Maßnahmen bei Extra- und Paravasation
           von Zytostatika**
           H.-P. LIPP, C. BOKEMEYER

10.1   Einleitung   126

10.2   Allgemeine und spezielle Vorgehensweise   126

10.3   Gleichzeitige Extra- und Paravasation von Vincristin
         und Doxorubicin   127

10.4   Interdisziplinäre Zusammenarbeit
         und Dokumentation   129

Literatur zu 10   130

11   Schmerztherapie bei Tumorpatienten
           T. SCHLUNK

11.1   Grundlagen der Schmerzbehandlung   131
11.1.1   Einleitung   131
11.1.2   Grundregeln der Symptomkontrolle   131
11.1.3   Vorbedingungen der Schmerztherapie   132
11.1.4   Regeln der systemischen Schmerztherapie   132
11.1.5   Einteilung der Analgetika   133
11.1.6   Schmerzarten bei Tumorpatienten   134

11.2   Therapie des nozizeptiven Schmerzes   134
11.2.1   WHO-Stufenplan   134
11.2.2   Nichtopioidanalgetika   135
11.2.3   Opioidanalgetika   137
11.2.3.1 Klassifikation und Pharmakologie   137

11.2.3.2 Indikation und Auswahl 140
11.2.3.3 Nebenwirkungen und Begleittherapie 142
11.2.3.4 Kombination und Wechsel von Opioiden 143
11.2.3.5 Opioidüberdosierung 145
11.2.4   Behandlung von Schmerzspitzen 145

11.3   Therapie des neuropathischen Schmerzes 145
11.3.1   Charakteristika 145
11.3.2   Medikamentöse Behandlung 146

11.4   Alternativen zur oralen Schmerztherapie 147
11.4.1   Rektale Gabe von Analgetika 147
11.4.2   Schmerztherapie über enterale Sonde 148
11.4.3   Transdermale Schmerztherapie 148
11.4.4   Kontinuierliche subkutane Analgetikainfusion
          (Schmerzpumpe) 149
11.4.4.1 Praktische Durchführung 151
11.4.5   Intravenöse Schmerztherapie 152
11.4.6   Spinalanalgesie 153

11.5   Koanalgetika 153

11.6   Betäubungsmittelverschreibungsverordnung 154

Literatur zu 11 155

12   Verminderung der zytostatikaassoziierten Toxizität
        bei älteren Patienten
        C. BOKEMEYER, H.-P. LIPP

12.1   Einleitung 157

12.2   Veränderungen pharmakokinetischer Parameter
          im Alter 157

12.3   Renale Funktion und Toxizität 158

12.4   Kardiale Funktion und Toxizität 160

12.5   Gastrointestinale Funktion und Toxizität 161

12.6   Hepatische Metabolisierung und Lebertoxizität ... 161

12.7   Neurotoxizität 161

12.8   Lungenfunktion und Lungentoxizität 162

12.9   Hämatologische Funktion und Toxizität 163

12.10   Immunsystem 163

12.11   Schlußfolgerungen 164

Literatur zu 12 164

**13   Prophylaxe und Therapie venöser Thromboembollen
       bei Patienten mit Malignomen**
       C. FAUL, H.-P. LIPP, C. BOKEMEYER

13.1   Einleitung   166

13.2   Primäre Prophylaxe der tiefen Beinvenenthrombose   167

13.3   Therapie der Thromboembolie   169

13.4   Therapie der Axillar-/Subklaviavenenthrombose   175

Literatur zu Kap. 13 175

14   Anhang

14.1   Tabellarische Übersicht über
       wichtige Nebenwirkungen von Zytostatika   177
       H.-P.LIPP, J.T. HARTMANN, C. BOKEMEYER

14.2   WHO-Empfehlungen für die Bemessung von akuter
       und subakuter Toxizität bei Erwachsenen   185

14.3   Toxizität nach Chemotherapie
       (Dokumentationsblatt)   188

Sachverzeichnis   191

Autorenverzeichnis

Björnsgard, Mari, Dr. med.
  Abt. Strahlentherapie, Radiologische Universitätsklinik,
  Hoppe-Seyler-Str. 3, 72076 Tübingen

Bokemeyer, Carsten, Priv.-Doz. Dr. med.
  Abt. Innere Medizin II, Med. Universitätsklinik und Poliklinik,
  Otfried-Müller-Str. 10, 72076 Tübingen

Brugger, Wolfram, Priv.-Doz. Dr. med.
  Abt. Innere Medizin II, Med. Universitätsklinik und Poliklinik,
  Otfried-Müller-Str. 10, 72076 Tübingen

Einsele, Hermann, Priv.-Doz. Dr. med.
  Abt. Innere Medizin II, Med. Universitätsklinik und Poliklinik,
  Otfried-Müller-Str. 10, 72076 Tübingen

Faul, Christoph, Dr. med.
  Abt. Innere Medizin II, Med. Universitätsklinik und Poliklinik,
  Otfried-Müller-Str. 10, 72076 Tübingen

Grund, Karl-Ernst, Prof. Dr. med.
  Chirurgische Universitätsklinik,
  Hoppe-Seyler-Str. 3, 72076 Tübingen

Hartmann, Jörg, Dr. med.
  Abt. Innere Medizin II, Med. Universitätsklinik und Poliklinik,
  Otfried-Müller-Str. 10, 72076 Tübingen

Hebart, Holger, Dr. med.
  Abt. Innere Medizin II, Med. Universitätsklinik und Poliklinik,
  Otfried-Müller-Str. 10, 72076 Tübingen

Lipp, Hans-Peter, Dr. rer. nat.
  Universitätsapotheke,
  Röntgenweg 9, 72076 Tübingen

Manz, Markus, Dr. med.
   Abt. Innere Medizin II, Med. Universitätsklinik und Poliklinik,
   Otfried-Müller-Str. 10, 72076 Tübingen

Schlunk, Thomas, Dr. med.
   Tropenklinik Paul-Lechler-Krankenhaus,
   Paul-Lechler-Str. 24, 72076 Tübingen

Sökler, Martin, Dr. med.
   Abt. Innere Medizin II, Med. Universitätsklinik und Poliklinik,
   Otfried-Müller-Str. 10, 72076 Tübingen

Waldmann, Rüdiger, Dr. med.
   Abt. Innere Medizin II, Med. Universitätsklinik und Poliklinik,
   Otfried-Müller-Str. 10, 72076 Tübingen

Weiss, Burkhard, Dr. med.
   Abt. Innere Medizin II, Med. Universitätsklinik und Poliklinik,
   Otfried-Müller-Str. 10, 72076 Tübingen

Wernet, Dorothee, Priv.-Doz. Dr. med.
   Abt. Transfusionsmedizin mit Blutbank,
   Hoppe-Seyler-Str. 3, 72076 Tübingen

1 Hämatopoetische Wachstumsfaktoren (HGF) und Blutprodukte

1.1 HGF der Myelopoese (G-CSF und GM-CSF)

C. BOKEMEYER, W. BRUGGER

1.1.1 Einleitung

Alle peripheren Blutzellen stammen von sog. pluripotenten hämatopoetischen Stammzellen des Knochenmarks ab. Über verschiedene Ausreifungsstufen entstehen Erythrozyten, Thrombozyten, Granulozyten, Monozyten und Lymphozyten. Die Bildung dieser einzelnen Zelltypen und ihre Ausreifung wird über verschiedene hämatopoetische Wachstumsfaktoren reguliert (Abb. 1-1). Einige dieser Wachstumsfaktoren sind mittlerweile biologisch genau charakterisiert und können gentechnologisch, d. h. rekombinant, hergestellt werden. Dies trifft insbesondere für die Wachstumsfaktoren der Myelopoese zu. Innerhalb der Leukozyten spielen die neutrophilen Granulozyten eine entscheidende Rolle bei der

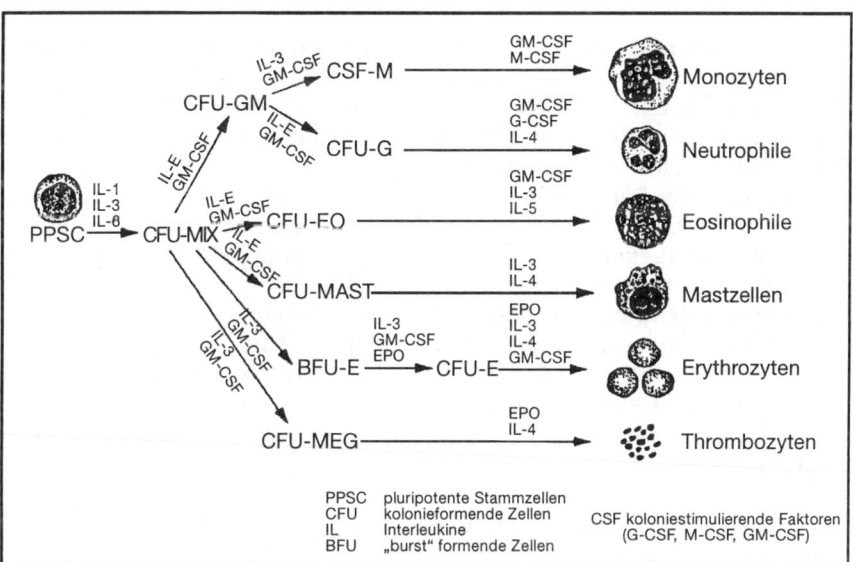

Abb. 1-1. Angriffspunkte verschiedener regulativer Zytokine innerhalb der Organisation und Hierarchie der Hämatopoese

körpereigenen unspezifischen Immunabwehr gegenüber Infektionserregern. Zytostatika, Strahlentherapie und immunsuppressive Medikamente beeinträchtigen die Funktion dieser Abwehrzellen, woraus klinisch eine erhöhte Infektanfälligkeit während der Phase der Granulozytopenie – beispielsweise nach einer Chemotherapie – resultiert. Gegenwärtig stehen zwei unterschiedliche hämatopoetische Wachstumsfaktoren (HGF) zur Behandlung bzw. Prävention der chemotherapieinduzierten Granulozytopenie zur Verfügung: granulozytenkoloniestimulierender Faktor (G-CSF) und Granulozyten-Monozyten-Koloniestimulierender Faktor (GM-CSF). Beide Faktoren fördern die Proliferation und Differenzierung von Vorläuferzellen der Granulopoese bzw. der Granulo- und Monozytopoese.

G-CSF (Filgrastim, Lenograstim) führt zu einer Vermehrung der myeloischen Vorläuferzellen im Knochenmark und zu einer schnelleren Ausreifung der einzelnen Zellen bis hin zu neutrophilen Granulozyten im Blut. GM-CSF (Molgramostim, Sagramostim) fördert zusätzlich die Bildung von eosinophilen Granulozyten und von Monozyten (Tabelle 1-1).

Tabelle 1-1. Gegenwärtig verfügbare myeloische Wachstumsfaktoren für den klinischen Einsatz in der Onkologie

G-CSF	Nichtglykosyliert	Filgrastim	(Neupogen)
	Glykosyliert	Lenograstim	(Granocyte)
GM-CSF	Nichtglykosyliert	Molgramostim	(Leukomax)
	Glykosyliert	Sagramostim	(Prokine, Leukine)
			(in den USA zugelassen)

Der Einsatz von HGF nach einer Chemotherapie kann sowohl eine Verkürzung der Neutropeniedauer bewirken als auch den Abfall auf einen Tiefstwert (Nadir) abmildern (Abb. 1-2). Die Verfügbarkeit von G- und GM-CSF für die klinische Routine hat zu einer Reihe von potentiellen Anwendungsmöglichkeiten geführt. Zu den bisher zugelassenen Indikationen gehören:
1. Verkürzung der Dauer einer Neutropenie und Verminderung der Häufigkeit neutropenischen Fiebers bei Patienten, die wegen einer nichtmyeloischen malignen Erkrankung mit konventioneller myelosuppressiver Chemotherapie behandelt werden.
2. Verkürzung der Dauer von Neutropenie bei Patienten, die eine myeloablative Behandlung mit anschließender Knochenmarktransplantation erhalten.
3. Schwere kongenitale, zyklische und idiopathische Neutropenie mit einer Gesamtzahl an neutrophilen Granulozyten von < 500/µl.
4. Mobilisierung von peripheren Blutstammzellen (PBSC) für eine autologe Transplantation.

Die folgenden Empfehlungen zum Einsatz von hämatopoietischen Wachstumsfaktoren in der Onkologie basieren auf den Richtlinien der Amerikanischen Gesellschaft für klinische Onkologie (ASCO) von 1994 und in ihrer erweiterten Form von 1996. Es wird versucht, den Einsatz von hämatopoietischen Wachs-

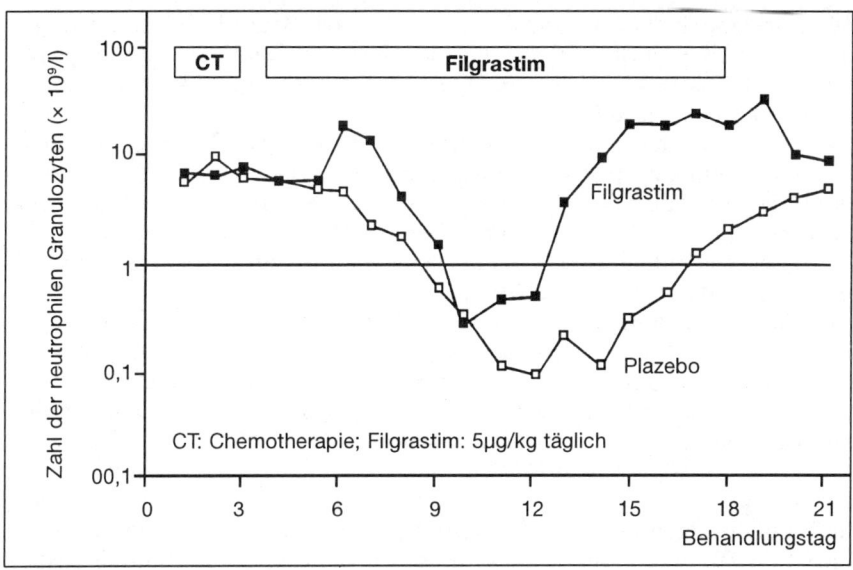

Abb. 1-2. Mit Hilfe von G-CSF (z. B. Filgrastim) ist es möglich, die Dauer und Schwere der chemotherapieinduzierten Neutropenie zu reduzieren

tumsfaktoren in der klinischen Onkologie unter den Aspekten Effektivität, Toxizität und Wirtschaftlichkeit zu beurteilen.

Alle malignen Tumoren, die gegenwärtig als durch Chemotherapie heilbar gelten, wie z. B. Hodentumoren, maligne Lymphome, akute Leukämien und eine Reihe von Malignomen im Kindesalter, waren dies auch vor dem Einsatz von HGF. Mit dem Einsatz etablierter Standardtherapieregimes, einer individuellen Modifikation der Chemotherapieintensität sowie supportiver Maßnahmen, wie z. B. dem Einsatz von Antibiotika, konnte das Auftreten von Nebenwirkungen auch ohne HGF limitiert werden. Jedoch kann eine Dosisreduktion oder eine Intervallverlängerung zwischen Therapiezyklen zumindest in der kurativen Tumortherapie keine echte Alternative sein, da hierdurch das Therapieergebnis möglicherweise negativ beeinflusst wird. In den Empfehlungen des ASCO-Komitees wird nicht streng zwischen kurativer und palliativer Chemotherapie unterschieden. Die Empfehlungen sollten damit nicht auf Patienten beschränkt bleiben, die potentiell kurativ behandelbar sind, sondern gelten auch für die adjuvante und die palliative Situation.

1.1.2 Primärer (prophylaktischer) Einsatz von HGF

Problemstellung
Neutropenie und Infektionen sind entscheidende dosislimitierende Nebenwirkungen der Chemotherapie. Das Risiko einer Infektion mit nachfolgenden

Sekundärkomplikationen ist mit der Schwere und der Dauer der Neutropenie korreliert. Die Stärke der Neutropenie wiederum hängt von der Intensität der Chemotherapie ab. Zusätzlich spielen eine Reihe von patienten- und krankheitsspezifischen Faktoren eine Rolle.

Da Fieber eine der ersten und möglicherweise die einzige Manifestation einer Infektion beim neutropenen Patienten darstellt, gilt es als Standard bei Patienten mit Fieber unbekannter Genese (FUO) in der Neutropenie, Breitspektrumantibiotika intravenös einzusetzen. Dieses wiederum setzt einen stationären Krankenhausaufenthalt voraus, der normalerweise bis zur Entfieberung und zur Regeneration der neutrophilen Granulozyten fortgesetzt wird.

Bei der Beurteilung der Notwendigkeit eines primären (prophylaktischen) Einsatzes von HGF muß geprüft werden, ob eine bestimmte Chemotherapie mit einem hohen Risiko für febrile Neutropenie assoziiert ist. Für eine ganze Reihe von ambulant durchführbaren Chemotherapieregimen ist die Anzahl von Fieber- oder Sepsisepisoden eher niedrig (< 10%).

Empfehlung

Die Empfehlungen zum prophylaktischen Einsatz von hämatopoietischen Wachstumsfaktoren basieren im wesentlichen auf drei größeren randomisierten Studien, bei denen eine Reduktion der Häufigkeit der febrilen Neutropenie um etwa 50% durch den Einsatz von HGF belegt wurde. Allerdings handelt es sich um Studienprotokolle, die mit einer > 40%igen Chance einer febrilen Neutropenie einhergehen. Diese betreffen v. a. die aggressiveren Therapien bei Lymphomen, kleinzelligem Bronchialkarzinom, Ovarialkarzinom und malignen Keimzelltumoren. Der klinische Wert einer primären HGF – Applikation bei weniger myelosuppressiven Regimen ist bisher nicht etabliert.

Gegenwärtig wird daher der primäre (prophylaktische) Einsatz von HGF für Patienten mit einer erwarteten Inzidenz einer febrilen Neutropenie von > 40% empfohlen.

Das heißt, daß für die Mehrzahl der bisher unbehandelten Patienten, die eine erste Chemotherapie erhalten, die primäre Administration von HGF nicht routinemäßig empfohlen wird.

In der klinischen Praxis gibt es jedoch eine Reihe von Patienten, die mit einer wenig myelosuppressiven Chemotherapie (< 40% Chance neutropener Komplikationen) behandelt werden, deren individuelles Risiko für febrile Neutropenie aufgrund einer eingeschränkten Knochenmarkreserve oder Begleiterkrankungen eindeutig erhöht ist (s. folgende Übersicht). Bei diesen Patienten scheint die primäre HGF-Administration gerechtfertigt zu sein, obwohl es hierzu weniger eindeutige Daten gibt. Zu diesen möglichen besonderen Risikofaktoren gehören eine vorbestehende Neutropenie, eine vorherige intensive Chemotherapie oder eine Vorbestrahlung des Beckenbereichs. Liegen zusätzliche Infektionsprobleme vor, wie eine reduzierte Immunfunktion, offene Wunden oder aktive Gewebeinfektionen, so ist ebenfalls der HGF-Einsatz zu erwägen. Diese Aufzählung von Risikofaktoren ist nicht komplett, sicherlich existieren im klinischen Alltag weitere Situationen, bei denen eine primäre Applikation von HGF als sinnvoll angesehen werden kann.

Individuelle Entscheidungskriterien zum Einsatz von G-CSF im Rahmen
einer primären Prophylaxe

* Patientenbezogen
  - Vorbehandlung mit myelosuppressiver Chemotherapie oder Strah-
    lentherapie mit Knochenmarkbeteiligung
  - Reduzierter Allgemeinzustand
  - Knochenmarkinfiltration
  - Vorausgegangene Infektionsprobleme, Immunsuppression
* Therapiebezogen
  - Behandlung mit einer Kombination mehrerer myelosuppressiver
    Zytostatika
  - Myelosuppressive Zytostatika in erhöhter Dosis
* Behandlungszielabhängig
  - Gefährdung eines kurativen Therapieansatzes durch Intervallverlänge-
    rung oder Dosisreduktion

1.1.3 Sekundärer Einsatz von HGF (nach eingetretener Neutropenie/Infektion)

Die Begründung für den sekundären Einsatz von HGF bei Patienten, bei denen
bereits nach einem vorangegangenen Chemotherapiezyklus eine febrile Neutropenie aufgetreten war, beruht auf zwei Dingen: Zum einen kann der Einsatz von
HGF bei diesen Patienten mit zu erwartender Neutropenie besonders effektiv
sein. Zum anderen vermeidet diese Strategie den Einsatz von HGF bei einer
Vielzahl von Patienten, bei denen auch ohne den Einsatz von HGF keine febrile
Neutropenie auftritt. Den Patienten werden die Unannehmlichkeit der subkutanen Injektion und mögliche Nebenwirkungen erspart und diese Strategie hilft
Kosten sparen.

Empfehlung
Es ist gut belegt, daß, wenn nach vorherigen Chemotherapiezyklen Fieber in der
Neutropenie dokumentiert wurde, *durch den Einsatz von HGF die Wahrscheinlichkeit einer erneuten febrilen Neutropenie nach folgenden Zyklen reduziert
werden kann.* Es wird deshalb nach vorausgegangener febriler Neutropenie die
sekundäre Applikation von HGF für nachfolgende Zyklen empfohlen.

Wenn zwar eine Neutropenie, jedoch kein Fieber aufgetreten ist, kann der sekundäre Einsatz von HGF dann gerechtfertigt sein, wenn eine prolongierte
Neutropenie zu schwerwiegender Dosisreduktion oder Verzögerung der Chemotherapie führte. Allerdings sollte bedacht werden, daß besonders in palliativer Situation dann, wenn für die eingesetzten chemotherapeutischen Substanzen keine Dosis-Wirkungs-Beziehung nachgewiesen ist, eine Dosisreduktion eine
mögliche Alternative zum Einsatz von HGF darstellt.

1.1.4   Therapeutischer Einsatz von HGF

Problemstellung
Obwohl HGF zugelassen wurden, um die Wahrscheinlichkeit einer febrilen Neutropenie zu reduzieren, werden diese Substanzen in der Klinik häufig therapeutisch bei Patienten zum Zeitpunkt einer aktuell bestehenden chemotherapieinduzierten Neutropenie eingesetzt. In dieser Situation werden HGF oft zusätzlich zu intravenösen Antibiotika appliziert, wenn gleichzeitig Fieber besteht. Darüber hinaus werden HGF aber auch bei einer Anzahl von Patienten mit alleiniger Neutropenie ohne Fieber eingesetzt.

Empfehlung
Bei afebrilen neutropenen Patienten gibt es nur unzureichende Daten zum Einsatz von HGF. *Es ist unklar, ob Patienten mit Neutropenie ohne Fieber vom Einsatz der HGF zum Zeitpunkt der manifesten Neutropenie profitieren. Daher wird der generelle Einsatz von HGF bei afebriler Neutropenie nicht empfohlen.*

Bei Patienten mit Fieber in der Neutropenie unterstützen die vorliegenden Daten den Routineeinsatz von HGF als Zusatzmedikation zur antibiotischen Therapie ebenfalls nicht eindeutig. Allerdings gibt es in der febrilen Neutropenie Krankheitscharakteristika, die auf einen schwerwiegenden klinischen Verlauf hindeuten, wie z. B. eine Pneumonie, Hypotension, Multiorganversagen (septisches Syndrom) oder eine Pilzinfektion. Gerade bei diesen Patienten erscheint der Einsatz von HGF in Kombination mit Antibiotika sinnvoll, obwohl der klinische Effekt von HGF auch in dieser Situation bisher nicht definitiv nachgewiesen wurde.

1.1.5   HGF bei dosisintensivierter Chemotherapie und Transplantation peripherer Blutstammzellen (PBSC)

Problemstellung
In präklinischen Untersuchungen besteht bei vielen Tumoren ein Hinweis für eine Dosis-Wirkungs-Beziehung verschiedener antineoplastischer Substanzen, d. h. eine höhere Zytostatikadosis führt zu einer entsprechend höheren Tumorzellzerstörung. Die klinischen Hinweise für eine Dosis-Wirkungs-Beziehung über den Dosisbereich hinaus, der bei einer Standardchemotherapie eingesetzt wird, sind bisher limitiert. Ein Großteil der Daten zur Bedeutung der Dosisintensität wurde in retrospektiven Analysen gewonnen. Seit kurzem liegen jedoch erstmals auch prospektiv-randomisierte Studien für Lymphomrezidive, Mammakarzinome und Plasmozytome vor, die andeuten, daß eine gegenüber konventioneller Therapie höhere Dosisintensität eine Verbesserung des Therapieergebnisses erbringt. Dies hat das Interesse am Einsatz von HGF zur Unterstützung intensivierter Chemotherapieregime weiter verstärkt.

Empfehlung
Gegenwärtig wird außerhalb von klinischen Studien keine Berechtigung gesehen, eine Intensivierung der Chemotherapie durch den Einsatz von HGF zu

erzielen. Wenn in bestimmten klinischen Situationen Studienergebnisse zeigen, daß eine dosisintensivierte Therapie (ohne Einsatz von peripheren Progenitorzellen (PBSC)) eine verbesserte Krankheitskontrolle als die Standardtherapie ermöglicht, sollten HGF bei Therapieregimen eingesetzt werden, die mit einer hohen Rate an febrilen neutropenen Komplikationen (> 40% der Patienten) einhergehen.

Bei Patienten nach Hochdosischemotherapie mit autologer Stammzelltransplantation (PBSCT) können HGF die Dauer der Neutropenie und die Anzahl infektiöser Komplikationen reduzieren. Zwei randomisierte Studien zeigen einen eindeutigen Effekt bezüglich der hämatopoetischen Regeneration, wenngleich nur einen geringen klinischen Vorteil hinsichtlich Infektionsrate und Hospitalisierungsdauer. Vor diesem Hintergrund erscheint der Routineeinsatz von HGF nach autologer PBSC-Retransfusion sinnvoll, aber nicht zwingend indiziert. Es ist auch offen, ob nicht ein verzögerter Beginn der Therapie mit HGF etwa 3–7 Tage nach der Hochdosistherapie bei Patienten mit autologer Stammzelltransplantation zu klinisch ver-gleichbar guten Resultaten führt wie der Einsatz von HGF 24 Stunden nach Beendigung der Therapie. Die wenigen verfügbaren Daten deuten an, daß ein vergleichbares Potential auch nach allogener Knochenmarktransplantation besteht, jedoch kann nach gegenwärtigem Erkenntnisstand der Routineeinsatz von HGF nach allogener Transplantation nicht als gesicherte Indikation gelten.

Eine weitere potentielle Indikation besteht bei Patienten mit verzögerter Regeneration oder inadäquater neutrophiler Funktion nach PBSC-Transplantation.

Die Effektivität von HGF für die Mobilisation von PBSC gilt als erwiesen. Die PBSC-Separation ist nach einer myelosupressiven Chemotherapie in Kombination mit HGF oder nach alleiniger HGF-Applikation, dann allerdings in höherer Dosierung, möglich.

1.1.6   HGF bei Patienten mit kombinierter Chemo- und Radiotherapie

Problemstellung
Es gibt theoretische Überlegungen und präklinische Modelle, daß chemotherapeutische Substanzen wie z. B. Cisplatin oder 5-Fluorouracil in Kombination mit einer hochdosierten Strahlentherapie Tumorzellen außerhalb des Strahlenfeldes abtöten und gleichzeitig als Strahlensensitizer innerhalb des Strahlenfeldes wirken.

Empfehlung
Der Einsatz von HGF bei kombinierter Chemo- und Radiotherapie wurde bisher nur in Pilotstudien untersucht. Der klinische Nutzen der HGF ist dabei nicht klar belegt.

Dies läßt sich unter anderem damit begründen, daß die hämatologische Toxizität allein selten limitierend für den kombinierten Therapieeinsatz ist. Auf der Basis der vorliegenden Daten wird gegenwärtig kein Einsatz von HGF bei Patienten mit gleichzeitiger Chemo- und Radiotherapie empfohlen.

1.1.7   HGF bei akuter myeloischer Leukämie (AML)
und bei Myelodysplasie (MDS)

Problemstellung
Nahezu alle Patienten mit AML werden im Rahmen der aggressiven Induktionschemotherapie während der zwei- bis dreiwöchigen Phase der Neutropenie Fieber entwickeln, worauf sie unter stationären Bedingungen mit intravenösen Antibiotika und/oder Antimykotika behandelt werden müssen. Infektionskomplikationen stellen weiterhin das Hauptproblem im Management der Patienten mit akuten Leukämien dar, insbesondere bei älteren Patienten.

Bei Patienten mit MDS und chronischen Neutropenien sind ebenfalls rezidivierende Infektionen eine entscheidende Ursache von Morbidität und Mortalität. Die Infektionsrate korreliert mit dem Schweregrad der Neutropenie.

Aufgrund der zugrundeliegenden Erkrankung und der Intensität der Chemotherapie in der Behandlung der AML wird der Einsatz von HGF eine schwere Neutropenie nicht vermindern, aber gegebenenfalls verkürzen können. Klinische Ziele sind daher die Reduktion schwerer bakterieller und mykotischer Infektionen, sowie konsekutiv eine Reduktion des Einsatzes von Amphotericin B mit allen sekundären Organkomplikationen.

Bezüglich des Einsatzes von HGF bei Patienten mit AML muß differenziert werden zwischen der prophylaktischen Applikation nach Ende der Chemotherapie und dem sog. ´priming´ der leukämischen Zellen, bei dem HGF vor Beginn der Induktionschemotherapie oder parallel zur Chemotherapie eingesetzt werden.

Empfehlung
Für Patienten mit AML haben mehrere klinische Studien gezeigt, daß mittels prophylaktischer HGF-Applikation nach der Chemotherapie zumindest eine geringfügige Verringerung der Neutropeniedauer erreicht werden kann. Zur genauen Beurteilung des gesamten klinischen Benefits wie Hospitalisierungsdauer, Inzidenz schwerer Infektionen, komplette Remissionsraten und Langzeitergebnisse der Therapie liegen immer noch nicht genügend Daten vor. Allerdings ist auf der Basis der jetzt verfügbaren Analysen eine klinisch relevante Stimulation des leukämischen Klons durch HGF unwahrscheinlich. Zumindest für ältere Patienten mit AML überwiegt der zu erzielende Vorteil durch die Applikation eines HGF.

Der Einsatz von HGF vor oder gleichzeitig mit der Chemotherapie zum „priming" der leukämischen Zellen kann außerhalb von klinischen Studien nicht empfohlen werden.

Für Patienten mit MDS konnte gezeigt werden, daß HGF die absolute Neutrophilenzahl bei neutropenischen Patienten anheben. Überzeugende Daten für eine chronische Applikation von HGF bei Patienten mit MDS bestehen nicht, so daß dieses Vorgehen nicht empfohlen werden kann. Allerdings kann für Patienten mit MDS ohne Hinweise für bevorstehende leukämische Transformationen der intermittierende Einsatz von HGF in Neutropeniephasen im Zusammenhang mit Infektionen oder zur Infektionsprophylaxe nach vorheriger Infektion erwogen werden.

Generell werden die gleichen Dosierungen wie bei soliden Tumoren empfohlen, nämlich 5 µg/kg/Tag, allerdings können auch niedrigere Dosen bei Patienten mit MDS in einigen Fällen bereits eine adäquate Rekonstitution der Neutrophilen gewährleisten.

1.1.8   Praktische Therapie mit HGF

Problemstellung
Der Zeitpunkt des Beginns der HGF-Applikation nach Ende der Chemotherapie, die Dauer der HGF-Therapie und die Dosierung sind wichtige Komponenten bei dem Versuch, den größtmöglichen klinischen Effekt mit dem niedrigsten Kostenaufwand zu erzielen.

Im Beipackzettel von Filgrastim wird empfohlen, mit der Applikation frühestens 24 h nach Ende der Chemotherapie zu beginnen und täglich fortzuführen, bis die Leukozyten 10.000/µl nach Durchschreiten des Nadirs erreicht haben. Bei Patienten nach Knochenmarktransplantation wird für Filgrastim empfohlen, die Dosierung von 10 µg/kg pro Tag auf 5 µg/kg pro Tag zu reduzieren, wenn die Neutrophilenzahl 1.000/µl erreicht hat und in dieser Dosierung weiter zu therapieren bis die Granulozytenzahlen für 3 Tage stabil über 1.000/µl waren. Die empfohlene Dosis für Lenograstim wird einheitlich mit 150 µg/m^2 angegeben.

Eine Vielzahl von HGF-Dosierungen wurde in Phase-I- und Phase-II-Studien getestet. In Phase-I-Dosis-Eskalationsstudien war allerdings die Toxizität und nicht die Effektivität Zielpunkt der Untersuchungen. Insgesamt ist für G- und GM-CSF eine Dosis-Wirkungs-Beziehung in Bezug auf die Stimulation der Neutrophilenzahlen belegt. Nur wenige Studien haben die Dosierungen von HGF randomisiert untersucht. Kleinere Phase-II-Studien haben gezeigt, daß sehr niedrige Dosierungen von G-CSF zwischen 1–3 µg/kg pro Tag bereits einen Einfluß auf die Neutropeniedauer nehmen können. Insgesamt ist die Datenlage aber für diese niedrigen Dosierungen von G-CSF sehr schmal, und es existieren kaum Daten bezüglich des klinischen Benefits des Patienten mit ausgeprägter Neutropenie, so daß diese niedrigen Dosierungen zur Zeit nicht empfohlen werden können.

Empfehlung
Auf der Basis der verfügbaren klinischen Daten wird der Beginn des Einsatzes von G-CSF oder GM-CSF zwischen 24–72 h nach Ende der Chemotherapie als optimal zur Beeinflussung der Neutrophilenrekonstitution empfohlen. Die HGF-Applikation soll fortgesetzt werden bis zum Erreichen einer absoluten Leukozytenzahl von 10.000/µl nach dem Nadir. Dieses Vorgehen wird als sicher und effektiv bewertet. Allerdings könnte eine kürzere Applikationsdauer z. B. bis zum Erreichen von > 2.000 Leukozyten/µl an 2 aufeinanderfolgenden Tagen bzw. mindestens 2 Tagen mit > 500 Neutrophilen/µl ausreichend sein und eine gleichzeitig medizinisch vertretbare und kosteneffektive Alternative darstellen. Bei Vorliegen einer Infektion sollte jedoch vor Beendigung der HGF-Therapie mindestens eine Neutrophilenzahl von 2 000/µl erreicht werden.

Für Erwachsene stellen 5 µg/kg pro Tag G-CSF (Filgrastim) bzw. 150 µg/m²
Lenograstim oder 250 µg/m² KOF pro Tag GM-CSF (Sargramostim) die empfohlenen Dosierungen dar. Prinzipiell können beide HGF subkutan oder intravenös (als
Dauerinfusion oder > 4–8 h i.v) appliziert werden. Eine Dosiseskalation von HGF
über die empfohlene Dosierung hinaus erscheint nicht sinnvoll. Im Einzelfall kann
eine Dosierungsrundung zur nächstliegenden Ampullengröße die Applikation für
den Patienten vereinfachen und kosteneffektiv sein ohne klinische Nachteile mit
sich zu bringen.

1.1.9 Toxizität der HGF

a) G-CSF

G-CSF kommt heute in der klinischen Routine zu weitreichendem Einsatz. Die
Sicherheit der Anwendung ist bei einer Vielzahl von Patienten dokumentiert
worden. Die häufigste bekannte Nebenwirkung stellt das Auftreten von Knochenschmerzen dar, die etwa 15–39% aller Patienten bei einer Dosierung von 5 µg/kg/
Tag betreffen.

Mit höheren Dosierungen scheint diese Nebenwirkung häufiger zu sein. Die
Knochenschmerzen treten kurz nach der Applikation von G-CSF auf und sind
v. a. zu Beginn der neutrophilen Regeneration besonders akzentuiert. Sie können mit Paracetamol effektiv behandelt werden. Zu den seltenen Nebeneffekten
gehören die Verstärkung vorbestehender entzündlicher Konstellationen wie bei
Psoriasis oder Vaskulitis, seltene Hautallergien (Sweet Syndrom) sowie lokale
Nebenwirkungen an der Injektionsstelle. In Einzelfällen wurden bei lang-
dauernder, chronischer Applikation eine leichte Alopezie und eine Spleno-
megalie beschrieben. Häufig ist eine Erhöhung der LDH, der Harnsäure und der
alkalischen Leukozytenphosphatase während der G-CSF Therapie zu beobachten. Eine Antikörperbildung gegen G-CSF wurde bisher nicht beobachtet.

b) GM-CSF

GM-CSF stellt einen Wachstumsfaktor mit einer großen Breite von Aktivitäten
innerhalb der Hämatopoese dar. Der weitreichende Effekt auf eine Vielzahl von
hämatopoietischen Vorläuferzellen scheint auch eine größere klinische Toxizität
zu bedingen. Gegenwärtig liegen keine größeren randomisierten Studien zum
Vergleich der Nebenwirkungen von G-CSF und GM-CSF vor. Insgesamt sind sowohl G- als auch GM-CSF mit einer geringen Nebenwirkungsrate assoziiert.
Allerdings tritt Fieber häufiger nach der Applikation von GM-CSF auf, genauso
scheinen auch lokale Nebenwirkungen an der Haut mit GM-CSF häufiger zu
sein. Ein formaler Toxizitätsvergleich von G- und GM-CSF wäre weiterhin von
Interesse, insbesondere da zwei verschiedene GM-CSF Präparate, das von E. coli
abstammende Molgramostim, dessen Nebenwirkungsrate höher zu sein scheint,
und das aus Hefe stammende, glykosilierte GM-CSF (Sargramostim), für den
klinischen Einsatz verfügbar sind.

1.1.10 Ausblick

Trotz der Verfügbarkeit von hämatopoetischen Wachstumsfaktoren in der Hämatologie und Onkologie seit nunmehr fast 10 Jahren sind weiterhin nicht alle Fragen zum idealen Einsatz dieser neuen Substanzklasse beantwortet. Unbestritten ist ihr supportiver Nutzen bei aggressiver myelosuppressiver Chemotherapie mit Verbesserung der Neutrophilenrekonstitution, obwohl bisher eine geringere Inzidenz der behandlungsbedingten Mortalität in Studien nicht belegt wurde. Zudem besitzen sie eine herausragende Rolle für die Entwicklung von dosisintensivierten Chemotherapien und im Bereich der autologen Stammzelltransplantation. Hier sind weitere Fortschritte in den nächsten Jahren zu erwarten. Dies setzt allerdings kontrollierte Untersuchungen in prospektiven klinischen Studien voraus. Weitere klinische Aspekte zum Einsatz von HGF, wie z. B. die Minderung der chemotherapieinduzierten Mukositis, sind Gegenstand aktueller Untersuchungen. Weitere neue Entwicklungen werden HGF mit Wirkung auf die Blutplättchenbildung darstellen. Ein effektiver Wachstumsfaktor der Thrombopoese (MDGF = von Megakaryozyten abstammender Wachstumsfaktor; Thrombopoetin) befindet sich bereits in klinischer Erprobung.

Außerhalb von klinischen Studien sollte sich der Einsatz von HGF an den hier vorgestellten Richtlinien der Amerikanischen Gesellschaft für klinische Onkologie orientieren.

Literatur zu 1.1

American Society of Clinical Oncology (1996) Update of recommendations for the use of hematopoietic colony-stimulating factors: evidence -based clinical practice guidelines. J Clin Oncol 14: 1957–1960

American Society of Clinicial Oncology (1994) Recommendations for the use of hematopoietic colony-stimulating factors: evidence-based, clinical practice guidelines. J Clin Oncol 12: 2471–2508

Bokemeyer C, Kuczyk MA, Köhne H, Einsele H, Kynast B, Schmoll HJ (1996) Hematopoietic growth factors and treatment of testicular cancer: biological interactions, routine use and dose-intensive chemotherapy. Ann Hematol 72: 1–9

Brodsky RA, Bedi A, Jones RJ (1996) Are growth factors leukemogenic? Leukemia 10: 175–177

Croockewit AJ, Koopmans PP, Pauw BE de(1996) Should hematopoietic growth factors routinely be given concurrently with cytotoxic chemotherapy? Clin Pharmacol Ther 59: 1–6

DeLaPena L, Woolery-Antill M, Tomaszewski JG et al. (1996) Hematopoietic growth factors. Cancer Nurs 19: 135–150

Demirer T, Buckner CD, Bensinger WI (1996) Optimization of peripheral blood stem cell mobilization. Stem Cells 14: 106–116

Ganser A, Karthaus M (1996) Stellung der hämatopoietischen Wachstumsfaktoren in der Onkologie. Educationals, 22. Deutscher Krebskongreß, S 37–39

Hartmann LC, Tschetter LK, Habermann TM et al. (1997) Granulocyte colony-stimulating factor in severe chemotherapy-induced afebrile neutropenia. N Engl J Med 336: 1776–1780

Kaushansky K (1996) The thrombocytopenia of cancer. Prospects for effective cytokine therapy. Hematol Oncol Clin North Am 10: 431–455

Link H (1996) Therapie mit hämatopoetischen Wachstumsfaktoren G-CSF und GM-CSF. In: Schmoll H-J (Hrsg) Kompendium Internistische Onkologie. Springer, Berlin Heidelberg New York Tokio, S 1096–1117

Link H, Herrmann F, Welte K et al. (1994) Rationale Therapie mit G-CSF und GM-CSF. Med Klin 89: 429–439

Marty M (1994) The optimal dose of glycosylated recombinant human granulocyte colony stimulating factor for use in clinical practice: a review. Eur J Cancer 30 A (Suppl 3): 20–25

Morstyn G, Foote M, Lieschke GJ (1996) Hematopoietic growth factors in cancer chemotherapy. Can-
    cer Chemother Biol Resp Mod 16: 295–314
Pitler LR (1996) Hematopoietic growth factors in clinical practice. Semin Oncol Nurs 12: 115–29
Uyl-de-Groot CA, Vellenga E, Rutten FF (1996) An economic model to assess the savings from a clinical
    application of haematopoietic growth factors. Eur J Cancer 32 A: 57–62
Vogel W, Behringer D, Scheding S, Kanz L, Brugger W (1996) Ex vivo expansion of CD34+ peripheral
    blood progenitor cells: implications for the expansion of contaminating epithelial tumor cells. Blood
    88: 2707–2713
Vose JM, Armitage JO (1996) Clinical application of hematopoietic growth factors. J Clin Oncol 13:
    1023–1035

1.2   Tumor- bzw. therapiebedingte Anämie und Erythropoietin

C. BOKEMEYER, R. WALDMANN

1.2.1   Anämie bei Tumorpatienten

Bei Tumorpatienten ist im Laufe ihrer Erkrankung häufig die Entstehung einer Anämie zu beobachten. Eine Reihe von Mechanismen ist bekannt, die bei Tumorpatienten zur Anämie führen können (s. folgende Übesicht), doch ist letztlich noch immer ungeklärt, auf welche Weise die eigentliche chronische Tumoranämie, bei der diese Mechanismen nicht zutreffen, ausgelöst und aufrechterhalten wird.

Faktoren in der Pathogenese der tumorassoziierten Anämie

- Blutung im Tumorbereich
- Hämolyse (autoimmun oder mikroangiopathisch)
- Hämodilution
- Hypersplenismus/Hämophagozytosemechanismen
- Mangelernährung (global, Eisen-, Folsäure- oder Vitamin-B_{12}-Defizienz)
- Knochenmarkschädigung (Metastasierung/Infiltration; Myelodysplasie)

Die Häufigkeit tumorbedingter Anämien beträgt in Abhängigkeit von der zugrundeliegenden Tumorerkrankung, dem Krankheitsstadium und der Krankheitsdauer bis zu 60%. In späten Stadien der malignen Erkrankung treten chronische Tumoranämien häufiger auf und zeigen gleichzeitig eine schwerere Ausprägung. Die Inzidenz therapieinduzierter Anämien im Rahmen der Behandlung von Tumorerkrankungen schwankt stark und hängt vom jeweiligen Therapieregime und dessen Dauer ab. In einzelnen Fällen, wie z. B. in der Knochenmarktransplantation nach Hochdosistherapie, betrifft diese 100% der behandelten Patienten.

Für Tumorpatienten mit per se herabgesetztem Allgemeinzustand kann eine tumor- bzw. therapiebedingte Anämie mit Hb-Werten zwischen 7 und 11 g/dl durchaus eine erhebliche zusätzliche Symptomatologie bedeuten.

Laborchemisch findet sich in der Regel eine normozytäre und normochrome Anämie mit Hämoglobinwerten zwischen 7 und 11 g/dl. Typisch ist ein gestörter Eisenmetabolismus, bei dem ein erniedrigtes Serumeisen und Transferrin bei gleichzeitig gefüllten oder überfüllten Eisendepots im Knochenmark vorliegt. Zusätzlich lassen sich häufig Zeichen chronischer Entzündungen (erhöhtes Fibrinogen und C-reaktives Protein) finden. Pathomechanistisch wird die Produktion von sog. Zytokinen, wie Interleukin 1 (Il-1), Tumornekrosefaktor, "transforming growth factor b" und Il-6 angeschuldigt. Diese Zytokine sollen zur Retention von Eisen im retikuloendothelialen System, im Gastrointestinaltrakt und in den Hepatozyten führen und zusätzlich die Produktion von Erythropoietin in der Niere beeinflussen.

Mit der Möglichkeit zur Messung von Erythropoietin, dem aus der Niere stammenden Stimulationshormon für die Bildung von Erythrozyten im Knochenmark, ergaben sich Hinweise, daß die Anämie im Rahmen chronischer Infektionen oder maligner Erkrankungen mit einem inadäquaten niedrigen Spiegel von Erythropoietin einhergeht. Im Gegensatz zu Patienten mit soliden Tumoren und mit multiplem Myelom fand sich bei der Mehrzahl von Patienten mit anderen hämatologischen Erkrankungen hingegen ein dem Ausmaß der Anämie entsprechend erhöhter Erythropoietinspiegel. Bei Patienten mit primären Knochenmarkerkrankungen, wie beispielsweise einem myelodysplastischen Syndrom, fand sich eine sehr variable Regulation der Erythropoietinproduktion von übernormal hohen bis abnormal tiefen Erythropoietinspiegeln im Serum.

1.2.2 Behandlungskonzepte der tumor- und therapieinduzierten Anämie

Für die Korrektur der chronischen Tumoranämie bzw. der therapieinduzierten Anämie bei Patienten mit malignen Grunderkrankungen stehen klinisch zwei Therapieansätze zur Verfügung, nämlich einerseits die Transfusion von Erythrozytenkonzentraten und anderseits die Substitution des wichtigsten Hormons der Erythropoese – nämlich von Erythropoietin. Die Behandlung der zugrundeliegenden Tumorerkrankung kann einerseits das Ausmaß der Anämie verstärken, andererseits aber einen Teil der in der Pathogenese relevanter Faktoren der tumorassoziierten Anämie beseitigen.

1.2.2.1 Bluttransfusionen

Die bisher klinisch wichtigste Therapiestrategie der Tumoranämie besteht in der Transfusion von Erythrozytenkonzentraten. Als willkürlicher Grenzwert für die Durchführung einer Transfusion wird häufig ein Hb-Wert von 8 g/dl oder geringer zugrundegelegt. Die Behandlung mit Erythrozytenkonzentraten ist allerdings mit einer Reihe von Problemen behaftet, die ihre Anwendung einschränken:

organisatorisch sind Blutkonserven nur begrenzt verfügbar und die Verabreichung ist an Krankenhäuser, Tageskliniken oder große Arztpraxen gebunden, die der Patient für die Transfusion aufsuchen muß.

Zusätzlich gerieten die medizinischen Risiken bei Bluttransfusionen in den letzten Jahren vermehrt in die Diskussion: neben akuten Risiken der Transfusion wie Flüssigkeitsüberlastung und akute Transfusionsreaktionen sind v. a. auch die langfristigen Risiken (s. folgende Übersicht), wie eine chronische Eisenüberladung bei multiplen Transfusionen und das Infektionsrisiko für virale Erkrankungen wie Hepatitis, Zytomegalie, Epstein-Barr-Virus und HIV zu nennen.

Medizinische Risiken bei Bluttransfusion

- Akute Risiken:
    - akute intravaskuläre Hämolyse
    - Flüssigkeitsüberladung
    - allergische Reaktion gegen Serumkomponenten und zelluläre Antigene des Spenders
    - bakterielle Infektion
    - Graft-vs.-Host-Erkrankung
- Spätrisiken:
    - Induktion von Alloantikörpern (Sensibilisierung)
    - Eisenüberladung (bis zur sekundären Hämochromatose)
    - Übertragung viraler Erkrankungen
    - Immunsuppression

Zusätzlich scheinen häufige Bluttransfusionen immunmodulatorische Effekte auszuüben, die zu einer Immunsuppression und damit zu einem schlechteren Verlauf der malignen Erkrankung führen können. Im Rahmen einer Metaanalyse zur allogenen Bluttransfusion war das Risiko für ein Tumorrezidiv bei Patienten mit multiplen Transfusionen auf das 1,6 bis 1,8-fache erhöht im Vergleich zu Patienten, die keine Bluttransfusionen erhielten. Mit der zunehmenden Verbreitung des Wissens um die medizinischen Risiken einer Bluttransfusion wird dieses Verfahren von einer wachsenden Anzahl von Patienten heute deutlich kritischer betrachtet. Daher gewinnt die Behandlung mit Erythropoietin, dem natürlichen Wachstumshormon der Erythropoese, zunehmend an Bedeutung.

1.2.2.2 Erythropoietin

Erythropoietin ist ein 34–37 kDa, großes glykosyliertes Protein, dessen Produktion in den interstitiellen Zellen der Niere vorwiegend durch die Sauerstoffspannung im Blut reguliert wird. Seine Wirkung entfaltet Erythropoietin über spezifische Rezeptoren, die sich auf multipotenten hämatopoetischen Vorläuferzellen finden.

Erythropoietin induziert die Proliferation und Ausreifung der erythrozytären Vorläuferzellen und vermehrt gleichzeitig die Anzahl der Erythrozyten durch Verzögerung des genetisch vorprogrammierten Zelltodes der Vorläuferzellen.

Die klinische Verfügbarkeit von rekombinantem menschlichem Erythropoietin hat v. a. zu einem Routineeinsatz bei Patienten mit renaler Anämie und Dialysetherapie geführt. Mittlerweile liegen auch eine Vielzahl klinischer Untersuchungen bei Patienten mit tumorassoziierter Anämie vor, die die Effektivität einer Erythropoietinapplikation in diesem Patientenkollektiv belegen. Im Mittel liegt die Ansprechrate der chronischen Tumoranämie auf eine Therapie mit rekombinantem Erythropoietin bei 50%, wobei einzelne Tumortypen, v. a. Plattenepithelkarzinome im HNO- und Bronchialbereich sowie das multiple Myelom deutlich höhere Erfolgsquoten mit 70–90% aufweisen (s. Tabelle 1-2). Die geringsten Ansprechraten finden sich bei Patienten mit myelodysplastischen Störungen des Knochenmarks, bei denen nur 10–15% einen deutlichen Anstieg des Hämoglobinwertes mit einer Erythropoietintherapie erreichen. Neben einem Rückgang der Transfusionsfrequenz konnte in Studien auch eine Besserung der Anämiesymptomatik und damit verbunden eine Steigerung der Lebensqualität der Patienten unter Erythropoietintherapie dokumentiert werden.

Tabelle 1-2. Ansprechrate auf Erythropoietin verschiedener Tumorentitäten. (Mod. nach Ludwig u. Fritz)

Erkrankung	Ansprechrate (%)
Karzinome im Kopf-Hals-Bereich	86
Multiples Myelom	76
Bronchialkarzinom	67
Kolorektale Karzinome	50
Ovarialkarzinom	50
Chronisch lymphatische Leukämie	50
Non-Hodgkin-Lymphome	44
Mammakarzinom	42
Prostatakarzinom	40
Myelodysplastisches Syndrom	8

Die Richtlinien zum Einsatz von rekombinantem Erythropoietin bei tumorassoziierter Anämie beruhen auf den bisherigen Erfahrungen aus klinischen Studien:

Richtlinien zum Einsatz von rekombinantem Erythropoietin bei Tumoranämie

- Initiale Dosis ca. 150 IE/kg 3mal pro Woche
- Dosissteigerung (ca. 300 IE/kg), wenn nach 2–3 Wochen kein Erfolg

- Subkutane Applikation aufgrund günstigerer Pharmakokinetik
- Im Verlauf der Behandlung kann die Erythropoietindosis oft wieder zurückgenommen werden
- Therapiefortsetzung bei Erfolg, solange individuelle Krankheitssituation stabil ist

Die subkutane Applikation wird aufgrund der Eigendurchführung durch den Patienten und die günstigere Pharmakokinetik bevorzugt. Kommt es mit der initialen Dosis innerhalb von 2–3 Wochen zu keiner Besserung der Tumoranämie, so kann eine Dosissteigerung versucht werden.

Parallel zur Erythropoietintherapie ist eine zusätzliche Eisengabe sinnvoll. In verschiedenen Studien wird diesbezüglich aus Gründen der Bioverfügbarkeit die intravenöse Gabe favorisiert. Aus Praktikabilitätsgründen gilt die orale Eisenapplikation bei durchaus befriedigender Bioverfügbarkeit als Standard. In Frage kommen Präparate wie z. B. Eryfer und Ferrosanol duodenal (2mal 100 mg elementares Eisen/Tag).

Die Nebenwirkungen der Therapie mit rekombinantem Erythropoietin sind insgesamt gering und die Behandlung wird von den meisten Patienten hervorragend toleriert. Am häufigsten (bei etwa 15%) findet sich eine Schmerzempfindung bzw. Erythem im Bereich der Injektionsstelle. Weitere seltene Nebenwirkungen sind mit geringem Ausmaß Hypotension, Übelkeit, grippeähnliche Symptomatik, Anstieg von Leberenzymen und Kopfschmerz. Schwere Nebenwirkungen, wie sie in der Anfangsphase der Erythropoietingabe bei Patienten mit chronischer renaler Anämie durch die Applikation von sehr hohen Dosen auftraten, wurden bei Patienten mit chronischer Tumoranämie nicht beobachtet.

Neben der geringen Nebenwirkungsrate ist es weiterhin entscheidend, daß nach den bisherigen In-vitro- und In-vivo-Untersuchungen Erythropoietin keine unmittelbare Interaktion mit Tumorzellen auszuüben scheint. Mit Ausnahme vom seltenen Fall einer sog. Erythroleukämie, einer Untergruppe der akuten myeloischen Leukämie, scheint eine Tumorstimulation durch Erythropoietin ausgeschlossen. Der Einsatz bei Tumorpatienten kann insgesamt als sicher gelten.

Da generell etwa 50% der Patienten auf eine Therapie mit Erythropoietin ansprechen, heißt dies auch, daß die Hälfte der Patienten bei unkritischem Einsatz der Substanz ohne klinische Nutzen behandelt wird, was mit erheblichen Kosten aufgrund des derzeit noch relativ hohen Preises für rekombinantes Erythropoietin (Recormon, Erypo) einhergeht. Die Identifikation von Faktoren, die eine Vorhersage des Ansprechens auf eine Erythropoietinbehandlung erlauben, ist daher von großem pharmaökonomischen Interesse und Gegenstand aktueller Untersuchungen. Nach heutigem Erkenntnisstand kann folgende Feststellung getroffen werden:

Ist der Erythropoietinspiegel nach 2wöchiger Therapie > 200 mU/ml und hat sich der Hb-Wert nicht um mindestens 0,5 g/dl erhöht, so ist die Wahrscheinlichkeit > 90%, daß der Patient nicht auf die Erythropoietinbehandlung ansprechen wird. Umgekehrt liegt bei einem Serumerythropoietin von < 100 mU/ml und *einem Anstieg des Hb-Wertes um > 0,5 g/dl nach 2 Wochen die Wahrscheinlichkeit für ein Ansprechen bei > 90%.*

Die Indikation zur Erythropoietingabe hängt in der Praxis letztlich auch von der Prognose des jeweiligen Patienten und seiner Grunderkrankung ab; bei Patienten mit einer Lebenserwartung von lediglich wenigen Wochen bleiben Transfusionen weiterhin das Mittel der Wahl zum allfälligen Blutersatz.

Zukünftige Untersuchungen zu Erythropoietin bei Tumorpatienten werden zum einen versuchen, bessere Parameter für ein Ansprechen auf eine Erythropoietinbehandlung zu definieren und zum anderen im Rahmen von exemplarischen kleinen Studien die Kombination von Erythropoietin mit weiteren Wachstumsfaktoren und Zytoprotektiva zu überprüfen. Erste Erfahrungen zur Kombination von Erythropoietin mit dem Granulozytenkoloniestimulierenden Faktor (G-CSF) liegen insbesondere bei Patienten mit Hochdosischemotherapie und autologem Stammzellersatz vor. Die Kombination von Erythropoietin mit zytoprotektiven Faktoren für das Knochenmark wie z. B. dem Thiolderivat Amifostin mag ebenfalls zusätzlich positive Effekte auf die Erythropoese ausüben. Zukünftige klinische Studien werden zunächst den exakten Stellenwert derartiger Behandlungskonzepte definieren müssen, bevor die Kombination von Zytokinen für die Verbesserung der Erythropoese empfohlen werden kann.

Literatur zu 1.2

Beguin Y (1996) Erythropoietin and the anemia of cancer. Acta Clin Belg 51: 36–52

Bolonaki I, Stiakaki E, Lydaki E, Dimitriou H, Kambourakis A, Kalmantis T, Kalmanti M (1996) Treatment with recombinant human erythropoietin in children with malignancies. Pediatr Hematol Oncol 13: 111–121

Cascinu St, Catalano G, Cellerino R (1995) Recombinant human erythropoietin in chemotherapy-associated anemia. Cancer Treat Rev 21: 553–564

Cazzola M, Messinger D, Battistel V et al. (1995) Recombinant human erythropoietin in the anemia associated with multiple myeloma or non-Hodgkin's lymphoma: dose finding and identification of predictors of response. Blood 86: 4446–4453

Davies SV, Fegan CD, Kendall R, Beguin Y, Cavill I (1995) Serum erythropoietin during autologous bone marrow transplantation: relationship to measures of erytthroid actifity. Clin Lab Haematol 17: 139–144

Dunphy FR, Dunleavy TL, Harrison BR et al. (1997) Erythropoietin reduces anemia and transfusions after chemotherapy with paclitaxel and carboplatin. Cancer 79: 1623–1628

Eguchi K (1995) Management of chemotherapy-induced anemia. Current Opinion in Oncology 7: 316 319

Erslev AJ (1991) Erythropoietin. N Engl J Med 324: 1339–1344

Glaspy J, Bukowski R, Steinberg D et al. (1997) Impact of therapy with Epoetin Alfa on clinical outcomes in patients with nonmyeloid malignancies during cancer chemotherapy in community oncology practice. J Clin Oncol 15: 1218–1234

Goodnough LT, Monk TG, Andriole GL (1997) Erythropoietin therapy. N Engl J Med 336: 933–938

Leitgeb C, Pecherstorfer M, Fritz E, Ludwig H (1994) Quality of life in chronic anemia of cancer during treatment with recombinant human erythropietin. Cancer 73: 2535–2542

Ludwig H, Fritz E (1996) Incidence and clinical significance of anemia in malignant diseases. In: Smyth JF, Boogaerets MA, Ehmer BR-M (eds) Rh-erythropoietin in cancer supportive treatment. Marcel Dekker, New York, pp 35–44

Ludwig H, Fritz E (1996) Pathogenese und Therapie der therapie – und tumorbedingten Anämie. In: Schmoll H-J (Hrsg) Kompendium der Internistischen Onkologie. Springer, Berlin Heidelberg New York Tokio, S 1118–1126

Ludwig H, Sundal E, Pecherstorfer M et al. (1995) Recombinant human erythropoietin for the correction of cancer associated anemia with and without concomitant cytotoxic chemotherapy. Cancer 76: 2319–2329

Messmer K on behalf of the Roundtable of Experts in Surgery Blood Management (1996) Consensus statement: using epoetin alfa to decrease the risk of allogeneic blood transfusion in the surgical setting. Semin Hematol 33 (Suppl 2): 78–80

Negrin RS, Stein R, Doherty K et al. (1996) Maintenance treatment of the anemia of myelodysplastic syndromes with recombinant human granulocyte colony-stimulating factor and erythropoietin: evidence for in vivo synergy. Blood 87/10: 4076–4081

Olivieri-A, Offidani M, Cantori I et al. (1995) Addition of erythropoietin to granulocyte colony-stimulating factor after priming chemotherapy enhances hemopoietic progenitor mobilization. Bone Marrow Transplant 16: 765–70

Pierelli L, Menichella G, Scambia G et al. (1994) In vitro and in vivo effects of recombinant human erythropoietin plus recombinant human G-CSF on human haemopoietic progenitor cells. Bone Marrow Transplant 14: 23–30

Pierelli L, Scambia G, Menichella G et al. (1996) The combination of erythropoietin and granulocyte colony-stimulating factor increases the rate of haemopoietic recovery with clinical benefit after peripheral blood progenitor cell transplantation. Br J Haematol 92: 287–294

Sheffield RE, Sullivan SD, Saltiel E, Nishimura L (1997) Cost comparison of recombinant human erythropoietin and blood transfusion in cancer chemotherapy-induced anemia. Ann Pharmacother 31: 15–22

1.3   Blutprodukte

D. WERNET

1.3.1   Einleitung

Eine häufige und relevante, nicht selten dosislimitierende Nebenwirkung vieler Zytostatika ist die Myelosuppression. Aus der Neutropenie resultiert eine Infektgefährdung für den Patienten. Weiterhin ist die wie die Neutropenie in der Frühphase nach Chemotherapie auftretende, jedoch häufiger protrahierte Thrombopenie mit konsekutiver Gefahr von Blutungskomplikationen von Bedeutung. Erst nach einem größeren zeitlichen Intervall – durch die längere mittlere Überlebensdauer der Erythrozyten bedingt – wird häufig eine Anämie beobachtet. Die Transfusionsmedizin kann mit der Substitution von Erythrozyten und Thrombozyten hier einen entscheidenden Beitrag zur supportiven Therapie leisten. Manche aggressivere Therapieprotokolle werden hierdurch erst ermöglicht. Außer bei Patienten in der Aplasiephase nach Chemotherapie kann bei Patienten mit einer krankheitsbedingten Störung der Hämatopoese wie beispielsweise einem Myelodysplastischen Syndrom die Substitution von zellulären Blutbestandteilen notwendig werden. Nachfolgend werden folgende Aspekte dargestellt:

1. Präparate (Erythrozyten, Thrombozyten),
2. Antikörper gegen zelluläre Blutprodukte,
3. Bestrahlung der Blutprodukte,
4. Infektionsgefahr durch Blutprodukte.

1.3.2 Erythrozytenpräparate

Patienten, bei denen mit einer wiederholten Substitution gerechnet werden muß, müssen mit leukozytenarmen Erythrozytenpräparaten (LAE) versorgt werden. Dies ist erforderlich, um eine Sensibilisierung gegen HLA-Antigene zu vermeiden, da Leukozyten, v. a. Lymphozyten, besonders leicht HLA-Antikörper induzieren können. HLA-Antikörper können nichthämolytische Transfusionsreaktionen auslösen; sie führen außerdem zu Problemen bei der Thrombozytenversorgung, da HLA-Antigene auch auf Thrombozyten exprimiert sind. Die Methode der Wahl für das Entfernen von Leukozyten ist heute die Filtration; hierbei werden Filter z. B. aus Polyester eingesetzt, in denen die Leukozyten zurückgehalten werden. Während ein Buffycoat-freies Erythrozytensediment höchstens $1,2 \times 10^9$ Leukozyten pro Einheit enthalten darf, muß bei einem leukozytenarmen Erythrozytensediment eine Reduktion auf unter 5×10^6 stattfinden. Bei diesem Wert scheint eine primäre HLA-Sensibilisierung nicht gegeben zu sein. Durchschnittlich enthalten einmal filtrierte Erythrozytenpräparate 6×10^5 Restleukozyten pro Einheit. Deshalb ist ein zweites Filtrieren nur in seltenen Fällen indiziert. Wegen der vorgeschriebenen Qualitätskontrollen ist das zentrale Filtrieren in der Abteilung für Transfusionsmedizin dem Bedsidefiltern vorzuziehen. Falls keine zentrale transfusionsmedizinische Abteilung vorhanden ist, müssen Bedsidefilter eingesetzt werden.

Lagerung von Erythrozytenpräparaten
Erythrozytenpräparate werden bei 2–8°C gelagert und haben eine Laufzeit von 35 oder 42 Tagen. Nach Verlassen der Abteilung für Transfusionsmedizin dürfen Erythrozytenkonzentrate nur in speziellen Blutkonservenkühlschränken gelagert werden (erschütterungsfreie Kühlschränke). Für alle Stationen, die nicht über solche Kühlschränke verfügen, sollte gelten, daß die Konserven nur abgerufen werden, wenn gewährleistet ist, daß sie innerhalb der nächsten sechs Stunden transfundiert werden. Auf keinen Fall können aufgewärmte Konserven zurückgenommen werden. Falls eine schnelle Aufwärmung erforderlich ist, muß diese bei maximal 37° C erfolgen, am besten in einem Wasserbad. Auf keinen Fall dürfen Erythrozytenpräparate tiefgefroren werden.

Indikation zur Substitution
Hb-Abfall <8 g/dl, in Abhängigkeit von der klinischen Situation und der Grunderkrankung des Patienten.

1.3.3 Thrombozytenpräparate

Thrombozytenpräparate sollten wie Erythrozytenkonzentrate aus den oben genannten Gründen als Leukozyten-arme Präparate transfundiert werden. Ein **Thrombozytenkonzentrat** entsteht durch Zentrifugation einer Einzel-Vollblutspende. Durch eine erste Zentrifugation entsteht ein Plättchen-reiches Plasma mit ca. $0,8 \times 10^{11}$ Thrombozyten in ca. 200 ml Plasma; die Leukozytenkontamination muß unter $0,2 \times 10^9$ pro Einheit liegen (durchschnittlich 9×10^7 pro Einheit). Durch Zentrifugieren des Plättchen-reichen Plasmas entsteht das Thrombozytenkonzentrat, wobei das Volumen auf ca. 50 ml verringert wird. Einzel-Thrombozytenkonzentrate werden primär bei chirurgischen Patienten eingesetzt. Da ein Leukozyten-Filtern der einzelnen Thrombozytenkonzentrate aus Volumengründen nicht praktikabel ist, müssen sie als Poolpräparate gefiltert werden und können dann für hämatologisch-onkologische Patienten eingesetzt werden. Solche *Poolpräparate* enthalten ca. 3×10^{11} Thrombozyten in ca. 280 ml Plasma; die Leukozytenkontamination beträgt $< 5 \times 10^6$ Leukozyten. Eine andere Methode der Herstellung von Thrombozytenkonzentraten besteht in der Präparation aus Buffy-Coat (Buffy-Coat = Schicht der Leukozyten und Thrombozyten, die sich bei harter Zentrifugation zwischen Erythrozyten und Plasma aufbaut). Dabei werden meist Präparate aus Pools mehrerer Konserven hergestellt, bei denen nach der Präparation die Leukozyten durch Filtern entfernt werden. Bei einem solchen Präparat werden die Thrombozyten in einer additiven Lösung resuspendiert; es ergibt sich ein Produkt mit ca. 3×10^{11} Thrombozyten in ca. 200 ml und entsprechend niedriger Leukozytenkontamination.

Ein *Zellseparationspräparat* entsteht durch maschinelle Auftrennung aus dem Blut eines Spenders; das Präparat enthält im Durchschnitt $3,6 \times 10^{11}$ Thrombozyten in ca. 320 ml; die Leukozytenkontamination muß unter $1,2 \times 10^9$ pro Einheit liegen. Derzeit liegen die Leukozytenzahlen je nach Separatortyp bei durchschnittlich 3×10^5 (Filter im System eingebaut) oder $1,5 \times 10^6$ pro Einheit.

Lagerung der Präparate

Die Thrombozytenpräparate werden bei Raumtemperatur unter Rotation gelagert. Sie haben eine Laufzeit von fünf Tagen. Nach Abrufen aus der Abteilung für Transfusionsmedizin ist eine Lagerung bei Raumtemperatur ohne Rotation für wenige Stunden akzeptabel. Dabei sollten die Präparate einzeln nebeneinander und nicht übereinander gelagert werden.

Auf keinen Fall dürfen Thrombozytenpräparate im Kühlschrank gelagert werden!

Indikation zur Substitution

In der Regel ohne weitere Risikofaktoren bei Thrombozytenwerten $< 10.000/\mu l$; abhängig von der Kinetik der Thrombozyten im Verlauf beim einzelnen Patienten auch bereits bei höheren Werten; bei Fieber und Graft-vs.-Host Reaktion bei Thrombozytenwerten $< 20.000/\mu l$; bei schweren Blutungszeichen bereits bei Thrombozytenwerten $< 30.000/\mu l$.

Ein Erwachsener wird normalerweise mit 4–6 Thrombozytenkonzentraten oder einem Zellseparationspräparat versorgt. Bei HLA-Antikörpern im Patienten müssen Zellseparationspräparate von HLA-kompatiblen Einzelspendern transfundiert werden.

1.3.4   Antikörper

Erythrozytäre Antikörper

Sie stellen bei der hier angesprochenen Patientengruppe kaum ein Problem dar, da diese Patienten wegen der Immunsuppression seltener erythrozytäre Antikörper bilden und da meist nur wenige Einheiten an Erythrozytenpräparaten erforderlich sind, so daß die Versorgung normalerweise gewährleistet werden kann. Rhesus-negative Patienten können mit Rhesus-positiven Thrombozytenpräparaten versorgt werden; eine primäre Sensibilisierung gegen Rhesus D durch Erythrozyten-kontamination in den Thrombozytenpräparaten ist zwar nicht ausgeschlossen, aber bei dieser Patientengruppe selten. In besonderen Fällen kann bei Mädchen und jungen Frauen, wenn eine Rhesus-negative Thrombozytenversorgung nicht möglich ist, Anti-D i. v. (z. B. WinRho; Bestellung aus dem Ausland!) gegeben werden.

Thrombozytenreaktive Antikörper
Im Gegensatz zu erythrozytären Antikörpern können thrombozytenreaktive Antikörper zu erheblichen Problemen bei der Versorgung führen.
    Hierbei spielen v. a. HLA-Antikörper eine wesentliche Rolle. Bei nachweisbaren HLA-Antikörper müssen kompatible Präparate von Einzelspendern transfundiert werden. Die Anzahl an kompatiblen Spendern hängt vom HLA-Typ des Patienten ab: ist er häufig, stehen viele Spender zur Verfügung; ist er selten, wenige. Eine besondere Problematik bilden Patienten mit thrombozytenspezifischen Antikörpern, also Antikörpern gegen Antigene, die primär nur auf Thrombozyten exprimiert sind ("human platelet antigens", HPA). Dabei hat die Erfahrung gezeigt, daß solche Antikörper selten allein auftreten, sondern v. a. in Kombination mit einer starken HLA-Sensibilisierung, und zwar in ca. 25% solcher Fälle. Dann müssen die Thrombozytenpender sowohl HLA- als auch HPA-kompatibel sein, was je nach Antigenhäufigkeit zu gravierenden Versorgungsengpässen führen kann.

1.3.5 Bestrahlung der Blutprodukte

Bei Patienten mit deutlich eingeschränkter Immunabwehr müssen alle Blutprodukte mit 30 Gy bestrahlt werden, um eine Reaktion der Restlymphozyten im Präparat gegen den Empfänger auszuschalten (Graft-vs.-Host-Reaktion). Dies gilt für alle Patienten nach autologer oder allogener Knochenmark- oder Stammzelltransplantation sowie Patienten mit akuten Leukämien und Patienten mit schweren aplastischen Knochenmarksyndromen. Darüber hinaus können spezielle Indikationen für Patienten mit eingeschränkter Immunabwehr bestehen, beispielsweise unter Therapie mit Ciclosporin oder Adenosindesaminase-Hemmstoffen, wie z. B. Fludarabin. Für nicht transplantierte Patienten gilt in der Pädiatrie, daß alle Blutprodukte für Patienten mit besonders niedrigen Gesamtleukozytenzahlen (< 500/μl) bestrahlt werden müssen.

1.3.6 Infektionsgefahr durch Blutprodukte

Neben den allgemein bekannten viralen Infektionsgefahren durch Blutprodukte (HIV Restrisiko ca. 1 : 1.000.000; HBV ca. 1:30.000; HCV ca. 1:20.000) spielt bei Patienten in der Aplasiephase wegen der eingeschränkten Immunfunktion die

Infektion durch Zytomegalievirus (CMV) eine besondere Rolle. Deshalb werden CMV-negative Patienten mit CMV-negativen Blutprodukten versorgt. Untersuchungen der letzten Jahre haben gezeigt, daß durch ausreichende Leukozytenfiltration die Gefahr einer CMV-Infektion durch CMV-positives Blut weitgehend ausgeschlossen werden kann, so daß unter besonderen Umständen auch gefilterte Blutprodukte CMV-positiver Spender transfundiert werden können.

Literatur zu 1.3

BCSH Blood Transfusion Task Force (1996) Guidelines on gamma irradiation of blood components for the prevention of transfusion-associated graft-vs.-host disease. Transf Med 6: 261–271

Bowden RA, Slichter SJ, Sayers M et al. (1995) A comparison of filtered leukocyte-reduced and cytomegalovirus (CMV) seronegative blood products for the prevention of transfusion-associated CMV infection after marrow transplant. Blood 86: 3599–3603

Dienstanweisung der Abteilung für Transfusionsmedizin mit Blutbank Tübingen, Hoppe-Seyler-Str. 3, 72076 Tübingen: Vorbereitung und Durchführung von Bluttransfusionen im Klinikum der Universität Tübingen

Empfehlungen des Europarates und der Weltgesundheitsorganisation zu Blut und Blutzubereitungen

Federowicz I, Barrett BB, Andersen JW et al. (1996) Characterization of reactions after transfusion of cellular blood components that are white cell reduced before storage. Transfusion 36: 21–28

Klein HG (1992) Wolf in wolf's clothing: Is it time to raise the bounty on the passenger leukocyte? Blood 80: 1865–1868

Lichtiger B, Surgeon J, Rhorer S (1983) Rh-incompatible platelet transfusion therapy in cancer patients. Vox Sang 45: 139–143

Przepiorka D, LeParc GF, Stovall MA, Werch J, Lichtiger B (1996) Use of irradiated blood components: practice parameter. Am J Clin Pathol 106: 6–11

Przepiorka D, LeParc GF, Werch J, Lichtiger B (1996) Prevention of transfusion-associated cytomegalovirus infection. Practice parameter. American Society of Clinical Pathologists. Am J Clin Pathol 106: 163–169

Richtlinien zur Blutgruppenbestimmung und Bluttransfusion, aufgestellt vom wissenschaftlichen Beirat der Bundesärztekammer und vom Bundesgesundheitsamt

Schnaidt M, Northoff N, Wernet D (1996) Frequency and specificity of platelet-specific alloantibodies in HLA-immunized haematologic- oncologic patients. Transf Med 6: 111–114

Sprogoe-Jakobsen U, Saetre AM, Georgsen J (1995) Preparation of white cell-reduced red cells by filtration: comparison of a bedside filter and two blood bank filter systems. Transfusion 35: 421–426

Van Prooijen HC, Visser JJ, Van Oostendorp WR, Gast GC de, Verdonck LF (1994) Prevention of primary transfusion-associated cytomegalovirus infection in bone marrow transplant recipients by the removal of white blood cells from blood components with high-affinity filters. Br J Haematol 87: 144–147

Walter-Coleman S (1996) Transfusion therapy for patients critically ill with cancer. AACN Clin Issues 7: 37–45

2 Antimikrobielle Prophylaxe und Therapie bei neutropenischen Patienten

H.-P. Lipp, H. Hebart, C. Faul, H. Einsele

2.1 Einleitung

Einen großen Stellenwert im Rahmen der supportiven Therapie bei Patienten mit malignen Erkrankungen und hochdosierter chemotherapeutischer Behandlung hat die optimale Infektionsprophylaxe während der Neutropenie und die gezielte Intervention bei manifestem Fieber.

Patienten nach allogener Knochenmark- oder peripherer Stammzelltransplantation sind besonders gefährdet, da bei ihnen – aufgrund der sehr starken Myelosuppression – die neutrophilen Granulozyten oft über 2–4 Wochen unter 500 pro µl abfallen.

Bereits vor mehr als 30 Jahren haben Bodey et al. darauf aufmerksam gemacht, daß ein enger Zusammenhang zwischen der Schwere und Dauer der Leukozytopenie und dem Auftreten von Infektionen besteht. In der folgenden Übersicht sind die prädisponierenden Fakroren aufgeführt; in Abbildung 2-1 ist exemplarisch der Zusammenhang zwischen sinkender Neutrophilenzahl und dem Auftreten febriler Episoden und Infektionen dargestellt (Rahmann et al. 1997).

Prädisponierende Faktoren infektiöser Komplikationen

- Schwere und langanhaltende Granulozytopenie (neutrophile Granulozyten < 100–500/µl)
- verminderte T-Zellfunktion (Lymphome, akute Leukosen, myeloablative Therapie, Behandlung mit Immunsuppressiva oder Adenosindesaminasehemmstoffen)
- humoraler Immundefekt (Plasmozytom, niedrigmalignes NHL, myeloablative Therapie)
- Schädigung lokaler Barrieren (z. B. chemo- oder radiotherapieinduzierte Toxizität auf Mund- und Darmschleimhaut, zentralvenöser Verweilkatheter)
- hohe Intensität der Chemotherapie
- schlechter Ernährungszustand

Häufig entwickeln Patienten in der Neutropenie Fieber, ohne daß die Genese geklärt werden kann ("fever of unknown origin", FUO). Zwar ist bei mehr als 60 %

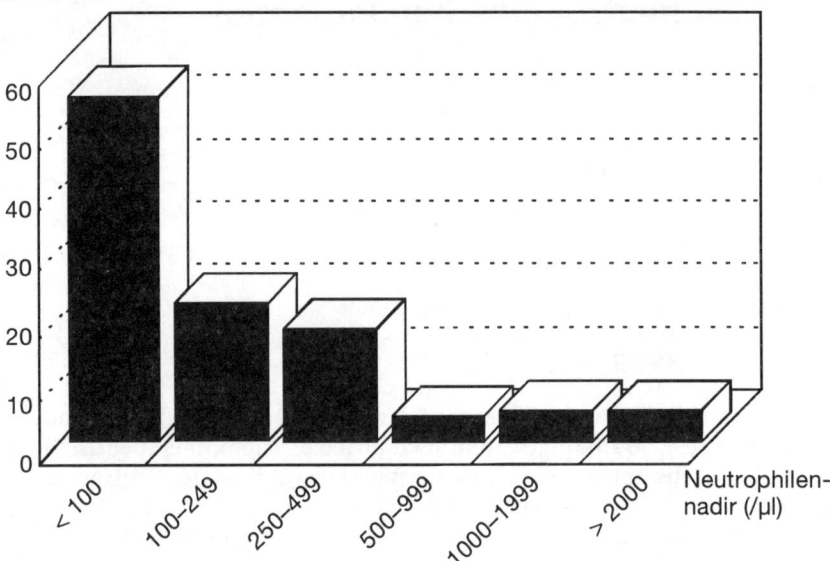

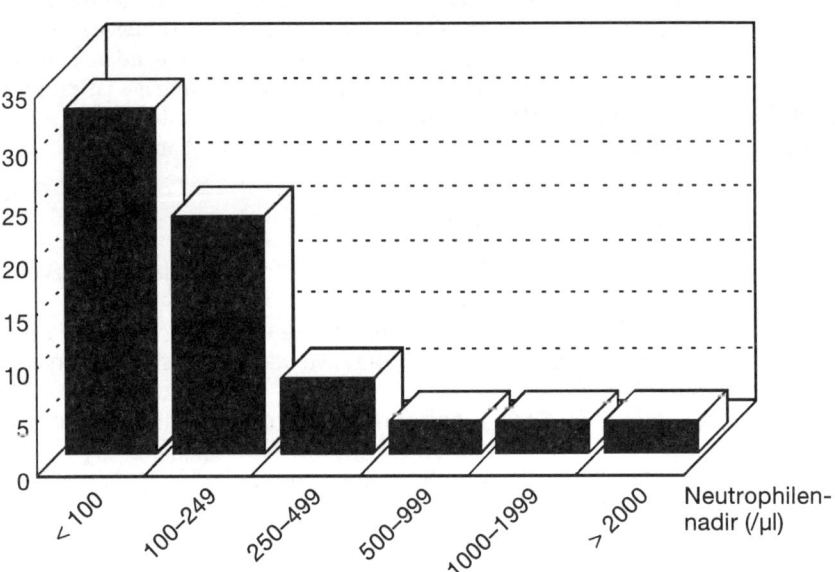

Abb. 2-1. Zusammenhang zwischen dem Neutrophilennadir und der Häufigkeit febriler Episoden bzw. dokumentierter Infektionen bei neutropenischen Patienten; exemplarisch dargestellt am Beispiel der Salvagechemotherapie bei Patientinnen mit fortgeschrittenem Mammakarzinom. (Mod. nach Rahmann et al. 1997)

Tabelle 2-1. Infektiologische Risikobeurteilung bei neutropenischen Patienten

	Niedriges Risiko	Hohes Risiko
Tumorerkrankung	Solide Tumoren	Akute Leukosen, maligne Lymphome, nach allogener KMT
Zytostatische Chemotherapie	Standarddosierung	Hochdosierte Chemotherapie
Granulozytennadir	500–1000/µl	< 100/µl
Dauer der Neutropenie	2–7 Tage	> 7 Tage

Anmerkung: Bei Hochrisikopatienten mit einer schweren Neutropenie über mindestens 7 Tage ist der Einsatz einer oralen antiinfektiven Prophylaxe indiziert.

der Patienten mit FUO im Blut kein Erreger nachweisbar, doch ist in dieser sehr kritischen Phase der empirische Einsatz einer antibakteriellen Therapie mit möglichst breitem Spektrum obligat.

Während im Rahmen intensiver Chemotherapie-Protokolle die neutrophilen Granulozyten unter 100–500/µl fallen (Nadir), bleiben die Werte bei Patienten, die aufgrund eines soliden Tumors eine konventionell dosierte Therapie erhalten, zumeist über 500/µl. Bei letzteren Patienten ist üblicherweise auch die Dauer der Neutropenie kürzer (s. Tabelle 2-1).

Im folgenden wird deshalb konsequent zwischen Hoch- und Niedrigrisikopatienten – abhängig von der Schwere und Dauer der Neutropenie – unterschieden.

Bei Patienten nach allogener KMT oder PBSCT treten typischerweise drei Phasen mit unterschiedlichem infektiologischen Profil auf (Abb. 2-2.):

Während bei der schweren Myelosuppression in der Frühphase (1–3 Wochen) das übliche Keimspektrum zu erwarten ist (vgl. Tabelle 2-1), treten in der nächsten Phase, d. h. in den ersten Monaten vermehrt atypische Infektionserreger wie Cytomegalieviren, Protozoen (PCP, Toxoplasma gondii) und Pilze (Candida spp., Aspergillus spp.) auf. In der Spätphase bei Patienten mit chronischer Graft-vs.-Host-Reaktion (GvHD) und persistierender Neutropenie sind vornehmlich Varizella-Zoster-Viren (VZV) und kapselbildende Bakterien (z. B. Streptococcus pneumoniae, Haemophilus influenzae, Neisserien) von Bedeutung. Für diese Patienten, die mit Immunsuppressiva wie Ciclosporin A behandelt werden, ist die Störung retikuloendothelialer Funktionen und ein schweres Immunmangelsyndrom typisch.

2.2 Antimikrobielle Prophylaxe

Angesichts des besonderen Infektionsrisiko, dem schwer myelosuppressiv vorbehandelte Patienten ausgesetzt sind, wurden im Laufe der letzten Jahre verschiedene präventive Strategien diskutiert und in die Praxis umgesetzt.

Um das Übertragungsrisiko zu minimieren, ist bei diesen Patienten auf eine äußerst sorgfältige Katheterhygiene mit täglichem Verbandswechsel zu achten, eine Blutentnahme aus Fingerspitzen oder Ohrläppchen zu vermeiden, eine konsequente Händedesinfektion bei allen an der Pflege und Behandlung beteiligten Personen einzuhalten, u. U. einen Mundschutz zu tragen und die mikrobielle Kontamination durch Vernebler, Topf- oder Zierpflanzen, verschiedene Nahrungsmittel, z. B. Nüsse oder Müsli auszuschließen. Bei besonders schweren und lang anhaltenden Neutropenien unter 100/µl, wie sie im Rahmen einer allogenen Knochenmarktransplantation (KMT) zu erwarten sind, wird man sich während dieser Phase für eine Isolation des Patienten in Laminar-Air-Flow-Einheiten entscheiden, um das Risiko von exogenen Infektionen zu minimieren.

Eine weitere Strategie der Infektionsprophylaxe besteht darin, dem Patienten schon relativ frühzeitig oral Substanzen mit breitem antibakteriellen Spektrum zu verabreichen. Dabei geht es primär um das Ziel, die Invasion und Streuung von Mikroorganismen aus dem Darm in den systemischen Kreislauf während der neutropenischen Phase zu verhindern.

Vor 20 Jahren wurde eine selektive Darmdekontamination (SDD) mit Antiinfektiva durchgeführt, die nach oraler Gabe nur zu einem Bruchteil aus dem Gastrointestinaltrakt absorbiert werden können. Dadurch sollte sich die antiinfektiöse Wirkung auf die Darmflora beschränken, die schützende anaerobe Flora weitgehend selektiv erhalten bleiben und die Entstehung systemischer Nebenwirkungen ausgeschlossen sein. Als Antiinfektiva wurden hierzu Aminoglykoside (z. B. Tobramycin) Polypeptidantibiotika (z. B. Colistin) Glykopeptidantibiotika (z. B. Vancomycin) oder antimykotisch wirksame Polyenantibiotika (z. B. Nystatin) eingesetzt. Dieses Konzept hat sich allerdings letztendlich nicht durchsetzen können. Zum einen zeigte sich, daß viele Patienten die Fülle dieser Antiinfektiva nicht konsequent einnahmen (Non-Compliance), zum anderen war zunehmend eine Resistenzentwicklung zu beobachten.

Eine Weiterentwicklung war die Kombination aus einem nicht resorbierbaren Polypetidantibiotikum, meist Colistin, und Cotrimoxazol, da letzteres auch die Flora des Oropharynx, einem sehr wichtigen Reservoir für Mikroorganismen, beeinflußt.

Jedoch zeigte sich in den Studien, daß der Einsatz von hochdosiertem Cotrimoxazol (s. Tabelle 2-2) mit allergischen, gastrointestinalen und teilweise myelosuppressiven Nebenwirkungen einherging. In dieser Hinsicht ist die Entwicklung der Gyrasehemmer (Fluorochinolone) als entscheidender Fortschritt zu werten.

2.2.1 Prophylaktischer Einsatz von Fluorochinolonen

Mit Hilfe der Fluorochinolone Norfloxacin, Ofloxacin oder Ciprofloxacin ließ sich die Inzidenz gramnegativer Bakteriämien bei neutropenischen Patienten gegenüber Placebo oder bisherigen SDD-Regimen signifikant reduzieren. Da in der Regel zwei Tabletten pro Tag ausreichen, ist die Compliance des Patienten bei dieser Therapie weitaus höher als mit den genannten SDD-Protokollen. Ingesamt gelten die Gyrasehemmer als sehr gut verträglich. Sehr wahrscheinlich können die genannten Verbindungen in den angegeben Dosierungen (Tabelle 2-2) als äquieffektiv angesehen werden.

Tabelle 2-2. Perorale antimikrobielle Prophylaxe bei allogenen KMT-Patienten (D Dosisanpassung an die glomeruläre Filtrationsrate bei eingeschränkter Nierenfunktion notwendig)

Erreger	Antiinfektivum	Übliche Dosierung pro Tag	Anmerkungen
Viren	Aciclovir[a]	(4- bis) 5mal 400 mg (alternativ: 3mal 250 mg/m² i.v.)	(D)
Bakterien[c]	*Gyrasehemmer*		
	Ciprofloxacin	2mal 500 mg	(D)
	Norfloxacin	2mal 400 mg	(D)
	Ofloxacin	2-(bis 3)mal 200 mg	(D)
	Perfloxacin	2mal 400 mg	(D)
	alternativ:		
	Colistin	3mal 2 Mio. IE	
	+ Cotrimoxazol	2mal (160/800) mg	(D)
Pilze[c]	Amphotericin B	4mal 200–400 mg	
	Nystatin	4mal 500.000 IE	
	alternativ:		
	Fluconazol	1mal 100–400 mg	(D)
	Itraconazol	2mal 200–300 mg	Spiegelbestimmung!
Pneumocystis carinii	Cotrimoxazol[b]	160/800 mg 3 Tage/Woche	(D)
	Pentamidin[b]	300 mg inhalativ alle 4 Wochen	

[a] Die antivirale Prophylaxe ist ausschließlich bei Patienten mit allogener KMT oder PBSCT indiziert und beginnt zum Zeitpunkt der Konditionierung.

[b] Die Pneumocystis carinii-Prophylaxe ist insbesondere bei Patienten nach allogener KMT/PBSCT oder Therapie mit Adenosindesaminasehemmstoffen indiziert, aber auch bei Patienten mit schweren kombinierten Immundefekten. Die Prophylaxe beginnt nach dem Engraftment (d. h. an 3 aufeinanderfolgenden Tagen mindestens 500 neutrophile Granulozyten/μl) und wird etwa 6 Wochen nach Absetzen der immunsuppressiven Therapie beendet.

[c] Bei Hochdosischemotherapie in Verbindung mit allogener KMT oder PBSCT beginnt die Prophylaxe zum Zeitpunkt der Konditionierung. Sie wird bis zum Zeitpunkt des Engraftments ununterbrochen durchgeführt. Bei Patienten mit Hochdosischemotherapie (± autologe KMT/PBSCT) wird – nach individueller Risikoabschätzung – die antibakterielle/antimykotische Prophylaxe vor dem Abfall der neutrophilen Granulozyten begonnen.

Es ist allerdings nicht zu übersehen, daß die Monotherapie mit den genannten Verbindungen Schwächen aufweist, da die verfügbaren Gyrasehemmer allesamt nur eine mäßige Aktivität im grampositiven Bereich aufweisen. Es darf deshalb nicht überraschen, wenn im Rahmen dieser oralen Prophylaxe zunehmend häufiger grampositive Kokken, wie z. B. Streptococcus mitis oder viridans, isoliert werden, während schwerwiegende und lebensbedrohliche gramnegative Bakteriämien kaum mehr auftreten.

Man hat aus diesen Beobachtungen zwei Schlüsse gezogen: Zum einen sollte beim Auftreten von FUO unter oraler Prophylaxe mit Gyrasehemmer auf eine sinnvolle Erweiterung mit Antiinfektiva mit guter Wirksamkeit gegen grampositive Keime geachtet werden. Zum anderen sollte zukünftig eine orale Kombinationstherapie aus Fluorochinolonen und beispielsweise einem Makrolid oder Penicillin V in Betracht gezogen werden. Eine Studie der EORTC hatte diesbezüglich zum Ergebnis, daß die kombinierte Anwendung aus Pencillin V/ Ciprofloxacin eine signikant geringere Inzidenz an grampositiven Bakteriämien gegenüber einer Monotherapie mit Ciprofloxacin zur Folge hatte.

Allerdings steht dem länger andauernden prophylaktischen Einsatz von Penicillin V die zunehmende Gefahr der Resistenzentwicklung und Allergisierung entgegen.

2.2.2 Prophylaktischer Einsatz von Antimykotika

Pilzinfektionen spielen bei neutropenischen Patienten eine zunehmend wichtigere Rolle. So wird bei allogenen KMT-Patienten die Inzidenz für invasive Pilzinfektionen auf etwa 15 % geschätzt. Einem besonderen Risiko sind Patienten ausgesetzt, die allogen transplantiert oder aufgrund ihrer hämatologischen Neoplasie intensiv chemotherapeutisch behandelt werden oder die eine akute GvHD Grad III-IV oder eine ausgedehnte chronische GvHD entwickeln. Tritt bei diesen Patienten eine invasive Mykose auf, so kann man nach einer aktuellen retrospektiven Analyse nur von einer Langzeitüberlebenswahrscheinlichkeit von etwa 15 % ausgehen.

Besonders ernst ist dabei das Auftreten von Aspergillus-Infektionen zu bewerten. Die Optimierung einer effektiven Prophylaxe vor Pilzinfektionen und GvHD sind deshalb oberstes Ziel der Prävention.

Dabei wird aus Abbildung 2-2 ersichtlich, daß diese Prophylaxe bei allogenen KMT-Patienten über Monate, bei bestehender chronischer GvHD sogar über ein ganzes Jahr konsequent durchgeführt werden muß.

Zur Prophylaxe stehen oral einerseits die kaum resorbierbaren Poylenantibiotika Amphotericin B, Nystatin und Natamycin, und andererseits die gut resorbierbaren Azolantimyotika Fluconazol und Itraconazol zur Verfügung (s. Tabelle 2-2).

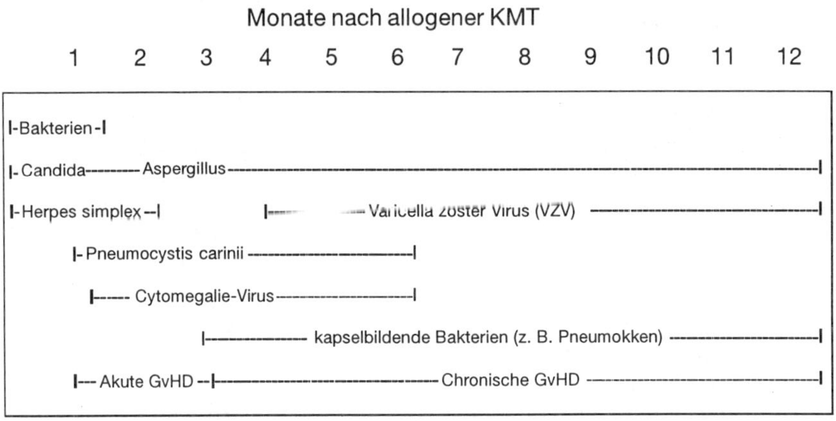

Abb. 2-2. Zeitlich gehäuftes Auftreten bestimmter Infektionen nach einer allogenen Knochenmarktransplantation. (Mod. nach Momin u. Chandrasekar 1995)

Der Erfolg der antimykotischen Prophylaxe wird daran gemessen, inwieweit eine signifikante Reduktion von oberflächlichen und tiefen Mykosen zu erreichen ist, und inwieweit auch die Notwendigkeit einer i.v.-Behandlung mit Amphotericin B verringert und die Gesamtmortalität beeinflußt werden kann.

Der Vorteil von Fluconazol ist in seiner hohen oralen Bioverfügbarkeit und hohen Wirksamkeit gegen Candida albicans zu sehen. Nachteilig ist seine begrenzte Wirksamkeit gegen Torulopsis glabrata und die natürliche Resistenz gegen Candida krusei und Aspergillus spp.. In Vergleichsstudien hat sich gezeigt, daß 1mal 150–400 mg Fluconazol in der Prophylaxe äquipotent sind wie 4mal 200–500 mg Amphotericin B bei deutlich besserer Compliance des Patienten. Dennoch ist man derzeit noch zurückhaltend, den prophylaktischen Einsatz von Fluconazol routinemäßig zu empfehlen, da hierdurch eine zunehmende Resistenzentwicklung befürchtet wird. Die Gefahr der Resistenzentwicklung wird um so höher eingeschätzt, je niedriger die prophylaktische Fluconazoldosis gewählt wird. Menichetti et al. halten eine prophylaktische Gabe von 150 mg/Tag für ausreichend und äquieffektiv gegenüber 400 mg/Tag. Allerdings ist die glomeruläre Filtrationsrate für die Höhe der Plasmaspiegel entscheidend. KMT-Patienten mit hoher GFR (z. B. > 180 ml/min) können unter 200 mg/Tag Fluconazolspiegel von unter 6 mg/ml entwickeln und sind damit möglicherweise einem höheren Risiko für bestimmte Candidämien ausgesetzt (Ellis et al. 1997).

Da Itraconazol auch gegen Aspergillus spp. wirksam ist, wird es derzeit zunehmend häufiger zur antimykotischen Prophylaxe eingesetzt. Da die Einnahme der Kapseln (Pellets) allerdings mit erheblichen interindividuellen Schwankungsbreiten der Plasmakonzentrationen (0–2861 ng Itraconazol/ml bei 2mal 200 mg/Tag – jeweils zu oder kurz nach den Mahlzeiten eingenommen) verbunden ist, muß eine Bestimmung des Talspiegels erfolgen. Unterschreitet dieser nach Erreichen des steady-states Werte von 250–500 ng/ml (berechnet auf Itraconazol [HPLC]), so ist von einer inadäquaten antimykotischen Prophylaxe gegen Candida spp. auszugehen. Für eine Prophylaxe von Aspergillus spp. sollte zumindest ein Wert von 500–1000 ng/ml erreicht werden. Nachfolgend eine Übersicht zu den wichtigsten Wechselwirkungen.

Wechselwirkungen in Verbindung mit einer Itraconazoltherapie

- Gleichzeitige Einnahme der Kapseln bzw. Pellets mit fetthaltiger Nahrung erhöht die orale Bioverfügbarkeit (Trinklösung kann auch nüchtern eingenommen werden)
- Anazidität reduziert orale Bioverfügbakeit: zeitlichen Abstand zwischen H_2-Antihistaminikum und Itraconazol einhalten (Itraconazol 2h vorher); evtl. Einnahme mit Coca-Cola
- Enzyminduktoren wie z. B. Rifampicin, Phenytoin, Phenobarbital oder Carbamazepin beschleunigen den Abbau von Itraconazol in der Leber
- Itraconazol weist Cyp 3A4-inhibierende Eigenschaften auf, der Metabolismus anderer Arzneistoffe, z. B. Terfenadin oder Ciclosporin, wird dosisabhängig gehemmt

---

Bei Hochrisikopatienten mit zu erwartender langanhaltender Neutropenie, wie z. B. nach allogener KMT, wird immer wieder diskutiert, inwieweit das Breitspektrumantimykotikum Amphotericin B in der Prophylaxe niedrigdosiert intravenös (0,1 mg/kg/Tag) oder inhalativ (z. B. 2mal tgl. 10 mg über jeweils 10–20 min) eingesetzt werden kann, um dessen systemische Nebenwirkungen so gering wie möglich zu halten. Allerdings müssen weitere prospektive Studien mit deutlicher größeren Patientenzahlen die ersten, ermutigenden Ergebnisse erhärten, bis dazu eine generelle Empfehlung ausgesprochen werden kann.

Hinsichtlich der intravenösen Prophylaxe mit Amphotericin B bleibt allerdings bereits jetzt festzuhalten, daß mit 0,5 mg/kg an 3 Tagen pro Woche kein Vorteil gegenüber oralem Fluconazol (400 mg p.o./Tag) zu erkennen war, während die Nebenwirkungsrate unter Amphotericin B deutlich höher lag.

2.2.3   Prophylaxe viraler Erkrankungen

Allogene KMT-Patienten mit GvHD sind mehrere Monate einem höheren Risiko für virale Infektionen ausgesetzt (s. Abb. 2-2). Dabei stehen Herpesviren (HSV, CMV, EBV, HHV-6) im Vordergrund, während Adenoviren, Respiratory-syncytial-Viren (RSV), Rota-Viren und BK-Viren deutlich seltener auftreten. BK-Viren werden bei der Entstehung von im zeitlichen Abstand nach Cyclophosphamid auftretenden Zystitiden vermehrt nachgewiesen.

Herpes simplex virus Typ 1 verursacht am häufigsten virale Infektionen bei Patienten nach allogener KMT, dabei sind primär der Mund- und Lippenbereich und der Ösophagus betroffen.

Üblicherweise wird zum Zeitpunkt der Konditionierung mit der HSV-Prophylaxe begonnen. Mittel der Wahl ist Aciclovir entweder intravenös mit 3mal 125–250 mg/m²/Tag oder peroral mit (4- bis) 5mal 400 mg/Tag. Die perorale Gabe hat sich gegenüber der intravenösen Therapie als äquieffektiv erwiesen, ist aber deutlich kostengünstiger und sollte, wenn es die Compliance erlaubt, Prophylaxe der Wahl sein.

Eine Infektion durch Varizella-Zoster-Viren (VZV) tritt deutlich später nach Transplantation als HSV auf, insbesondere bei Patienten nach allogener KMT mit akuter oder chronischer GvHD. Auch bei Patienten mit autologer Stammzelltransplantation kommt es nicht selten zu einer Reaktivierung von VZV. Eine frühzeitige Intervention mit intravenös appliziertem Aciclovir (3mal 250 (-500) mg/m² pro Tag) verhindert die Ausbreitung von VZV und senkt signifikant die Mortalität. Welchen Platz hierbei die neueren Derivate wie Valaciclovir (3mal 1000 mg/Tag) oder Famciclovir (3mal 250 mg), die weit höher oral bioverfügbar sind als Aciclovir, einnehmen werden, bleibt abzuwarten. Eine generelle orale Prophylaxe wird bisher nicht empfohlen.

Eine CMV-Prophylaxe ist ausschließlich bei Patienten nach allogener KMT indiziert, da bei Seropositivität von Empfänger oder Spender die Inzidenz für eine CMV-Reaktivierung in den ersten 1–4 Monaten nach KMT mit über 70 % angegeben wird. Die CMV-Reaktivierung wird dabei insbesondere durch den schweren zellulären Immundefekt begünstigt. Eine manifeste CMV-Infektion kann eine fatale Pneumonie und schwere Kolitis auslösen, während die für

Tabelle 2-3. Antivirale Therapie bei neutropenischen Patienten (E Erhaltungstherapie bei persistierender Virämie: Antigen, PCR)

Erreger: Virus (Nachweise)	Therapie	Übliche Dosierung pro Tag	Anmerkungen
CMV-Nachweis im Blut	Ganciclovir[a] alternativ: Foscarnet[b]	2mal 5 mg/kg KG/Tag i.v. über 14 Tage 2mal 60 mg/kg KG/Tag i.v. über 14 Tage	(E) (E)
HSV-Nachweis im Rachenspülwasser	Aciclovir[c]	3mal 5 mg/kg KG/Tag i.v. über 10 Tage	

[a] Dosisanpassung an die Nierenfunktion bei GFR < 75 ml/min.
[b] Dosisanpassung an die Nierenfunktion bei GFR < 1,6 ml/min/kg KG.
[c] Dosisanpassung an die Nierenfunktion bei GFR < 50 ml/min.

Aids-Patienten typische CMV-Retinitis bei allogenen KMT-Patienten eher selten ist.

Während bei CMV-seronegativen Patienten die strikte Gabe CMV-negativer Blutprodukte die wichtigste Prophylaxe darstellt, ist eine antivirale Chemoprophylaxe nur bei seropositiven Spender und/oder Empfänger indiziert. Dabei wurde früher hochdosiertes Aciclovir (z. B. 500 mg/m² 3mal täglich i.v.) eingesetzt.

Inzwischen ist man von dieser Strategie zunehmend abgerückt, da mit Ganciclovir ein ca. 50fach potenteres Virustatikum gegen CMV zur Verfügung steht. Dabei wird üblicherweise bereits bei erstem Nachweis von CMV aus Blut oder Sekret (z. B. bronchoalveoläre Lavage) mit einer Ganciclovirtherapie begonnen, auch wenn die CMV-Infektion zu diesem Zeitpunkt noch asymptomatisch verläuft (s. Tabelle 2-3).

Da aufgrund der niedrigen Sensitivität der Kulturverfahren 15–20 % der Patienten trotz negativer Kultur eine CMV-Erkrankung entwickeln, ist man in den letzten Jahren auf eine PCR- oder Antigen-gesteuerte antivirale Therapie übergegangen.

Eine generelle Prophylaxe mit Ganciclovir i.v. bei allen allogenen KMT-Patienten ist nicht zu empfehlen, da sie mit einer erheblichen Knochenmarktoxizität einhergeht und die Gefahr einer zunehmenden Resistenzentwicklung mit sich bringen würde. Inwieweit die orale Gabe von Ganciclovir auch unter Kostengesichtspunkten zur Prophylaxe eingesetzt werden kann, wird derzeit in Studien geprüft.

Eine weitere Möglichkeit der CMV-Prophylaxe besteht mit Foscarnet, das auch noch bei Ganciclovir-resistenten Viren einsetzbar ist und keine vergleichbare Myelotoxizität aufweist. Nachteilig ist seine potentielle Nephrotoxizität und ulzerierende Wirkung auf den Genitalbereich (Tabelle 2-3).

2.2.4 Prophylaxe vor Protozoeninfektionen

Pneumocystis carinii ist für etwa 6 % aller nichtbakteriell bedingten Pneumonien
bei allogenen KMT-Patienten innerhalb der ersten 6 Monate verantwortlich. Bei
Patienten mit GvHD ist ohne adäquate Behandlung mit einer Mortalität von ca.
60 % zu rechnen.

Prophylaxe der Wahl ist die Gabe von Cotrimoxazol (s. Tabelle 2-2). Nachteilig
ist dessen gastrointestinale Unverträglichkeit, die Entstehung von Hautreaktionen und sein myelosuppressiver Nebeneffekt. Die früher übliche, tägliche
Gabe von 160 mg Trimethoprim und 800 mg Sulfamethoxazol wurde inzwischen
auf eine dreimalige Gabe pro Woche geändert, ohne daß dadurch die Effektivität
der Prophylaxe beeinträchtigt wurde. Eine begleitende, supportive Gabe von
Folinsäure wird nicht empfohlen.

Als Reservemedikation bei Unverträglichkeiten gegen Cotrimoxazol steht
Pentamidin zur Inhalation zur Verfügung. Ferner kann zur Akutbehandlung als
Reservemittel noch Atvoquanon eingesetzt werden.

In der Vergangenheit eher unterschätzt wurde die Inzidenz systemischer
Infektionen mit Toxoplasma gondii. Dabei besteht eine besondere Gefahr für
eine Reaktivierung bei allogen transplantierten Patienten, die vor der KMT
seropositiv sind. Vor allem in den ersten 2–3 Monaten nach KMT kann sich eine
systemische Toxoplasmose mit manifester Enzephalitis, Myokarditis und Pneumonie entwickeln. Eine generelle Prophylaxe mit Pyrimethamin/Sulfadoxin
(Fansidar) wird derzeit allerdings noch nicht empfohlen.

Tabelle 2-4. Erregerspektrum bei neutropenischen Patienten mit Fieber unbekannter Genese
(1. Infektionsepisode)

Erreger	Häufigkeit
Grampositive Kokken und Stäbchen – Staphylococcus aureus – Koagulasenegative Staphylokokken – Streptokokken, Enterokokken – Corynebakterien	50–60 %
Gramnegative Kokken und Stäbchen – Pseudomonas aeruginosa – Escherichia coli – Klebsiellen, Enterobacteriaceae – Proteus spp., Haemophilus influenzae	35–45 %
Pilze – Candida albicans, Torulopsis glabrata – Aspergillus fumigatus, - flavus	5–10 %
Anaerobe Kokken und Stäbchen – Bacteroides spp., Clostridien	< 1 %

2.3 Empirische Behandlungsstrategien bei Fieber unbekannter Genese (FUO)

Die empirische Antibiotikatherapie bei Fieber unbekannter Genese (FUO) während der Neutropenie hat zum Ziel, die am häufigsten vorkommenden und mit der höchsten Mortalität belasteten Erreger zu erfassen (s. Tabelle 2-4).

Etwa 70–90 % aller Erwachsenen, die aufgrund einer malignen Erkrankung eine intensive Chemotherapie erhalten, entwickeln in der Phase der Neutropenie Fieber, ohne daß weitere Zeichen einer Infektion erkennbar sind. In mehr als 50 % dieser Fälle läßt sich über die gesamte febrile Episode kein auslösender Erreger isolieren. Da aber bis zu 90 % der Patienten auf die Breitspektrumantibiose entfiebern können, ist davon auszugehen, daß die meisten Fälle fiebriger Episoden tatsächlich mikrobiell bedingt sind.

2.3.1 Empirische antimikrobielle Therapie des FUO bei Hochrisikopatienten

Bei Hochrisikopatienten (Definition s. Tabelle 2-1) wird man sich generell – gemäß den Vorgaben der Paul-Ehrlich-Gesellschaft – im Rahmen der Initialtherapie (First-line-Therapie) für eine Kombination aus einem Breitspektrum-β-Lactamantibiotikum mit einem Aminoglykosid (als tägliche Einmalgabe), entscheiden (s. Abb. 2-3 und 2-4).

Können Aminoglykoside aufgrund ihrer Nephrotoxizität oder Unverträglichkeit nicht eingesetzt werden, kann alternativ in der First-line-Therapie ein Dritt- oder Viertgenerationscephalosporin mit einem Acylureidopenicillin kombiniert werden (Abb. 2-3). Da die Acylureidopenicilline Piperacillin oder Azlocillin alleine keine ausreichende natürliche β-Lactamasestabilität haben, ist die Kombination mit einem β-lactamasestabilen Cephalosporin durchaus von Vorteil. Eine eingeschränkte glomeruläre Filtrationsrate an sich ist per se noch keine Kontraindikation für den Einsatz von Aminoglykosiden (Thomson 1996). Wichtig ist im Rahmen der Aminoglykosidtherapie das Messen der Talspiegel (Nicolau 1996).

Ob allerdings auch die fixe Kombination aus einem Acylureidopenicillin mit einem β-Lactamaseinhibitor noch durch ein Cephalosporin ergänzt werden soll, ist derzeit noch unklar und erst durch Studien zu prüfen. Schließlich hat sich gezeigt, daß bereits die Kombination aus Piperacillin/Tazobactam vergleichbare klinische und mikrobiologische Ergebnisse liefern kann wie 3mal 2 g Ceftazidim oder 3mal 1 g Imipenem.

Therapeutisches Versagen unter Piperacillin/Tazobactam war nicht selten mit einer zugrundeliegenden Pilz- oder Methicillin-resistenten Staphylokokkeninfektion zu erklären. Ein Zusatz von Vancomycin in der second-line-Therapie ist deshalb sinnvoll. Glykopeptide bereits in die first-line-Therapie zu integrieren ist sehr umstritten, da dadurch Glykopeptidresistenzen gefördert werden.

Besteht eine Unverträglichkeit gegenüber einem β-Lactamantibiotikum, so besteht die Möglichkeit auf die parenterale Gabe von Fluorochinolonen, wie z. B. Ciprofloxacin oder Ofloxacin, auszuweichen, die zur Erweiterung des gramposi-

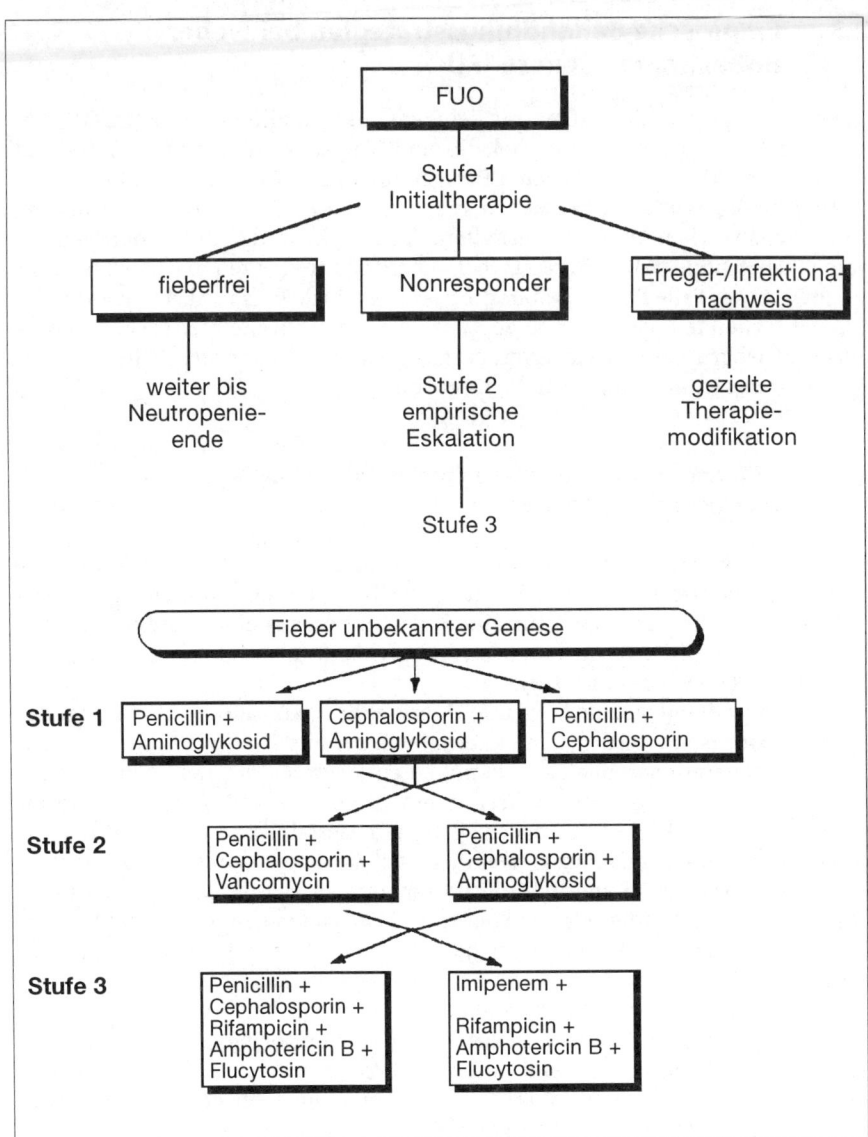

Abb. 2-3. Empfehlungen der Paul-Ehrlich-Gesellschaft (Stand 1996) zur schrittweisen Behandlung des Fiebers unbekannter Genese (FUO) bei neutropenischen Patienten (nach Höffken, 1995)

I. Empirische Therapie mit Breitspektrumantibiotika bei neutropenischen Hochrisiko-Patienten (neutrophile Granulozyten < 500/μl; deutliche Verschlechterung des Allgemeinzustandes des Patienten)

First-Line	Piperacillin/Tazobactam (3 × 4,5 g) + Aminoglykosid (z. B. Gentamicin 1 × 240 mg) *

Liegen Gründe für eine Modifizierung der first-line-Therapie vor, dann:

Second-Line	Piperacillin/Tazobactam + Aminoglykosid * + Vancomycin (2 × 1 g) **

Liegen Gründe für eine Modifizierung der second-line-Therapie vor, dann:

Third-Line	Carbapenem (3 × 1 g) + Vancomycin ** ± Amphotericin B (0,6–1 mg/kg) ***

II. Empirische Therapie mit Breitspektrumantibiotika bei neutropenischen Niedrig- und Mittelrisiko-Patienten (neutrophile Granulozyten > 500/μl; keine Verschlechterung des Allgemeinzustandes des Patienten)

First-Line	Ceftriaxon (1 × 2g) + Aminoglykosid (z. B. Gentamicin 1 × 240 mg)*

Liegen Gründe für eine Modifizierung der first-line-Therapie vor, dann:

Second-Line	Piperacillin/Tazobactam + Aminoglykosid * + Vancomycin (2 × 1 g) **

Liegen Gründe für eine Modifizierung der second-line-Therapie vor, dann:

Third-Line	Carbapenem (3 × 1 g) + Vancomycin ** ± Amphotericin B (0,6 – 1 mg/kg) ***

Anmerkungen:
*   Bestimmung der Aminoglykosid-Talspiegel
**   Bestimmung der Vancomycin-Talspiegel
*** frühzeitiger Beginn beim Nachweis fokaler Läsionen

Abb. 2-4. Beispielhaftes Stufenschema der antimikrobiellen Therapie bei neutropenischen Patienten mit Fieber unbekannter Genese (FUO) – Einstufung nach Risikogruppen. Entscheidungen zur Modifizierung werden in der Regel nach 72–96 h gefällt und von Faktoren, die in der Übersicht S. 37) aufgeführt sind, abhängig gemacht

Tabelle 2-5.   i. v. Dosierungsempfehlungen und Anmerkungen zu einzelnen Antiinfektiva bei neutropenen Patienten mit FUO *(D* Dosisreduktion bei eingeschränkter GFR, *TDM* therapeutisches Drug Monitoring)

Therapie	Dosierung	Bemerkungen
Antibakterielle Therapie:		
Azlocillin	3- bis 4mal 5 g	(D)
Piperacillin	3- bis 4mal 4 g	(D)
Piperacillin/Tazobactam	3mal 4,5 g	(D)
Ceftazidim	3mal 2 g	(D)
Cefepim	2- bis 3mal 2 g	(D)
Cefotaxim	3mal 2 g	(D)
Ceftriaxon	1mal 2 g	
Imipenem	3mal (0,5–)1 g	(D)
Meropenem	3mal (0,5–)1 g	(D)
Ciprofloxacin	2- bis 3mal 400 mg	(D)
Ofloxacin	2mal 400 mg	(D)
Gentamicin	1mal 3–5 mg/kg KG	(D); Talspiegel: max. 1 μg/ml
Netilmicin	1mal 4–7,5 mg/kg KG	(D); Talspiegel: max. 3 μg/ml
Tobramycin	1mal 3–5 mg/kg KG	(D); Talspiegel: max. 1 μg/ml
Amikacin	1mal 15 mg/kg KG	(D); Talspiegel
Vancomycin	2mal 1 g	(D); Talspiegel
Teicoplanin	1mal 400 mg	(D); evtl. Talspiegel, Loading dose von 800 mg an Tag 1
Clindamycin	3- bis 4mal 600 mg	
Metronidazol	3mal 500 mg	
Antimykotische Therapie:		
Amphotericin B	1mal 0,6–1 mg/kg	
Fluconazol	1mal 200–400 mg	(D)
Flucytosin	4mal 37,5 mg/kg	(D); TDM

tiven Spektrums mit einem Glykopeptid oder mit hochdosiertem Clindamycin kombiniert werden können.

In Tabelle 2-5 sind die wichtigsten Dosierungsanleitungen für die intravenöse Therapie mit Antiinfektiva bei neutropenischen Patienten zusammengestellt.

2.3.2   Empirische antimikrobielle Therapie des FUO bei Niedrigrisikopatienten

Während bei Hochrisikopatienten aufgrund der sehr geringen Neutrophilenzahl der Einsatz von hochdosierten Breitspektrumantibiotika Mittel der Wahl ist (s. Abb. 2-4, I.), ist bei Niedrigrisikopatienten ein weniger aggressives Vorgehen möglich.

So besteht beispielsweise die Möglichkeit (s. Abb. 2-4, II.), eine i.v.-Antibiose mit Ceftriaxon, kombiniert mit einem Aminoglykosid, einzusetzen. Studien aus den USA zeigten, daß es vielleicht sogar möglich ist, bei Niedrigrisikopatienten mit febrilen Episoden während der Neutropenie eine ausschließlich orale, antibakteriell wirksame Therapie durchzuführen, (z. B. Ofloxacin plus Amoxicillin/ Clavulansäure) so daß ein Klinikaufenthalt nicht mehr erforderlich wäre.

2.3.3　Persistierendes Fieber trotz First-line-Antibiose

Bleibt das Fieber trotz Antibiose über 72 h bestehen, so wird eine Modifikation des first-line-Regimes vorgenommen. Dabei sollten v. a. Lücken gegen Pseudomonas spp. oder Staphylokokken spp. geschlossen und bei pulmonalen Infiltraten frühzeitig eine antimykotische Therapie initiiert werden. Eine alleine aus subjektiven Entscheidungen heraus getroffene, zu frühzeitige Modifizierung der Initialtherapie sollte unterbleiben (De Pauw u. Dompeling 1994).

Da der gramnegative Bereich durch die Antibiose meistens bereits breit abgedeckt wurde und mit Azlocillin, Piperacillin ± Tazobactam, Cefepim, Ceftazidim oder den Carbapenemen auch Pseudomonaden erfaßt werden, wird man sich für den zusätzlichen Einsatz eines Glykopeptids entscheiden (s. Abb. 2-3 und 2-4), zumal durch die vorangegangene Prophylaxe mit Gyrasehemmern nicht selten das Risiko grampositiver Bakteriämien ansteigt.

Tritt auch unter der Dreifachkombination kein zufriedenstellendes Ergebnis ein oder kommen weitere ungünstige Faktoren hinzu (s. folgende Übersicht), so wird man in der Third-line-Therapie eine vollständige Änderung des Antibiotikaprogramms vornehmen. So treten in dieser Situation die hochpotenten Carbapeneme Meropenem oder Imipenem nicht selten an die Stelle der bisherigen β-Lactamantibiotika, während der Einsatz der Glykopeptide aufrechterhalten bleibt.

Gründe, die empirische first-line-Therapie beim FUO während der Neutropenie umzustellen

- Entwicklung eines fokalen Herdes
- Isolierung und/oder Persistenz eines bestimmten Erregers, der von den gewählten Antibiotika nicht abgedeckt wird
- persistierendes Fieber über mehr als 5 Tage
- erhebliche Nebenwirkungen im Rahmen der antibakteriellen Therapie
- Verschlechterung des Allgemeinzustandes des Patienten
- lokal epidemisches Auftreten eines ungewöhnlichen Keimes, wie z. B. Legionella pneumophilia

---

Der frühzeitige Einsatz von Antimykotika ist v. a. bei Patienten mit Verdacht auf oder Nachweis von pulmonalen Infiltraten indiziert, wenn eine Breitspektrumantibiose keine ausreichende Wirkung gezeigt hat. Die empfohlenen Dosierungen für Amphotericin B schwanken zwischen 0,6–1,0 mg/kg/Tag, wobei die letztere Dosierung v. a. bei Verdacht auf eine invasive Aspergillose angestrebt werden sollte.

Eine wichtige therapeutische Alternative bei Candidämien besteht in der Gabe von hochdosiertem Fluconazol (z. B. 1mal 400 mg i.v./Tag). Wenn der Zustand des Patienten es zuläßt, kann nach 5–7 Tagen auf die perorale Therapie umgestellt werden. Bei systemischen Mykosen durch Non-albicans-Spezies werden bis zu 10 mg/kg/Tag verbreicht, die bei raschem Ansprechen auf 400 mg/Tag gesenkt werden.

Für die Aspergillose und C. krusei-Infektionen hingegen bleibt Amphotericin B der Goldstandard. Dabei ist hinsichtlich der Verträglichkeit auf eine Optimierung der konventionellen Therapie zu achten. Der Einsatz der Lipid-Carrier, insbesondere der liposomalen Darreichungsform, ist zwar mit einer signifikant geringeren Nephrotoxizität und einer geringeren Inzidenz von Schüttelfrost und Fieber verbunden, doch sind Fragen zur vergleichbaren Wirksamkeit bei manifesten Mykosen während der Neutropenie nicht sicher beantwortet (Lipp 1997).

2.3.4   Entfieberung unter i.v.-Antibiose

Konnte durch die intravenöse Therapie mit Breitspektrumantibiotika das FUO erfolgreich gesenkt werden, so stellt sich die Frage, inwieweit bei bestehender Neutropenie mit Neutrophilenwerten unter 500/μl die Therapie unverändert weiter fortgesetzt werden muß oder ob eine Modifikation der Dosis oder des Regimes erfolgen kann. Diese Diskussion wird auch unter dem Aspekt finanzieller Resourcen geführt.

In der Regel erhalten Patienten mit einer zu erwartenden Neutropenie < 100–500/μl über mindestens 7 Tage eine Prophylaxe mit oralen Fluorochinolonen und Antimykotika, z. B. 2mal 500 mg Ciprofloxacin und 4mal 400 mg Amphotericin B pro Tag. Diese orale Prophylaxe wird konsequent fortgesetzt, bis die Neutrophilen mindestens an drei aufeinanderfolgenden Tagen bei > 500/μl liegen. Dabei spielt es keine Rolle, ob in dieser neutropenischen Phase FUO auftritt und eine entsprechende Antibiose eingesetzt wird.

Von der PEG (s. Abb. 2-3) wird empfohlen, die antibiotische Therapie auch dann unverändert bis zum Neutropenieende fortzuführen, wenn der Patient unter der Antibiose afebril (< 37,5 °C über mindestens 24 h) geworden ist. Neuere Studien stellen diese Notwendigkeit allerdings in Frage, wenn die orale Prophylaxe konsequent durchgehalten wird. So setzten Cornelissen et al. (1995) und Mahendra et al. (1996) die i.v.-Antibiose ab, wenn der Patient afebril wurde. Eine höhere Inzidenz an wiederauftretendem FUO war unter diesem Vorgehen nicht zu erkennen.

Eine Alternative zu diesem relativ restriktiven Vorgehen wäre eine Umstellung auf ein niedriger dosiertes Schema, z. B. 3mal 0,5 g Carbapenem gegenüber zuvor 3mal 1 g Carbapenem (Deeskalationstherapie) oder ein modifiziertes Protokoll, z. B. Cefuroxim/Gentamicin statt Drittgenerationscephalosporin/Aminoglykosid.

Eine endgültige Empfehlung ist aus solchen Studien zwar noch nicht abzuleiten, doch machen sie deutlich, daß die unveränderte Weiterführung der Therapie in der afebrilen Situation kein unumstößliches Dogma bleibt.

2.4   Therapeutische Granulozytentransfusion

Granulozytentransfusionen (GTX) zur Behandlung schwerer Neutropenien wurden erstmals 1934 erprobt, allerdings mit geringem Erfolg. Seit 1964 wurden mehrfach Patienten mit chronisch myeloischer Leukämie (CML) als Granulo-

Tabelle 2-6.   Kontrollierten Studien über Granulozytentransfusionen in der Neutropenie *(GTX* Granulozytentransfusion)

Literatur	GTX-Gruppe		Kontrollgruppe		GTX erfolgreich
	Anzahl (n)	% Überleben	Anzahl (n)	% Überleben	
Higby 1975	17	76	19	26	Ja
Vogler 1977	17	59	13	15	Ja
Herzig 1977	13	75	14	36	Ja
Alavi 1977	12	82	19	62	Teilweise
Graw 1972	39	46	37	30	Teilweise
Winston 1982	48	63	47	72	Nein
Fortuny 1975	17	78	22	80	Nein

zytenspender verwendet. Durch die hohe Zellausbeute (bis 100×10^9 Granulozyten) konnten meßbare Anstiege und klinische Erfolge bei Patienten mit akuten Leukämien und lebensbedrohlichen Infektionen in der Aplasie erzielt werden. In den 70er und 80er Jahren wurden 7 kontrollierte Studien über Granulozytentransfusionen zur Behandlung von Infektionen bei Patienten mit schwerer Neutropenie (meist < 500 Granulozyten/µl) publiziert, in denen die Effektivität von Granulozytentransfusionen in Kombination mit einer antibiotischen Therapie mit einer alleinigen Antibiotikatherapie verglichen wurde. Die Ergebnisse sind in Tabelle 2-6 zusammengefaßt.

Während 3 Studien einen Vorteil von Granulozytentransfusionen zum Ergebnis hatten, war in zwei Studien ein Erfolg der GTX nur in Untergruppen nachweisbar (Patienten, die mindestens 4 GTX erhielten bzw. Patienten mit lang andauernder Neutropenie). In den beiden Studien ohne nachweisbaren Erfolg der GTX wurden relativ niedrige Granulozytenzahlen (4 bis 5×10^9) transfundiert.

Eine sorgfältige Analyse dieser früheren Studien zeigt, daß ein Mißerfolg der GTX wahrscheinlicher ist, falls

1. eine zu geringe Granulozytenzahl transfundiert wird.
2. eine Granulozytenfunktionsstörung aufgrund der verwendeten Sammelmethode (Filtrationsleukapherese) vorliegt.
3. Inkompatibilitäten bzw. Sensibilisierungen (HLA- oder Leukozytenantigene) nicht beachtet werden.
4. die ausgewählten Patienten auch ohne GTX eine günstige Prognose haben.

Unter optimalen Bedingungen (kontinuierliche Zentrifugations-Leukapherese mit Hydroxyäthylstärke als Sedimentationsbeschleuniger) können von unstimulierten Spendern im Mittel 7×10^9 Granulozyten gewonnen werden. Durch Glucocorticoidgaben zur Erhöhung der Zahl zirkulierender Granulozyten läßt sich die Ausbeute auf 10 bis 30×10^9 steigern. Erst der Einsatz von Granulocyte colony-stimmulating factor (G-CSF) hat eine weitaus größere Ausbeute ermöglicht. Zusätzlich wird möglicherweise durch G-CSF die Funktion der Granulozyten gesteigert und die Überlebenszeit durch verzögerte Apoptose verlängert. Von G-CSF-stimulierten Spendern können sehr große Granulozytenmengen gesammelt werden. Die im Mittel erreichbare Menge liegt bei 40×10^9. Durch

Transfusion solch großer Granulozytenzahlen sind bei Patienten mit schwerer Neutropenie Granulozytenanstiege über 500/µl auch noch 24 h nach Transfusion erreichbar. Die Nebenwirkungen bei den Spendern sind im allgemeinen gering. Leichte Knochenschmerzen, Kopfschmerzen oder grippeähnliche Symptome können auftreten.

Eine allgemein akzeptierte Indikation für GTX besteht bisher nicht. In Betracht kommen Patienten, bei denen die absolute Granulozytenzahl unter 500/µl liegt, Fieber und/oder eine nachgewiesene Infektion besteht und kein Ansprechen auf eine antibiotische/antimykotische Therapie nach 48 h zu verzeichnen ist. Ein weiteres wichtiges Kriterium ist die zu erwartende Dauer der Neutropenie. Je länger die Regeneration ausbleibt, desto größer ist der zu erwartende Nutzen der GTX einzuschätzen.

2.4.1 Durchführung von Granulozytentransfusionen

Blutgruppenkompatible und infektionsfreie (z. B. CMV) Spender erhalten 8–10 h vor der Apherese 5 µg/kg G-CSF subkutan. Die Leukapherese wird mit einer geeigneten Zentrifuge (z. B. Cobe Spectra, Baxter CS-3000 Plus) und Zusatz eines Sedimentationsbeschleunigers (z. B. 6 % Hydroxyäthylstärke) durchgeführt. Das Leukaphereseprodukt muß zur Vermeidung einer transfusionsassoziierten Graft-vs.-Host-disease unbedingt mit mindestens 25 Gy bestrahlt werden. Empfänger von GTX sollten ebenfalls mit G-CSF behandelt werden, da hierdurch möglicherweise die Überlebenszeit der Granulozyten nach Transfusion durch Verhinderung der Apoptose verlängert werden kann. GTX mit mindestens 20 bis 30 $\times$ 10^9 Granulozyten sollten täglich bis zur Regeneration der endogenen Granulopoese verabreicht werden. Selten treten als Nebenwirkungen der GTX Dyspnoe und Fieber auf. Früher beschriebenene Lungeninfiltrate unter GTX und gleichzeitiger Amphotericin B-Applikation beruhen wahrscheinlich auf einer Granulozytenaktivierung durch ungeeignete Sammelmethoden (Filtrations-Leukapherese) und/oder Alloimmunisierung der Empfänger. Zur Sicherheit wird dennoch ein Abstand von 10 h zwischen GTX und Amphotericin B-Infusion empfohlen.

Literatur zu 2

Alavi JB, Root RK, Djerassi I et al. (1977) A randomized clinical trial of granulocyte transfusions for infection in acute leukemia. N Engl J Med 296: 706–711

Anaissie EJ, Darouiche RO, Abi Said D et al. (1996) Management of invasive candidal infections: Results of a prospective randomized multicenter study of fluconazole vs. amphotericin B and review of the literature. Clin Infect Dis 23: 964–972

Arning M, Wolf HH, Aul C et al. (1990) Infection prophylaxis in neutropenic patients with acute leukemia – a randomized, comparative study with ofloxacin, ciprofloxacin and co-trimoxazole/colistin. J Antimicrob Chemother 26 (Suppl D): 137–142

Barnes AJ, Wardley AM, Oppenheim et al. (1996) Fatal Candida tropicalis fungemia in a leukaemic patient receiving fluconazole prophylaxis. J Infection 33: 43–45

Bochud P-Y, Calandra T, Francioli P (1994) Bacteremia due to viridans streptococci in neutropenic patients: A Review. Am J Med 97: 256–264

Bodey G, Bueltmann B, Duguid W et al. (1992) Fungal infections in cancer patients: an international autopsy survey. Eur J Clin Microbiol Infect Dis 11: 99–109

Bodey GP, Anaissie EJ, Elting LS et al. (1994) Antifungal prophylaxis during remission induction therapy for acute leukemia. Fluconazole vs. intravenous amphotericin B Cancer 73: 2099–2106

Bodey GP, Buckley M, Sathe YS, Freireich EJ (1966) Quantitative relationships between circulating leukocytes and infection in patients with acute leukemia. Ann Intern Med 64: 328–339

Böhme A, Just-Nübling G, Bergmann L et al. (1996) Itraconazole for prophylaxis of systemic mycoses in neutropenic patients with haematological malignancies. J Antimicrob Chemother 38: 953–961

Boogaerts MA (1995) Anti-infective strategies in neutropenia. J Antimicrob Chemother 36(Suppl A): 167–178

Bow EJ, Loewen R, Vaughan D (1995) Reduced requirement for antibiotic therapy targeting gram-negative organisms in febrile, neutropenic patients with cancer who are receiving antibacterial chemotherapy with oral quinolones. Clin Infect Dis 20: 907–912

Buckner CD, Clift RA, Thomas ED et al. (1983) Early infectious complications in allogeneic marrow transplant recipients with acute leukemia: effects of prophylactic measures. Infection 11: 243–250

Cornelissen JJ, Rozenberg-Arska M, Dekker AW (1995) Discontinuation of intravenous antibiotic therapy during persistent neutropenia in patients receiving prophylaxis with oral ciprofloxacin. Clin Infect Dis 21: 1300–1302

De Marie S, Van den Broek PJ, Willemze R, Van Furth R (1993) Strategy for antibiotic therapy in febrile neutropenic patients on selective antibiotic decontamination. Eur J Clin Microbiol Infect Dis 12: 897–906

De Pauw BE, Dompeling EC (1996) Antibiotic strategy after the empiric phase in patients treated for haematological malignancy. Ann Hematol 72: 273–279

Del Favero A, Menichetti F (1993) The new fluorinated quinolones for antimicrobial prophylaxis in neutropenic cancer patients. Eur J Cancer 29 A (Suppl 1): S2–S6

Donnelly JP (1995) Bacterial complications of transplantation: diagnosis and treatment. J Antimicrob Chemother 36 (Suppl B), 59–72

Einsele H, Ehninger G, Hebart H et al. (1995) PCR-monitoring after BMT to reduce the incidence of CMV disease and the duration and side effects of antiviral therapy. Blood 86: 2815–2820

Ellis ME, Spence D, Ernst P, Greer W (1997) Variability of plasma fluconazole levels in patients with hematologic malignancy. Clin Infect Dis 24: 86–87

Foot AB, Garin YJ, Ribaud P et al. (1994) Prophylaxis of toxoplasmosis infection with pyrimethamine/ sulfadoxine (Fansidar) in bone marrow transplant recipients. Bone Marrow Transplant 14: 241–245

Fortuny IE, Bloomfield CD, Hadlock DC et al. (1975) Granylocyte transfusion: a controlled study in patients with acuute nonlymphocytic leukemia. Transfusion 15: 548–558

Goodman JL, Winston DJ, Greenfield RA et al. (1992) A controlled trial of fluconazole to prevent fungal infections in patients undergoing bone marrow transplantation. N Engl J Med 326: 845–851

Graninger W, Presteril E, Schneeweiss B, Teleky B, Georgopoulos A (1993) Treatment of Candida albicans fungemia with fluconazole. J Infect Dis 26: 133–146

Graw RG, Jr., Herzig G, Perry S, Henderson ES (1972) Normal granulocyte transfusion therapy: treatment of septicemia due to gram–negative bacteria. N Engl J Med 287: 367–371

Guglielmo BJ, Jacobs RA (1996) Impact of dosage-monitoring system on frequency of seizures associated with imipenem-cilastatin. Am J Health Syst Pharm 53: 2097–2098

Guiot HFL, Fibbe WE, van't Wout JW (1994) Risk factors for fungal infection in patients with malignant hematologic disorders: implications for empirical therapy and prophylaxis. Clin Infect Dis 18: 525–532

Hatala R, Dinh TT, Cook DJ (1997) Single daily dosing of aminoglycosides in immunocompromised adults: A systematic review. Clin Inf Dis 24: 810–815

Hebart H, Schröder A, Löffler J et al. (1997) CMV-monitoring by PCR of whole blood samples from patients undergoing autologous bone marrow or peripheral blood progenitor cell transplantation. J Infect Dis 175: 1490–1493

Heinemann V, Kähny B, Jehn U et al. (1997) Serum pharmacology of amphotericin B applied in lipid emulsions. Antimicrob Agents Chemother 41: 728–732

Hertenstein B, Kern WV, Schmeiser T et al. (1994) Low incidence of invasive fungal infections after bone marrow transplantation in patients receiving amphotericin B inhalations during neutropenia. Ann Hematol 68: 21–26

Herzig RH, Herzig GP, Graw RG Jr., Bull MI, Ray KK (1977) Successful granulocyte transfusion therapy for gram-negative septicemia. A prospectively randomized controlled study. N Engl J Med 296: 701–705

Hester JP, Dignani MC, Anaissie EJ et al. (1995) Collection and transfusion of granulocyte concentrates from donor primed with granulocyte stimulating factor and response of myelosuppressed patients with established infection. J Clin Apheresis 10: 188–193

Hiddemann W, Maschmeyer G, Runde V, Einsele H (1996) Prophylaxe, Diagnostik und Therapie von Infektionen bei Patienten mit malignen Erkrankungen. Internist 37: 1212–1224

Higby DJ, Yates JW, Henderson ES, Holland JF (1975) Filtration leukapheresis for granulocyte transfusion therapy. Clinical and laboratory studies. N Engl J Med 292: 761–766

Höffken K (1995) Antibiotische Therapie beim neutropenischen Fieber. Onkologe 1: 503–510

Hughes WT, Armstrong D, Bodey GP et al. (1990) Guidelines for the use of antimocrobial agents in neutropenic patients with unexplained fever. J Infect Dis 161: 381–396

Ioannidis JP, Cappelleri JC, Skolnik PR, Lau J, Sacks HS (1996) A Meta-analysis of the relative efficacy and toxicity of pneumocystis carinii prophylactic regimens. Arch Intern Med 156: 177–188

Kelsey SM, Weinhardt B, Pocock CE, Shaw E, Newland AC (1992) Piperacillin/Tazobactam plus gentamicin as empirical therapy for febrile neutropenic patients. J Chemother 4/5: 281–285

Klastersky J (1995) Prevention and therapy of fungal infections in cancer patients. A review of recently published information. Support Care Cancer 3: 393–401

Kumana CR, Yuen KY (1994) Parenteral aminoglycoside therapy – selection, administration and monitoring. Drugs 47/6: 902–913

Link H, Maschmeyer G, Meyer P et al. for the Study Group of the Paul Ehrlich Society for Chemotherapy (1994) Interventional antimocrobial therapy in febrile neutropenic patients. Ann Hematol 69: 231–243

Lipp H-P (1997) Amphotericin B und seine Lipid-Carrier – eine kritische Übersicht. Krankenhauspharmazie 18: 104–113

Lipp H.-P (1996) Klinische Pharmakokinetik von Itraconazol. Krankenhauspharmazie 17: 388–395

Mahendra P, Jacobson SK, Ager S et al. (1996) Short-course intravenous antibiotics with oral quinolone prophylaxis in the treatment of neutropenic fever in autologous bone marrow or peripheral blood progenitor cell transplant recipients. Acta Haematol 96: 64–67

Maschmeyer G (1993) Use of the quinolones for the prophylaxis and therapy of infections in immunocompromised hosts. Drugs 45 (Suppl 3): 73–80

Menichetti F, Del Favero A, Martino P et al. (1994) Preventing fungal infection in neutropenic patients with acute leukemia: fluconazole compared with oral amphotericin B. Ann Intern Med 120: 913–918

Momin F, Chandrasekar PH (1995) Antimicrobial prophylaxis in bone marrow transplantation. Ann Intern Med 123: 205–215

N. N. (1996) Empirische antimikrobielle Therapie bei febrilen Episoden. Arzneimittelbrief 30: 9–12

Nicolau DP, Wu AHB, Finocchiaro S et al. (1996) Once-daily aminoglycoside dosing: impact on requests and costs for therapeutic drug monitoring. Ther Drug Monit 18: 263–266

Persat F, Marzullo C, Guyotat D, Rochet MJ, Piens MA (1992) Plasma itraconazole concentrations in neutropenic patients after repeated high-dose treatment. Eur J Cancer 28 A, 838–841

Preston SL, Briceland LL (1995) Fluconazole for antifungal prophylaxis in chemotherapy-induced neutropenia. Am J Health Syst Pharm 52: 164–173

Preston SL, Briceland LL, Lamaestro BM et al. (1995) Dosing adjustment of 10 antimicrobials for patients with renal impairment. Ann Pharmacother 29: 1292–1207

Rahmann Z, Esparaza-Guerra L, Yap H-Y et al. (1997) Chemotherapy-induced neutropenia and fever in patients with metastatic breast carcinoma receiving salvage chemotherapy. Cancer 79: 1150–1157

Riley DK, Pavia AT, Beatty PG et al (1994) The prophylactic use of low-dose amphotericin B in bone marrow transplant patients. Am J Med 97: 509–514

Ruhnke M, Beyer J (1997) Antimykotische Prophylaxe bei neutropenischen und immunsupprimierten Patienten. Med Klin 92: 28–36

Sable CA, Donowitz GR (1994) Infections in bone marrow transplant recipients. Clin Infect Dis 18: 273–284

Safrin S, Lee BL, Sande MA (1994) Adjunctive folinic acid with triemthoprim-sulfamethoxazole for pneumocystis carinii pneumonia in AIDS patients is associated with an increased risk of therapeutic failure and death. J Infect Dis 170: 912–917

Sanders WE, Sanders CC (1996) Piperacillin/tazobactam: A critical review of the evolving clinical literature. Clin Infect Dis 22: 107–123

Slavin MA, Osborne B, Adams R et al. (1995) Efficacy and safety of fluconazole prophylaxis for fungal infections after marrow transplantation – A prospective randomized double-blind Study. J Infect Dis 171: 1545–1552

Ter Braak EW, De Vries PJ, Bouter KP et al. (1990) Once-daily dosing regimen for aminoglycosides plus β-lactam combination therapy of serious bacterial infections: comparative trial with netilmicin plus ceftriaxone. Am J Med 89: 58–66

Thomson AH, Duncan N, Silverstein B, Alcock S, Jodrell D (1996) Development of guidelines for gentamicin dosing. J Antimicrob Chemother 38: 885–893

Verhoef J (1993) Prevention of infections in the neutropenic patient. Clin Infect Dis 17 (Suppl 2): S359–367

Vogler WR, Winton EF (1977) A controlled study of the efficacy of granulocyte transfusions in patients with neutropenia. Am J Med 63: 548–555

Winston DJ, Ho WG, Gale RP (1982) Therapeutic granulocyte transfusions for documented infections. A controlled trial in ninety-five infectious granulocytopenic episodes. Ann Intern Med 97: 509–515

3   Antiemetische Therapie

M. Sökler

3.1   Einleitung

In den letzten Jahren wurden in der Prophylaxe und Therapie von chemo- und strahlentherapieinduzierter Übelkeit und Erbrechen durch die Entwicklung der 5-HT3-Rezeptorantagonisten große Fortschritte gemacht. Erbrechen nach Chemotherapie ist nicht länger unvermeidbar, sondern wird zunehmend zur Ausnahme. Die Verfügbarkeit mehrerer Serotoninantagonisten und der hohe Preis machen einen differenzierten Einsatz dieser Medikamente unerläßlich. Im Folgenden werden die verschiedenen Formen der Emesis, die emetogene Potenz verschiedener Zytostatika und Vorschläge zur antiemetischen Prophylaxe und Therapie dargestellt.

3.2   Formen der Emesis

Die häufigste Form therapieinduzierten Erbrechens stellt die akute Emesis dar, die definitionsgemäß innerhalb der ersten 24 h nach Therapie auftritt. Als Ursache wird heute insbesondere eine Serotoninfreisetzung aus enterochromaffinen Zellen des Gastrointestinaltraktes nach chemo- oder strahlentherapiebedingter Schädigung angenommen. Serotonin aktiviert dann 5-HT3-Rezeptoren in vagalen Afferenzen und zentral in Neuronen der Area postrema. Schließlich wird das Erbrechen durch Aktivierung des Brechzentrums im Bereich der Medulla oblongata ausgelöst.

Weniger gut verstanden ist das sogenannte verzögerte Erbrechen, das später als 24 h nach Therapieende auftritt und insbesondere nach hochdosierter Cisplatintherapie beobachtet wird. Seltener tritt es nach Mitomycin C, Carboplatin, Cyclophosfamid und Ifosfamid auf.

Die dritte Form ist das sogenannte antizipatorische Erbrechen, das bereits vor der Therapieapplikation auftritt. Risikofaktor ist insbesondere nach vorangegangener Therapie aufgetretene Übelkeit oder Erbrechen. Es wird eine klassische Konditionierung mit Auslösern wie die Krankenhausumgebung, weiße Kittel, i.v.-Zugang usw. angenommen.

In der Strahlentherapie sind Übelkeit und Erbrechen insbesondere nach Bestrahlung des Abdomens sowie bei der Ganzkörperbestrahlung ein Problem. Auch hier wird eine Serotoninfreisetzung als Pathomechanismus angenommen.

3.3 Emetogene Potenz von Zytostatika

Die emetogene Potenz von Zytostatika ist sehr unterschiedlich. Während nach Cisplatintherapie ohne antiemetischen Schutz mehr als 90% der Patienten erbrechen müssen, liegt die Rate bspw. für Vincristin unter 10% (s. Tabelle 3-1). Die Einteilung der Zytostatika nach ihrer emetogenen Potenz erfolgt im wesentlichen nach Erfahrungswerten. Neben der emetogenen Potenz des Zytostatikums sind Dosis und Applikationsform der Chemotherapie von Bedeutung. Für die Bewertung der Emetogenität von Kombinations-Chemotherapien wurde vor kurzem ein Klassifikationssystem entwickelt, das die emetogene Potenz der Einzelsubstanzen – in 5 Klassen aufgeteilt – zur Grundlage hat.

Tabelle 3-1. Emetogene Potenz von Zytostatika (Nach Lipp 1994; Hesketh et al. 1997)

Wirkstoff	Beginn [h]	Dauer [h]	Anmerkungen
Inzidenz > 90 %			
Cisplatin > 50 mg/m²	1–6	24–48	Generell ernst
Carmustin > 250 mg/m²			
Dacarbazin > 500 mg	1–3	1–12	Oft dosislimitierend
Mechlorethamin	3–6	8–24	
Streptozotocin	1–4	12–24	Oft dosislimitierend
Cyclophosphamid >1,5 g /m²			
Cytarabin > 1000 mg/m²			
Inzidenz 60–90 %			
Carmustin < 200 mg/m²	2–4	4–24	Verzögert, Anorexie
Cyclophosphamid 0,75–1,5 g/m²	4–12	4–10	Dosisabhängig
Cytarabin 0,25–1 g/m²			
Methotrexat > 1 g/m²			
Dactinomycin	2–6	12–24	Oft dosislimitierend
Doxorubicin > 60 mg/m²			
Lomustin (CCNU)< 60 mg	2–6	4–6	Häufig schwer
Mitotane	Verzögert	Persistierend	Dosislimitierend
Procarbazin	24–47	Variabel	Dosisabhängig
Nimustin (ACNU)			
Inzidenz 30–60 %			
Asparaginase	1–3		
Cyclophosphamid < 750 mg/m²			
Methotrexat 250 –1000 mg/m²			
Azacytidin	1–4	3–4	Dosisabhängig
Carboplatin	24		
Daunorubicin	2–6	24	Schwer
Epirubicin			
Idarubicin			
Doxorubicin 20–75 mg	4–6	6	Schwer
Fluorouracil > 1 g	3–6		Dosislimitierend
Hexamethylmelanin	3–6		
Mitomycin C	1–4	48–72	
Irinotecan			
Topotecan			

Tabelle 3-1.   Fortsetzung

Wirkstoff	Beginn [h]	Dauer [h]	Anmerkungen
Inzidenz 10–30 %			
Bleomycin	3–6		Emetische Toleranz
Cytarabin 20 mg	6–12	3–5	stärker bei
Etoposid (VP 16)	3–8		oraler Gabe
Hydroxyharnstoff	6–12		Dosisabhängig
Docetaxel			
Paclitaxel			
Ifosfamid	1–2	Ausgedehnt	
Melphalan	6–12		
Mercaptopurin	4–8		
Methotrexat 50 – 250 mg/m²	4–12	3–12	
Teniposid	3–8		
Thiotepa	6–12	Variabel	
Vinblastin	4–8		
Gemcitabin			
Inzidenz < 10 %			
Busulfan			
Chlorambucil	48–72	Ausgedehnt	
Cyclophosphamid oral			
Methotrexat < 50 mg/m²			
Vinorelbin			
Thioguanin	4–8		
Vincristin			
Fludarabin			
Cladribin			

Neben der Emetogenität der Chemotherapie und der Art der antiemetischen Behandlung spielen auch Patienten-bezogene Risikofaktoren eine Rolle: vorbestehende Übelkeit, weibliches Geschlecht, jüngeres Alter und Reisekrankheit in der Anamnese sind mit einem höheren Risiko für Übelkeit und Erbrechen verbunden. Eine Alkoholanamnese verringert hingegen das Risiko.

3.4   Antiemetische Substanzen

Von Bedeutung in der antiemetischen Therapie sind Medikamente verschiedener Substanzklassen mit unterschiedlicher antiemetischer Potenz, die häufig in Kombination eingesetzt werden (Tabelle 3–2).

Die ersten Medikamente, die als Antiemetika eingesetzt wurden, waren Neuroleptika. Sie sind heute wegen ihrer geringeren Wirksamkeit gegenüber Serotoninantagonisten und Benzamiden und ihrer Nebenwirkungen (extrapyramidale Symptomatik, Sedierung) in der Primärtherapie als Monosubstanzen von geringer Bedeutung.

Substituierte Benzamide wie Metoclopramid und Alizaprid sind sowohl in konventionellen als auch in hohen Dosen gut antiemetisch wirksam und im Blick auf die Therapiekosten gegenüber den Serotoninantagonisten von Vorteil.

Tabelle 3-2. Antiemetische Substanzen und ihre Wirksamkeit

Wirksamkeit bei Monotherapie	Substanzklasse
Hoch	5-HT3-Rezeptorantagonisten
	(hochdosierte) substituierte Benzamide
Mittel	Phenothiazine, Butyrophenone, Kortikosteroide
Gering	Antihistaminika, (Benzodiazepine)

Vom Nebenwirkungsprofil stehen bei höherer Dosierung wie bei den Neuroleptika insbesondere bei jüngeren Patienten extrapyramidale Störungen im Vordergrund.

Die beste antiemetische Wirksamkeit weisen 5-HT3-Serotoninrezeptorantagonisten auf. Derzeit stehen mit Ondansetron, Tropisetron, Dolasetron und Granisetron 4 Präparate zur Verfügung. Granisetron weist gegenüber Ondansetron und Tropisetron eine höhere Rezeptorbindung und längere Wirkdauer auf und wird deshalb niedriger dosiert. An Nebenwirkungen der Serotoninantagonisten sind Kopfschmerzen (6–40%) und Obstipation (3–11%) von Bedeutung. Letztere Begleiterscheinung läßt sich prophylaktisch mit Lactulose (Bifiteral) angehen.

Von einer Konsensuskonferenz für antiemetische Therapie (Perugia, Italien, 4/97) wurden folgende Dosierungsempfehlungen ausgesprochen (Tabelle 3–3):

Tabelle 3-3. Dosierungsempfehlungen für 5-HT3-Antagonisten

Substanz	Dosierung	Applikationsform
Ondansetron	8 mg (Einmaldosis)	i.v.
Granisetron	10–40 µg/kg i. v. (oder 3mg absolut)	i.v.
	1–2 mg (Einmaldosis)	p.o.
Tropisetron	5 mg (Einmaldosis)	i.v.
[Dolasetron	1,8 mg/kg KG (Einmaldosis)	i.v.]

In ersten Vergleichsstudien zeigten sich nur minimale Unterschiede, die Granisetron (in einer Dosierung von 1mal 3 mg i.v.) und Ondansetron (3mal 8 mg i.v.) gegenüber Tropisetron (1mal 5 mg i.v.) etwas favorisieren. In drei von vier veröffentlichten, Ondansetron und Granisetron vergleichenden Cross-over-Studien zeigte sich eine signifikante Patientenpräferenz für Granisetron ohne daß sich dies in Unterschieden bezüglich Nausea und Emesis niederschlug. Die längsten Erfahrungen liegen hingegen mit Ondansetron vor. Während in früheren Studien Ondansetron in einer Dosierung von 3mal 8 mg gegeben wurde, wird aktuell eine Einmalgabe von 8 mg/Tag als ausreichend erachtet (s. oben). Eine eindeutige Empfehlung für einen 5-HT3-Antagonisten kann derzeit (noch) nicht ausgesprochen werden.

Der antiemetische Wirkungsmechanismus von Kortikosteroiden ist bislang nicht geklärt. Ihre Bedeutung liegt insbesondere in der Kombinationstherapie mit Benzamiden und Serotoninantagonisten. Hier ist die Überlegenheit der

Kombination gegenüber der Monotherapie eindeutig belegt. Eingesetzt wird insbesondere Dexamethason, daneben (Methyl)prednisolon. Schwerwiegende Nebenwirkungen sind angesichts des nur kurzfristigen Einsatzes kaum zu befürchten. Bei ZNS-Tumoren gibt es Hinweise (In-vitro-Daten), daß durch Kortikosteroide die Antitumorwirkung der zytostatischen Therapie möglicherweise beeinträchtigt wird.

Benzodiazepine haben neben einem eher geringen antiemetischen Effekt anxiolytische Wirkung und können eine Amnesie verursachen, was möglicherweise in der Prophylaxe des antizipatorischen Erbrechen von besonderer Bedeutung ist. In Kombinationsschemata wird insbesondere das kurz wirksame Lorazepam eingesetzt. Eine Alternative stellt das Cyclopyrrolon Zopiclon dar. An Nebenwirkungen steht jeweils die Sedierung im Vordergrund.

Tabelle 3-4. Einzelne Antiemetika, Applikation und Dosierung

Medikament	Handelsname	Applikationsart	Dosierungsbeispiele
1. 5-HT3-Rezeptorantagonisten			
Ondansetron	Zofran	p.o.	1- bis 3mal 4–8 mg
		i.v.	1- bis 3mal 4–8 mg
Granisetron	Kevatril	i.v.	1mal (1–) 3 mg
		p.o.	1mal 1–2 mg
Tropisetron	Navoban	p.o.	1mal 5 mg
		i.v.	1mal 5 mg
2. Substituierte Benzamide			
Metoclopramid	Gastrosil	p.o.	2- bis 5mal 10–20 mg
		i.v. (hochdosiert)	2- bis 5mal 100–200 mg
Alizaprid	Vergentan	p.o.	2- bis 5mal 50–100 mg
		i.v.	2- bis 5mal 50–100 mg
3. Glukokortikoide			
Dexamethason	Fortecortin	p.o.	1- bis 3mal 4–8 mg
		i.v.	1- bis 3mal 4–8 mg
			1mal 20 mg
4. Benzodiazepine			
Lorazepam	Tavor	p.o.	1- bis 2mal 1–2 mg
		i.v.	1- bis 2mal 1–2 mg
5. Antihistaminika			
Dimenhydrinat	Vomex A	p.o.	3mal 200 mg
		rektal	3- bis 4mal 150 mg
		i.v. (62 mg)	3mal 1–2 Amp.
6. Neuroleptika			
Promethazin	Atosil	p.o.	1- bis 3mal 10–25 mg
		i.v.	1- bis 3mal 25–50 mg
Triflupromazin	Psyquil	rektal	1- bis 2mal 70 mg
		i.v.	1- bis 2mal 5–10 mg
Haloperidol	Haldol	p.o.	1- bis 3mal 1–3 mg
		i.v	1- bis 3mal 1–3 mg

In Kombinationstherapien werden außerdem auch Antihistaminika eingesetzt, bei denen neben einer mäßigen antiemetischen Wirkung ebenfalls sedierende Effekte im Vordergrund sehen.

Die ebenfalls antiemetisch wirksamen Cannabinoide stehen in Deutschland
als Medikament nicht zur Verfügung.

Eine Übersicht über die verfügbaren Antiemetika, Applikationsform und
Dosierung gibt Tabelle 3–4.

3.5 Adaptierte antiemetische Therapie

1. Gering emetogene Chemotherapie (Inzidenz 0–30%).
   - Prophylaxe: ca. 30 min vor der Therapie und 4 h danach substituiertes
     Benzamid, z. B. 50 –100 mg Alizaprid p.o. oder i.v.
   - Bei Übelkeit trotz Prophylaxe zusätzliche Gabe des Benzamids + Kortiko-
     steroid.
   - Bei nicht ausreichender Wirkung im nächsten Zyklus zusätzlich Kortiko-
     steroid + Benzodiazepin oder Wechsel auf 5-HT3-Rezeptorantagonist +
     Kortikosteroid + Benzodiazepin.
   - Im ambulanten Bereich evtl. primär 5-HT3-Rezeptorantagonist, bspw.
     Ondansetron 4–8 mg p.o. 30 min vor der Therapie.

2. Mäßig emetogene Chemotherapie (Inzidenz 30–90%).
   - Prophylaxe: vor der Therapie und 4 h danach substituiertes Benzamid, z. B.
     100 mg Alizaprid p.o. oder i.v. + Kortikosteroid oder 5-HT3-Rezeptor-
     antagonist, z. B. (1-)3 mg Granisetron vor der Therapie + Kortikosteroid.
   - Bei Übelkeit trotz Prophylaxe zusätzliche Gabe des Benzamids + Kortiko-
     steroid oder 5-HT3-Rezeptorantagonist + Kortikosteroid.
   - Bei nicht ausreichender Wirkung im nächsten Zyklus primär 5-HT3-
     Rezeptorantagonist + Kortikosteroid + Benzodiazepin.

3. Hoch emetogene Chemotherapie, Hochdosistherapie (Inzidenz > 90%).
   - Prophylaxe: primär 5-HT3-Rezeptorantagonist, z. B. 3 mg Granisetron i.v. +
     Kortikosteroid, z. B. 20 mg Dexamethason i.v. + Benzodiazepin, z. B. 1 mg
     Lorazepam (gemeinsame Gabe als Kurzinfusion möglich).
   - Bei Übelkeit trotz Prophylaxe zusätzlich Benzodiazepin   falls nicht pri-
     mär verabreicht - + Antihistaminikum.
   - Bei nicht ausreichender Wirkung im nächsten Zyklus primär 5-HT3-Rezep-
     torantagonist + Kortikosteroid + Benzodiazepin + Antihistaminikum.

4. Verzögertes Erbrechen.
   Diesbezüglich ist die Überlegenheit von 5-HT3-Rezeptorantagonisten gegenüber
   substituierten Benzamiden und insbesondere Kortikosteroiden nicht belegt.
   Eine Behandlungsdauer mit Serotoninantagonisten von mehr als 3 Tagen nach
   Ende der Chemotherapie erscheint gegenwärtig nicht gerechtfertigt. Vorrangig
   sollte das verzögerte Erbrechen mit Kortikosteroiden (z. B. 3 × 4 mg Dexa-
   methason mit schrittweiser Dosisreduktion) therapiert werden + substituiertes
   Benzamid (z. B. 3mal 10–20 mg Metoclopramid).

5. Antizipatorisches Erbrechen.
Die beste Therapie ist eine Prophylaxe im Sinne einer suffizienten Antiemese vom ersten Chemotherapiezyklus an. Ansonsten ist das antizipatorische Erbrechen nur schwer zu beeinflussen. Am besten scheinen Benzodiazepine, wie 2mal 1–2 mg Lorazepam, bereits am Vorabend der Therapie beginnend, geeignet. Außerdem haben sich verhaltenstherapeutische Verfahren als hilfreich erwiesen.

Literatur zu 3

Aapro MS (1988) Corticosteroids as Antiemetics. Recent Results Cancer Res 108: 102–111

Barrenetxea G, Schneider J, Centeno MM, Romero H, Rica M de la, Rodriguez-Escudero FJ (1996) Chemotherapy-induced emesis: management of early and delayed emesis in milder emetogenic regimens. Cancer Chemother Pharmacol 38: 471–475

Casper J, Aapro MS, Schmoll H-J (1996) Richtlinien zur antiemetischen Therapie. In: Schmoll et al. (Hrsg) Kompendium der internistischen Onkologie, 2. Aufl. Springer, Berlin Heidelberg New York Tokio

Dominguez-Ortega L, Cubedo-Cervera R, Cortes-Funes H., Diaz-Gallego E. (1996) Sleep protects against chemotherapy induced emesis. Cancer 77: 1566–1570

Gralla RJ, Popovic W, Strupp J et al. (1997) Can an oral antiemetic regimen be as effective as intravenous treatment against cisplatin: results of a 1054 patient randomized study of oral granisetron vs. IV ondansetron. Proc Am Soc Clin Oncol 16: 52 a

Gyermek L (1995) 5-HT3 receptors: pharmacologic and therapeutic aspects. J Clin Pharmacol 35: 845–855

Hesketh PJ, Kris MG, Grunberg SM et al. (1997) Proposal for classifying the acute emetogenicity of cancer chemotherapy. J Clin Oncol 15: 103–109

Hursti TJ, Avall-Lundqvist E, Borjeson S et al. (1996) Impact of tumour burden on chemotherapy-induced nausea and vomiting. Br J Cancer 74: 1114–1119

Jones AL, Hill AS, Sovkop M et al. (1991) Comparison of dexamethasone and ondansetron in the prophylaxis of emesis induced by moderately emetogenic chemotherapy. Lancet 338: 483–487

Laszlo J, Clark RA, Hanson DC, Tyson L, Crumpler L, Cralla R (1985) Lorazepam in cancer patients treated with cisplatin: a drug having antiemetic, amnesic, and anxiolytic effects. J Clin Oncol 3: 864–869

Lichter I (1996) Nausea and vomiting in patients with cancer. Hematol Oncol Clin North Am 10: 207–220

Lipp H-P (1994) Metabolismus und Toxizität von Zytostatika. Krankenhauspharmazie, 15/5: 269–278

Lipp H-P (1995) Prevention and management of anticancer drug toxicity – the significance of clinical pharmacokinetics. Unversitätsverlag, Jena

Mantovani G, Maccio A et al. (1996) Comparison of granisetron, odansetron, and tropisetron in the prophylaxis of acute nausea and vomiting induced by cisplatin for the treatment of head and neck cancer: A randomized controlled trial. Cancer 77: 941–948

Martoni A, Angelelli B, Guaraldi M, Strocchi E, Pannuti F (1996) An open randomised cross-over study on granisetron vs. ondansetron in the prevention of acute emesis induced by moderate dose cisplatin-containing regimens. Eur J Cancer 32 A: 82–85

Morrow GR, Hickok JT, Rosenthal SN (1995) Progress in reducing nausea and emesis. Comparisons of ondansetron (zofran), granisetron (kytril), and tropisetron (navoban). Cancer 76: 343–357

Morrow GR, Rosenthal SN (1996) Models, mechanisms and management of anticipatory nausea and emesis. Oncology 53 (Suppl 1): 4–7

Osoba D, Zee B, Pater J, Warr D, Latreille J, Kaizer L (1997) Determinants of postchemotherapy nausea and vomiting in patients with cancer. J Clin Oncol 15: 116–123

Perez EA (1995) Review of the preclinical pharmacology and comparative efficacy of 5-hydroxytryptamine-3 receptor antagonists for chemotherapy-induced emesis. J Clin Oncol 13: 1036–1043

Verweij J, Wit R de, Mulder PH de (1996) Optimal control of acute cisplatin-induced emesis. Oncology 53 (Suppl 1): 56–64

4 Schleimhauttoxizität und Motilitätsstörungen

4.1 Prophylaxe und Therapie von Mundschleimhautentzündungen

J.T. Hartmann, H.-P. Lipp, M. Björnsgard, C. Bokemeyer

4.1.1 Einleitung

Mundschleimhautulzerationen stellen eine häufige und nicht selten dosis-limitierende Toxizität insbesondere nach hochdosierter Chemotherapie dar. Sie treten meist innerhalb der ersten zwei Wochen nach Zytostatikagabe auf, sind oft sehr schmerzhaft und können die orale Nahrungsaufnahme erheblich erschweren. Darüber hinaus begünstigen schwere Mukositiden den Eintritt von Mikroorganismen in den systemischen Kreislauf, da die Schleimhäute ihre natürliche Barrierefunktion nicht mehr angemessen erfüllen können.

Zwar ist das Ausmaß der Stomatitis häufig mit der eingesetzten Zytostatika-dosis (z. B. Etoposid) korrelierbar, jedoch ist von einigen antineoplastisch wirksamen Substanzen bekannt, daß sie auch im konventionellen Dosisbereich zu schweren Schädigungen der Schleimhäute im Mund, Ösophagus oder Gastrointestinaltrakt führen können. Hierunter fallen z. B. Methotrexat, 5-Fluorouracil, die Anthrazykline, Bleomycin, Actinomycin und die Vincaalkaloide.

Unabhängig von der Wahl des jeweiligen Medikaments zur Mukositispro-phylaxe oder -therapie ist generell darauf zu achten, daß schleimhautreizende Effekte, wie z. B. durch den Verzehr von scharfen, heißen und besonders sauren Speisen oder Getränken während dieses Stadiums konsequent zu vermeiden sind. Eine konsequente Kariesbehandlung vor Therapiebeginn und anschließende -prophylaxe ist ratsam (s. Tabelle 4-5; vgl. auch Kap. 5 „Begleittherapie bei Strahlentherapie").

4.1.2 Therapeutische Möglichkeiten

Im Laufe der letzten Jahre wurden zahlreiche Maßnahmen veröffentlicht, mit deren Hilfe Ausmaß und Schwere der Mukositis entscheidend vermindert werden können. Allerdings ist dabei zu beachten, daß sich in einigen Fällen erste erfolgversprechende Hinweise auf einen vorteilhaften Einsatz im Rahmen größerer Studien nicht erhärten ließen. Bei Misoprostol beispielsweise ergab sich in der behandelten Gruppe sogar eine signifikant stärkere Reaktivierung von Herpes-simplex-Virus Typ I.

Da es bei der Prophylaxe oder Therapie der chemotherapie-induzierten Mukositis bedauerlicherweise nicht „ein Mittel der 1. Wahl" gibt, sind die Maßnahmen in Tabelle 4-1 eher als gleichberechtigte Alternativen anzusehen, die je nach subjektivem Empfinden des Patienten ausgewählt oder auch kombiniert angewendet werden können.

Einsatz von Adstringenzien, Antiphlogistika, Desinfizienzien und Lokalanästhetika

Wenn der Patient beispielsweise von der verdünnten Anwendung gerbstoffhaltiger und antiphlogistisch wirksamer Pflanzenextrakte, wie z. B. Salbei, Kamille oder Tormentill, subjektiv profitiert, so steht einer prophylaktischen oder therapeutischen Anwendung dieser Phytopharmaka nichts im Wege.

Dasselbe gilt auch für allgemein desinfizierende Maßnahmen, wie Lösungen mit Hexetidin, PVP-Jod oder Chlorhexidindigluconat. Verdünnte *Wasserstoffperoxidlösung ist allerdings nicht während der Regenerationsphase der Mukosa geeignet*, da sie die Granulation des Gewebes beeinträchtigen kann. Dieselbe Anwendungsbeschränkung gilt auch für das vorwiegend antimykotisch wirksame Gentianaviolett 0,5 % (vgl. Tabelle 4-3).

Zum Standardprogramm der Mukositistherapie zählt auch die orale Anwendung von Lokalanästhetika, wie z. B. Lidocain, Oxetacain oder Tetracain, da sie einen entscheidenden Beitrag zur lokalen Schmerzlinderung von Aphten, Druckstellen oder Ulzerationen leisten (s. auch Tabelle 4-4).

Kryotherapie

Das Lutschen von Eiswürfeln, vorzugsweise aus gefrorenem Ananassaft (mit antiphlogistisch wirksamen Bromelainen), hat sich ebenfalls in vielen Fällen für die Therapie aber auch Prophylaxe von Mukositiden bewährt. Insbesondere bei der Kurzinfusion von 5-Fluorouracil oder der Bolusgabe von hochdosiertem Melphalan gilt diese Kryotherapie als Mittel der ersten Wahl zur Mukositisprophylaxe.

Anwendung von Sucralfat, Dexpanthenol und Vitamin E

Insbesondere zur Prophylaxe – v. a. im Rahmen einer Strahlentherapie – wird zunehmend die Anwendung des mukosaprotektiven Sucralfat (z. B. Ulcogant IC) auf der Mundschleimhaut empfohlen, da mehrere Studien bereits den signifikant klinischen Vorteil dieser Methode erkennen ließen.

Als vorteilhaft wird auch der Einsatz der Vitamine Dexpanthenol und Tocopherol (Vitamin E) gewertet, wobei letzteres in unverdünnter Form zur gezielten Behandlung lokaler Läsionen vorgesehen ist (vgl. Tabelle 4-2).

Einsatz von Antimykotika

Speziell zur lokalen Prophylaxe bzw. Therapie der oralen bzw. ösophagalen Candidiasis stehen die Polyenantibiotika Amphotericin B (Suspension + Lutschtabletten), Nystatin (Suspension) und Natamycin (Lutschtabletten) zur Verfügung. Vor der Anwendung sind die Suspenionen kurz umzuschütteln, um eine gleichmäßige Dispersion der ungelösten Wirkstoffe zu gewährleisten.

In Einzelfällen ist es möglich, daß prädisponierte Patienten auf die in den Suspensionen enthaltenen Konservierungsmittel (Parabene) mit Überempfindlichkeitsreaktionen reagieren. In solchen Fällen ist der Einsatz der Lutsch-tabletten ratsam, wenn man auf den Einsatz eines Polyenantibiotikums nicht verzichten möchte.

Eher kritisch zu bewertende Maßnahmen

Neben den genannten und in Tabelle 4-1 dargestellten Methoden gibt es eine Fülle weiterer Vorschläge, wie eine Mukositisprophylaxe durchgeführt werden kann.

So findet sich in der Literatur immer wieder das „Allopurinol-Gel", das ins-besondere vor 5-Fluorouracil-induzierten Mukositiden schützen soll. Es ist aber gerade in diesem Fall kritisch anzumerken, daß nach ersten Erfahrungsberich-ten eine Nachuntersuchung unter randomisierten, prospektiven Studienbeding-ungen keinerlei Vorteile für das genannte Gel erkennen ließ.

Immer wieder wird auch über die lokale Anwendung sog. PTA-Lutschtab-letten (in Deutschland nicht im Handel) berichtet, welche die Antiinfektiva Polymyxin B, Tobramycin und Amphotericin B enthalten. Teilweise wurden hier-zu auch Rezepturen in Gelform entwickelt, die oral anzuwenden sind. Die klini-sche Bedeutung solcher nichtresorbierbaren Antibiotika wird international noch kontrovers diskutiert. Zur Infektionsprophylaxe nach erfolgter Chemo-therapie werden derzeit resorbierbare Antiinfektiva, wie z. B. Ofloxacin (± Peni-cillin V) bevorzugt. Von Vorteil hingegen könnte der Einsatz solcher PTA-Lutschtabletten bei der Infektionsprophylaxe in Verbindung mit strahlenindu-zierten Mukositiden sein.

Schließlich sei auch noch auf die sog. „Düsseldorfer Lösung" hingewiesen, die stellvertretend für ähnliche Rezepturen steht, bei denen wirksame Desinfi-zienten (z. B. Chlorhexidin) mit Polyenantibiotika und anderen Medikamenten gemischt werden, um u. a. eine geschmackliche Verbesserung zu erzielen. Solche speziellen Lösungen können nach dem derzeitigen Kenntnisstand allerdings nicht empfohlen werden, da durch die vorausgegangenen Verdünnungsschritte die Wirksamkeit der Einzelkomponenten in Frage gestellt wird.

4.1.3 Tabellarische Übersichten

Tabelle 4-1. Desinfizierende und entzündungshemmende Maßnahmen

Salbeitee	Mehrmals täglich mit dem noch warmen Salbeiteeaufguß spülen und gurgeln (Zubereitung: 2 Teelöffel auf etwa 100 ml heißes Wasser – 10 Minuten ziehen lassen; frisch zubereiten).
Kamillenextrakt	Zur Mundspülung bzw. zum Gurgeln werden etwa 30 Trpf. auf ein Glas warmes Wasser gegeben (ca. 1:7 verdünnt); mindestens 3mal täglich gurgeln bzw. spülen. Der Extrakt kann auch unverdünnt zur lokalen Pinselung eingesetzt werden, jedoch ist dabei der hohe Ethanolgehalt (> 40 Vol.-%) zu beachten, der zu lokalem Brennen auf den Schleimhäuten führt.
Myrrhentinktur	Mit verdünnter Myrrhentinktur (5–10 Trpf. auf ein Glas Wasser) wird mehrmals täglich gespült oder (30–50 Trpf. in ein Glas warmes Wasser) gegurgelt. Wenn die entzündeten Stellen direkt mit Myrrhentinktur gepinselt werden, kann aufgrund des relativ hohen Ethanolgehalts lokal leichtes Brennen auftreten.
Doreperol N oder Chlorhexamed	Mit etwa 1 Eßlöffel mehrmals täglich mindestens 15 s gurgeln und spülen.
Betaisodona-Lösung verdünnt	Mit Betaisodona-Lösung (im Verhältnis 1 : 5 mit warmem Wasser verdünnt) mindestens alle 4 h für etwa 30 s gurgeln und spülen.
Wasserstoffperoxid 1- bis 3%ig (nur zur Therapie, nicht zur Prophylaxe)	Die verdünnte H_2O_2-Lösung ist v. a. zur Reinigung von Verkrustungen geeignet. Durch die lokale Sauerstofffreisetzung verspürt der Patient an den betreffenden Stellen ein leichtes Schäumen. Die Lösung sollte nicht häufiger als 3mal täglich und während der Granulation bzw. allgemeinen Regeneration der Mukosa überhaupt nicht eingesetzt werden.

Tabelle 4-2. Mundschleimhautschützende Maßnahmen

Einsatz von Eiswürfeln	In Kugelform gefrorener Saft (besonders geeignet: Ananassaft) wird bei Gabe von 5-FU oder HD-Melphalan für eine Gesamtdauer von ca. 30 min gelutscht und im Mund hin- und hergeschwenkt. Bevor das Eis völlig weggeschmolzen ist, sollten neue Eiswürfel ergänzt werden. Es empfiehlt sich, während dieser Zeit Zahnprothesen zu entfernen.
Ulcogant-IC-Suspension	4- bis 6mal täglich werden 1 g Sucralfat (entspricht 5 ml Ulcogant IC) im Mund verteilt, für etwa 1–2 min im Mund belassen und anschließend hinuntergeschluckt. Es ist durchaus möglich, eine kombinierte Anwendung mit Dexpanthenol (Bepanthen) – z.B. im Verhältnis 1 : 1 – vorzunehmen. Behandlungsdauer nach Bestrahlung in der Regel über 2 Wochen.
Dexpanthenol	Bepanthen wird unverdünnt zum mehrmaligen Spülen der Mundhöhle eingesetzt und trägt zur Granulationsförderung bei; kann auch geschluckt werden.

Tabelle 4-3. Lokale antimykotische Therapie

Amphotericin B	Ampho-Moronal -Suspension (4mal tgl. 1–4 ml) im Anschluß an allgemein desinfizierende und entzündungshemmende Maßnahmen; Schlucken nach kurzem Belassen im Mund; Einnahme nach den Mahlzeiten und vor dem Schlafengehen.
Nystatin, Natamycin	Moronal-Dragees bzw. Pimafucin-Dragees oder Lutschtabletten (4mal 1 Tbl. tgl.) Einnahmehinweise: s. Amphotericin B.
Gentianaviolett 2 %	Offene Stellen können mit 2%iger Gentianaviolettlösung bepinselt bzw. betupft werden. Da der Wirkstoff die Granulation des Gewebes ungünstig beeinflussen kann, wird empfohlen, die Lösung nicht anzuwenden, wenn die Granulozytenzahlen wieder ansteigen.

Tabelle 4-4. Schmerzlindernde und lokalanästhesierende Maßnahmen

Einsatz von Eiswürfeln	In Kugelform gefrorener Saft (besonders geeignet Ananassaft) wird immer wieder für eine Gesamtdauer von ca. 30 min gelutscht und im Mund hin- und hergeschwenkt. Es empfiehlt sich, während dieser Zeit Zahnprothesen zu entfernen. Vor dem Einfrieren können dem Saft einige Tropfen Herviros zugesetzt werden.
Lokalanästhetika	2 Teelöffel voll Xylocain Viscös 2 % (Wirkstoff: Lidocain-HCl) werden 2- bis 3mal täglich im Mund verteilt und nach ca. 15 s langsam hinuntergeschluckt – falls keine Aspirationsgefahr besteht. Laut Gebrauchsinformation sollte Xylocain Viscös 2 % nur unverdünnt angewendet werden. 4mal tgl. wird der Inhalt eines Beutels Tepilta im Mund verteilt und anschließend geschluckt. Einige Tropfen Herviros werden entweder unverdünnt mit Hilfe der Zunge im Mund verteilt oder einem Glas Wasser oder Ananassaft zugesetzt und zur Mundspülung verwendet. Anschließend kann die Lösung geschluckt werden. Ein erbsengroßes Stück Dynexan-A-Gel wird lokal auf die schmerzenden Stellen aufgetragen, vorher werden die betreffenden Stellen (Aphten, Druckstellen, Ulzerationen) trockengetupft.
Vitamin E	Auf die betroffenen Stellen wird mehrmals täglich mit Hilfe einer Pipette öliges Vitamin E aufgetupft.

Tabelle 4-5. Kariesprophylaxe: Einsatz von fluoridhaltigen Lösungen und Zahnpasten

Natriumfluoridlösung	Es wird 4mal tgl. mit etwa 10 ml 0,05%iger Natriumfluoridlösung gespült. Nach 2–3 min wird die Lösung wieder ausgespuckt.
Zahnpaste	Die Zahnpaste wird mit einem Watteträger mindestens 2mal täglich direkt auf die Zähne aufgetragen. Man läßt sie 2–3 min einwirken, anschließend wird der Mund ausgespült. Bei Thrombozytenwerten < 50.000/µl sollte grundsätzlich keine Zahnbürste verwendet werden.
Elmex Gelee	Einmal pro Woche wird Elmex Gelee (ca. 1 cm langer Gelstrang) mit einem Watteträger direkt auf die Zähne aufgetragen; mindestens 2–3 min läßt man das Gel einwirken, danach wird der Mund ausgespült. Die Anwendung sollte am besten gegen Abend erfolgen.

Literatur zu 4.1

Carl W (1995) Oral complications of local and systemic cancer treatment. Curr Opin Oncol 7: 320–324

Chi KH, Chen CH, Chan WK et al. (1995) Effect of granulocyte-macrophage colony-stimulating factor on oral mucositis in head and neck cancer patients after cisplatin, fluorouracil, and leucovorin chemotherapy. J Clin Oncol 13: 2620–8

Dumontet C, Sonnet A, Bastion Y et al. (1994) Prevention of high-dose L-PAM-induced mucositis by cryotherapy. Bone Marrow Transplant 14: 492–494

Epstein JB, Wong FLW (1994) The efficacy of sucralfate in the prevention of oral mucositis due to radiation therapy. Int J Radiat Oncol Biol Phys 28: 693–698

Fidler P, Loprinzi CL, O'Fallon JR et al. (1996) Prospective evaluation of a chamomile mouthwash for prevention of 5-FU-induced oral mucositis. Cancer 77: 522–525

Helmstädter A (1991) Chemotherapiebedingte Mundschleimhautläsionen – Prophylaxe und Therapie mit Lösungen zur lokalen Anwendung. Krankenhauspharmazie 12: 99–103

Henriksson R, Franzen L, Edbom C, Littbrand B (1995) Sucralfate: prophylaxis of mucosal damage during cancer therapy. Scand J Gastroenterol Suppl 210: 45–47

Hoekman K, Vermorken JB (1996) Incidence and prevention of nonhaematological toxicity of high-dose chemotherapy. Ann Med 28: 175–182

Labar B, Mrsic M, Pavletic Z et al. (1993) Prostaglandin E2 for prophylaxis of oral mucositis following BMT. Bone Marrow Transplant 11: 379–382

Mueller BA, Millheim ET, Farrington EA, Brusko C, Wiser TH (1995) Mucositis management practices for hospitalized patients: national survey results. J Pain Symptom Manage 10: 510–520

Skubitz KM, Anderson PM (1996) Oral glutamine to prevent chemotherapy induced stomatitis: a pilot study. J Lab Clin Med 127: 223–228

Sonis S, Clark J (1991) Prevention and management of oral mucositis induced by antineoplastic therapy. Oncology (Huntington) 5: 11–18

Sonis ST, Costello KA (1995) A database for mucositis induced by cancer chemotherapy. Eur J Cancer B Oral Oncol 31 B: 258–60

Verdi CJ (1993) Cancer Therapy and Oral Mucositis. Drug Safety 9: 185–195

4.2   Diarrhö und Obstipation

H.-P. LIPP

4.2.1   Einleitung

Neben vielen anderen Faktoren sind auch bestimmte Zytostatika in der Lage, Motilitätsstörungen im Gastrointestinaltrakt auszulösen. Die Diarrhö ist meist die Folge entzündlicher Darmschleimhautschädigungen und äußert sich in gehäuften Stuhlentleerungen mit verminderter Stuhlkonsistenz (definitionsgemäß vier oder mehr Stuhlentleerungen pro Tag).

Die Obstipation hingegen äußert sich in einer deutlichen Verminderung der normalen Stuhlfrequenz (weniger als 3 Stuhlentleerungen pro Woche) und ist – speziell bei den Vincaalkaloiden – die Folge einer Beeinträchtigung des autonomen Nervensystems.

4.2.2 Diarrhö

Die Entstehung einer Diarrhö in Verbindung mit einer Chemotherapie ist häufig multifaktoriell, so daß nicht nur das Zytostatikum, sondern auch infektiöse, tumorbedingte oder immunologische Ursachen mit eine Rolle spielen.

Bei den Zytostatika gelten v. a. die Verbindungen 5-Fluorouracil, das Campto-thecin Irinotecan (CPT-11) und Cisplatin als häufige Auslöser einer Diarrhö. Speziell bei dem Camptothecin Irinotecan ist zu beachten, daß die Durchfälle sowohl akut als auch mit zeitlicher Verzögerung auftreten. Während sich die akute Symptomatik möglicherweise durch eine Verlängerung der Infusions-dauer auf 90 min und eine einmalige Gabe von 1mal 0,25 mg Atropin i.v. ver-bessern läßt, bleiben die verzögerten Diarrhöen oft auch trotz intensivierter Loperamid-Therapie (2 mg alle 2 h) ein ernstzunehmendes Problem. Die Lope-ramid-Therapie muß auf jeden Fall frühzeitig beginnen.

Auch strahlentherapeutische und chirurgische Maßnahmen führen häufig zu einer Beeinträchtigung der Flüssigkeitsrückresorption im Darm und zu einer veränderten Sekretion gastrointestinal wirksamer Hormone.

Nicht zu vergessen ist die Tatsache, daß Begleittherapien, wie z. B. magne-siumhaltige Antazida, Methylxanthine (Theophyllin, Coffein), Zuckerersatz-stoffe, Ionenaustauscherharze (z. B. Cholestyramin), substiutierte Benzamide (z. B. Metoclopramid) und eine Reihe von Antibiotika (z. B. Clindamycin) die Entstehung einer schweren Diarrhö additiv oder synergistisch beeinflussen können.

Je nach Ursache der Diarrhö existiert ein Stufenschema (s. folgende Über-sicht), das in besonders schweren Fällen (mindestens 4 bis 6 und mehr, teilweise blutige Stuhlentleerungen pro 24 h) den Einsatz von Opiumtinktur oder des Somatostatin-Analogons Octreotid vorsieht.

Die obstipierende Wirkung der Opiumtinktur beruht nicht nur auf dem Ge-halt von Morphin (ca. 10 mg pro ml), sondern auch auf anderen enthaltenen Opiaten und v. a. auch auf dem spasmolytisch wirksamen Papaverin. Opium-tinktur zählt zu den wirksamsten Mitteln zur Ruhigstellung des Darmes bei unstillbaren Diarrhöen und Dysenterien. Opiumtinktur kann – nach den Richt-linien der Betäubungsmittelverschreibungsverordnung – nur mit einem Betäu-bungsmittelrezept angefordert werden.

Das synthetische Somatostatin-Analogon Octreotid hat gegenüber dem phy-siologischen Hormon mehrere Vorteile: es weist nicht nur eine wesentlich länge-re Plasmahalbwertszeit, sondern auch eine deutlich längere Wirkdauer auf, so daß eine zwei- bis dreimal tägliche subkutane Gabe ausreicht, um innerhalb von 72 h schwere Diarrhöen zu beheben. Es ist allerdings nur für schwere Formen der Diarrhö vorgesehen, die therapierefraktär auf Loperamid sind, da die täg-lichen Behandlungskosten mit Octreotid (3mal 50 μg) 40mal höher liegen als mit 4mal 2 mg Loperamid per os.

Symptomatische Behandlung bei nichtinfektiöser Diarrhö

1. *Operationsbedingte Diarrhöen (z. B. nach Resektion eines Dünndarm- oder Kolonsegments)*
   1. Stufe: Loperamid (jeweils vor den Mahlzeiten)
   2. Stufe: Opiumtinktur: Standard: 3mal tgl. 15 Trpf
   3. Stufe: Octreotid (2–3mal 50 µg/Tag) – nur in schweren Fällen

2. *Strahlentherapiebedingte Diarrhöen*
   Präventive Maßnahmen:
   - Cholestyramin (3mal 4 g/Tag) – Bindung von Gallensäuren
   - Ballaststoffarme Diät und Kaolin/Pektin (Kaoprompt)
   - Sucralfat (Ulcogant)
   - Glutathion 1200 mg i.v.; 15 min. vor der Radiotherapie

   Behandlungsstrategien:
   - Loperamid (4mal 2 mg p.o./Tag)
   - Salicylate (z. B. Aspirin); 5-Aminosalicysäurederivate
   - orale Glucocorticoidtherapie

3. *Chemotherapieinduzierte Diarrhöen*
   1. Stufe: Loperamid (Imodium) alle 2 h
   2. Stufe: Opiumtinktur: Standard: 3mal tgl. 15 Trpf
   3. Stufe: Octreotid (3mal 50 µg (oder mehr) s.c. in sehr schweren Fällen)

4. *Weitere pharmakotherapeutische Möglichkeiten bei Diarrhö*
   - Anticholinergika (z. B. 4mal 10 mg Buscopan p.o./Tag)
   - Adstringenzien (z. B. 12mal 0,5 g Tannalbin p.o./Tag)
   - Absorbenzien (z. B. 4mal 1 g Kohlekompretten p.o./Tag)
   - Spasmolytika/Opiate (z. B. 3mal 15 Tropfen Opiumtinktur/Tag)

Grundsätzlich muß allerdings vor der symptomatischen Behandlung abgeklärt werden, inwieweit die Diarrhöen tumorinduziert (z. B. APUDom, Karzinoid, VIPom) oder infektiös bedingt sind.

Bei infektiöser Genese ist eine Darmmotilitätshemmung kontraindiziert, da in diesen Fällen eine erregerspezifische Therapie erfolgen muß, je nachdem ob es sich um E. coli, Yersinien oder Lamblien handelt. Besonderer Aufmerksamkeit bedarf in diesem Zusammenhang Clostridium difficile, der sich v. a. in Verbindung mit einer begleitenden Antibiotikatherapie selektiv ausbreiten kann. Ist der Nachweis von Clostridientoxin erbracht, so ist eine gezielte perorale Therapie mit 3mal 400 mg Metronidazol oder 4mal 125 mg Vancomycin indiziert. Vancomycin sollte v. a. dann eingesetzt werden, wenn die Patienten nicht innerhalb von 3 Tagen auf die perorale Therapie mit Metronidazol ansprechen (s. folgende Übersicht).

Clostridienbedingte Diarrhö

- First-line-Therapie:
  - Metronidazol 3mal 400 mg p.o. (alternativ: 3mal 500 mg i.v.)
- bei Versagen der First-line-Therapie (nach 3 Tagen):
  - Vancomycin 4mal 125 mg p.o. (Kapseln oder der Inhalt einer 500-mg-Ampulle über den Tag verteilt)

Neben der medikamentösen Therapie ist v. a. darauf zu achten, daß Flüssigkeit und Elektrolyte, v. a. Kalium, Natrium und Bicarbonat rechtzeitig und ausreichend substituiert werden.

4.2.3 Obstipation

Ähnlich der Diarrhö kann auch eine Obstipation im Rahmen einer Chemotherapie multifaktoriell bedingt sein. Neben der motorischen Inaktivität des Patienten und nutritiven Umstellungen (z. B. kaum orale Nahrungszufuhr) spielt v. a. die Co-Medikation mit verschiedenen Pharmaka eine wichtige Rolle.

Obstipierende Nebeneffekte sind praktisch bei allen Opiaten und Opioiden, sehr häufig bei aluminiumhaltigen Antazida, oral einzunehmenden Eisenpräparaten und anticholinerg wirksamen Pharmaka (z. B. trizyklische Antidepressiva, einige Anti-Parkinson-Mittel, Parasympatholytika) und gelegentlich unter 5-HT3-Rezeptorantagonisten und H1-Antihistaminika zu erwarten. Aufgrund der hohen Inzidenz in Verbindung mit einer Opiattherapie ist in diesem Fall ein prophylaktischer Einsatz von Laxanzien (s. folgende Übersicht) indiziert.

Bei den Zytostatika sind es v. a. die Vincaalkaloide (Vincristin, Vinblastin, Vindesin, Vinorelbin), die durch die Beeinflussung des autonomen Nervensystems die gastrointestinale Motilität stark herabsetzen und in schweren Fällen sogar einen Ileus auslösen können. Neben der obligaten, strengen Einhaltung der Dosierungsintervalle und vorgegebenen Obergrenzen der Dosierung (z. B. Vincristin 2 mg absolut), kann prophylaktisch ein Osmolaxans, wie z. B. Lactulose, eingesetzt werden, um das Obstipationsrisiko zu senken. Einige Autoren halten allerdings den Einsatz der motilitätsfördernden, substituierten Benzamide (z. B. Metoclopramid) für das Mittel der Wahl bei den ersten Anzeichen einer Obstipation.

Bei persistierenden Füllungen des Rektums ist die Anwendung von Suppositorien (z. B. mit Glycerin, Bisacodyl u. ä.), Klysmen oder Einläufen indiziert.

Symptomatische Behandlung bei Obstipation

1. Füll- und Quellmittel
   - Erhöhter Anteil an Ballaststoffen, Füll- und Quellmitteln (z. B. Weizenkleie (10 g/Tag), Leinsamen (50–100 g/Tag) u. a. (immer mit ausreichend Flüssigkeit einnehmen!)

2. Osmotische Laxanzien
   - Disaccharide wie z. B. Lactulose (z. B.: 3mal 5–20 ml Bifiteral), Klysmen mit Natriumhydrogenphosphat

3. Gleitmittel
   - Paraffin (bei längerfristiger Einnahme besteht die Gefahr der verminderten Absorption von fettlöslichen Vitaminen; das Durchsickern des Mineralöls durch das Rektum kann zu lokalen Irritationen und zur Beeinträchtigung normaler rektaler Reflexe führen; bei pädiatrischen und geriatrischen Patienten besteht Aspirationsgefahr)

4. Antiabsorptiv hydragog wirksame Laxanzien (bei peroraler Gabe: Wirkungseintritt nach 6–8 h)
   - Pflanzliche Abführmittel mit Anthrachinonglykosiden (Sennes, Faulbaum, Aloe, Rhabarber) (nicht für längerandauernde Anwendungen geeignet)
   - Synthetische Abführmittel (Bisacodyl, Natriumpicosulfat, [Phenolphtalein])

5. Motilitätsfördernde Wirkstoffe
   - Substituierte Benzamide (z. B.: Metoclopramid-Lsg. 3mal 15–30 Trpf. p.o.). Alternativen: Domperidon (Motilium), Cisaprid (Propulsin) Bromoprid (Cascapride)
   - Gastrointestinal aktive Peptide – strenge Indikationsstellung! (z. B. Ceruletid 2 ng/kg/min – stimuliert gleichzeitig exokrines Pankreas und Gallenblase!)
   - Parasympathomimetika – strenge Indikationsstellung! (z. B. Neostigminbromid 0,5–2 mg i.v. – Gefahr von Spasmen und systemischen Nebenwirkungen)

Literatur zu 4.2

Balson R, Gibson PR (1995) Lower gastrointestinal tract: constipation. Med J Austr 162: 155–157

Baillie-Johnson HR (1996) Octreotide in the management of treatment-related diarrhoea. Anticancer Drugs 7 (Suppl1): 11–15

Cascinu S (1995) Management of diarrhea induced by tumors or cancer therapy. Curr Opin Oncol 7: 325–329

Crouch MA, Restino MS, Cruz JM, Perry JJ, Hurd DD (1996) Octreotide acetate in refractory bone marrow transplant-associated diarrhea. Ann Pharmacother, 30: 331–336

Di Pesaro O (1995) Management of diarrhea induced by tumors or cancer therapy. Curr Opin Oncol 7: 325–329

Emoto M, Kawarabayashi T, Hachisuga MD, Eguchi F, Shirakawa K (1996) Clostridium difficile colitis associated with cisplatin-based chemotherapy in ovarian cancer patients. Gynecol Oncol 61: 369–372

Geller RB, Gilmore CE, Dix SP et al (1995) Randomized trial of loperamide vs. dose escalation of octreotide acetate for chemotherapy-induced diarrhea in bone marrow transplant and leukemia patients. Am J Hematol 50: 167–172

Peters M, Gerken G (1994) Die akute und chronische Diarrhö – Ein differentialdiagnostisches und therapeutiches Problem. Med Monatsschr Pharm 17: 358–365

Rougier P, Bugat R (1996) CPT-11 in the treatment of colorectal cancer: clinical efficacy and safety profile. Semin Oncol 23 (Suppl 3): 34–41

Rougier P, Bugat R, Douillard JY et al. (1997) Phase II study of Irinotecan in the treatment of advanced colorectal cancer in chemotherapy-naive patients and patients pretreated with fluorouracil-based chemotherapy. J Clin Oncol 15: 251–260

Schöffski P (1996) Prävention und Therapie der Obstipation bei Tumorpatienten. In: Schmoll H-J, Höffken K, Possinger K (Hrsg) Kompendium der internistischen Onkologie. Springer, Berlin Heidelberg New York Tokio, S 1188–1199

5   Begleittherapie bei Strahlentherapie

M. Björnsgard

5.1   Einleitung

Im Rahmen einer strahlentherapeutischen Tumorbehandlung sind einige spezielle Aspekte der supportiven Therapie besonders zu beachten. So ist bei der Radiatio von HNO-Tumoren und Lymphomen unter Einschluß der Mundhöhle die Mukositis eine der unangenehmsten auftretenden Nebenwirkungen. Diesbezüglich sind mögliche präventive und therapeutische Maßnahmen an anderer Stelle dargestellt (s. Abschn. 4.1.). Bei einer Radiatio in der Standarddosierung von 5mal 2 Gy pro Woche tritt in der Regel nach 1–2 Wochen eine Rötung der Mundschleimhaut auf. Die maximale Reaktion wird nach 2,5–3 Wochen erreicht in Form einer Denudation (Fehlen der Endothelzellen bei noch intakter Basalmembran) oder pseudomembranösen Mukositis mit fibrinösen Belägen bis hin zu erosiven Veränderungen. Dies ist für den Patienten in der Regel sehr unangenehm mit dem Gefühl eines starken oralen Wundseins. Danach bleiben die Symptome in der Regel konstant oder können sich, trotz einer Weiterführung der Therapie, aufgrund einer vermehrten Zellteilung und Regeneration sogar bessern. Bei einigen Malignomen, u. a. den Plattenepithelkarzinomen des HNO-Bereiches zeigen klinische und radiobiologische Daten eine Abnahme der Heilungswahrscheinlichkeit mit zunehmender Behandlungsdauer. Es ist deshalb wichtig, Therapiepausen aufgrund einer Mukositis oder anderer Nebenwirkungen auf ein Minimum zu reduzieren.

Neben der Mukositis ist die Xerostomie eine wichtige akute Nebenwirkung einer Radiatio im HNO-Bereich mit häufig chronischem Verlauf. Weitere typische organspezifische Toxizitäten der Strahlentherapie sind radiogene Hautreaktionen und die Strahlenpneumonitis. Diese Aspekte sind im folgenden im einzelnen dargestellt.

5.2   Xerostomie

Wenn die großen Speicheldrüsen vom Bestrahlungsfeld erfaßt werden, tritt in der Regel 1–2 Wochen nach Bestrahlungsbeginn eine Mundtrockenheit ein. Die Speichelmenge nimmt ab und die Zusammensetzung des Speichels ändert sich. Bei Gesamtdosen unter 50 Gy ist einer Erholung innerhalb von 2 Jahren wahrscheinlich, insbesondere bei höheren Dosen ist jedoch mit einer langfristig bestehenden Xerostomie zu rechnen.

Prävention und Therapie

Die zusätzliche Gabe von Medikamenten, die zu einer Mundtrockenheit führen können, sollte vermieden werden (Anticholinergika, Antidepressiva, Antipsychotika, Anti-Parkinson-Mittel etc.). Die Patienten werden angehalten, viel und häufig zu trinken. Bei einer noch bestehenden Restfunktion der Speicheldrüsen kann das Kauen von zuckerfreiem Kaugummi hilfreich sein, um den Speichelfluß zu stimulieren. Bei fehlender Speichelproduktion kann der Einsatz synthetischen Speichels (z. B. Glandosane Spray oder Meritene) hilfreich sein.

Mehrere randomisierte Studien zeigten, daß der Speichelfluß nach einer Strahlentherapie durch Pilocarpin gesteigert werden kann. Es wurden 3mal täglich 5–10 mg oral ohne wesentliche systemische Nebenwirkungen gegeben. Pilocarpin ist in Deutschland nicht in Tablettenform erhältlich. Die orale Gabe von wäßrigen Augentropfen, in entprechender Dosierung mit Wasser verdünnt, wurde beschrieben (0,5 ml 1%ige Pilocarpinhydrochlorid-Augentropfen in einem Glas Wasser).

Interessante Daten weisen darauf hin, daß nach einer hyperfraktionierten akzellerierten Strahlentherapie der Speichelfluß zu einem geringeren Grad abnimmt als nach einer konventionell fraktionierten Behandlung mit derselben Gesamtdosis.

Für die Substanz Amifostin (Ethyol, siehe dort) konnte im Tierversuch ein radioprotektiver Effekt für verschiedene Normalgewebe nachgewiesen werden. Eine hohe Gewebekonzentration ist in den Speicheldrüsen noch drei Stunden nach Applikation festzustellen. In einer nicht kontrollierten Studie wurde bei Patienten, bei denen die großen Speicheldrüsen mit einer Dosis > 45 Gy bestrahlt wurden und vor jeder Bestrahlung Amifostin i.v. verabreicht wurde, eine Erholung der Speichelproduktion innerhalb von 15 Monaten auf 45% des Ausgangswertes beobachtet. Dies ist deutlich besser als bei historischen Kontrollen. Laufende Phase III-Studien sind gegenwärtig noch nicht abgeschlossen.

5.3 Zähne und Zahnpflege

Aufgrund des herabgesetzten Speichelflußes und der geänderten Zusammensetzung des Speichels besteht nach einer Strahlentherapie der Mundhöhle eine erhöhte Kariesneigung. Veränderungen der Gingiva mit 1–2-mm Rückbildung an den Zahnhälsen verursacht eine Neigung zu Zahnhalskaries. Desweiteren kann die Wundheilung nach einer erforderlichen Zahnextraktion nach Abschluß der Radiatio verzögert sein. Das Risiko einer konsekutiven Osteoradionekrose ist erhöht.

Prävention und Therapie

Vor Beginn der Therapie muß eine vollständige zahnärztliche Untersuchung von Zähnen, Kiefern und Mundschleimhaut stattfinden. Alle nicht sanierbaren kariösen oder beschädigten Zähne und verbliebenen Wurzeln müssen extrahiert werden. Die tägliche Applikation von Fluoriden reduziert die Kariesanfälligkeit. Hierzu wird ein mindestens 1%iges Fluorgel mit Hilfe von vom

Zahnarzt angefertigten Kunststoffschienen direkt auf die Zähne gebracht. Diese Behandlung beginnt während der Strahlentherapie und sollte langfristig fortgesetzt werden. Bei erforderlichen Zahnextraktionen nach Abschluß der Strahlenbehandlung sollte eine Antibiotikaprophylaxe, einen Tag vor der Extraktion beginnend, durchgeführt werden. Zur raschen Wundheilung ist ein primärer Wundverschluß sinnvoll.

5.4   Radiogene Hautreaktionen

Bei Verwendung hochenergetischer Photonenstrahlung moderner Linearbeschleuniger wird durch den hautschonenden Aufbaueffekt das Auftreten ausgeprägter radiogener Hautreaktionen minimiert. Im HNO-Bereich sowie im Bereich von Hautfalten (Perineum, Glutealfalte, Axilla, submammär), wo ein Feuchtigkeits- und Wärmestau sowie vermehrte Reibung entsteht, können jedoch stärkere Reaktionen mit feuchten Epitheliolysen auftreten. Desweiteren kann die gleichzeitige Gabe von einigen Zytostatika die radiogene Hautreaktion verstärken (u. a. Adriamycin, Cisplatin, Dactinomycin, MTX, 5-FU und Bleomycin). Das sogenannte Recall-Phänomen kann noch Jahre nach Bestrahlung in Zusammenhang mit der Applikation von Zytostatika, insbesondere Adriamycin, Dactinomycin, MTX und Taxol auftreten. Hierbei tritt in einem bisher unauffälligen vorbestrahlten Hautareal nach Gabe der entsprechenden Substanz eine Hautreaktion auf, die von einem leichten Erythem bis hin zur nekrotischen Ulzerationen reichen kann.

Prävention und Therapie
Leider gibt es kaum gesicherte Daten zur Prävention und Therapie radiogener Hautreaktionen. Als allgemeine Richtlinie sollte jede Art von mechanischer Reizung z. B. durch enge Kleider, Reiben beim Waschen und Abtrocknen sowie Einwirkung von UV-Licht und Wärme vermieden werden. Das herkömmliche Pflegekonzept in Form von Puder scheint v. a. im HNO-Bereich sinnvoll zu sein, da die hier nicht bedeckte Haut durch den Puder ihre Oberfläche vergrößert, wodurch ein kühlender Effekt erreicht wird. In einer randomisierten Studie bei Mamma-/Brustwandbestrahlung zeigte sich ein Vorteil bezüglich akuter Hautreaktionen bei Patientinnen, bei denen die bestrahlte Haut mit Wasser oder Wasser mit Seife gewaschen wurde. Eine moderate Anwendung von Wasser im Bereich der bestrahlten Hautareale, eventuell in Kombination mit einer Waschlotion mit einem niedrigen pH-Wert ist sinnvoll. Abtrocknen soll nur durch „Tupfen" erfolgen. Vor allem in Hautfalten sollte auf Sauberkeit geachtet werden, um zusätzliche Infektionen, z. B. Mykosen, zu vermeiden. Bei starkem Spannungsgefühl und trockenen Epitheliolysen kann eine Wasser/Öl-Emulsion aufgetragen werden. Bei feuchten Epitheliolysen ist v. a. die Reinhaltung der Wunde, z. B. mit physiologischer Kochsalzlösung, sowie ein steriler Wundverband wichtig. Steroide sollten bei einer akuten Strahlenreaktion nicht lokal verwendet werden, da theoretisch die Infektionsgefahr der insgesamt abwehrgeschwächten Haut hierdurch zunimmt. Beim Recall-Phänomen kann eine Therapie mit Steroiden (Hydrocortison) indiziert sein.

5.5 Pneumonitis

Die radiogene Pneumonitis tritt 1–3 Monate nach Abschluß einer Strahlentherapie auf. Ursächlich ist wahrscheinlich eine Schädigung der Typ II – Pneumozyten mit Störung der Freisetzung von Surfactant-Faktor sowie eine Endothelschädigung und massive Einwanderung von Lymphozyten, Granulozyten und Makrophagen. Histologisch sind diese Veränderungen nicht von einer akuten Alveolitis unterscheidbar. Nach Wochen bis Monaten gehen diese Veränderungen in eine Fibrose über. Diese kann auch ohne eine akute Pneumonitisphase ca. 6 Monate oder später nach Abschluß der Bestrahlung auftreten. Das Auftreten beider Veränderungen ist vom bestrahlten Lungenvolumen, der Gesamtdosis und der Fraktionierung abhängig. Die Symptome variieren von einem blanden Krankheitsverlauf mit leichtem Temperaturanstieg und Husten bis zu einem schweren Krankheitsbild mit akuter Atemnot. Diagnostisch findet man im konventionellen Röntgenbild und im Thorax-CT (die CT ist die sensitivere Methode) eine diffuse Infiltration im Bereich der bestrahlten Lungenanteile, die Veränderungen können in seltenen Fällen auch außerhalb der Bestrahlungsfelder liegen. Durch eine zusätzliche Gabe von bestimmten Zytostika (v. a. Bleomycin, Nitrosoharnstoffe (kumulativ), Busulfan und Mitomycin C), die auch alleine eine pulmonale Toxizität induzieren können, wird die radiogene Strahlenreaktion verstärkt, auch wenn die Chemotherapie und die Strahlentherapie zeitlich versetzt gegeben werden.

Therapie
Unter einer Therapie mit 30–60 mg Prednison täglich, klingen die akuten Symptome in der Regel rasch ab. Nach einer Therapiedauer von 2–3 Wochen ist ein langsames Ausschleichen wichtig, um ein Wiederauftreten zu vermeiden.

5.6 Gastrointestinale Nebenwirkungen

Je größer ein Bestrahlungsfeld im Körperstammbereich ist, desto häufiger treten Übelkeit und Erbrechen als Nebenwirkungen auf. Bei kleineren Bestrahlungsfelder ist eine symptomatische Therapie in der Regel ausreichend. Bei großen Feldern, z. B. beim sog. „abdominellen Bad" sollte eine prophylaktische Gabe von Antiemetika erfolgen, bevorzugt 5-HT3-Antagonisten (s. auch Kap. „Antiemese").

Die häufigste Nebenwirkung bei Bestrahlungen im Abdomen-/Beckenbereich ist Durchfall. Der Dünndarm ist empfindlicher und reagiert früher als das Colon. Der zugrundeliegender Mechanismus ist ein Nettoverlust an Epithelzellen der Mukosa mit Abflachung des Darmreliefs und Verlust von Eiweiß, Elektrolyten und Flüssigkeit.

Was die Therapie angeht, so sollte neben Allgemeinmaßnahmen wie die Bilanzierung des Elektrolyt- und Flüssigkeitshaushaltes auf eine ballaststoffarme Ernärung geachtet werden, um einen weiteren mechanischen Abrieb des Epithels zu vermeiden. Durch Gabe von 6mal tgl. 1 g Sucralfat (Ulcogant) bei Bestrahlungen im Beckenbereich konnte in einer randomisierten Studie eine

Senkung der Stuhlfrequenz und eine Normalisierung der Stuhlkonsistenz festgestellt werden. Auch zeigten sich Sucralfatklysmen effektiver in der Behandlung der akuten radiogenen Proktosigmoiditis als eine Kombinationstherapie
von oralem Sulfasalazin und Prednisonklysmen. Smektit (Colina) und Kaolin/
Pektin (Kaoprompt) sind als Antidiarrhoika ebenfalls wirksam. Erst in ausgeprägten Fällen sollten peristaltikhemmende Substanzen wie Loperamid eingesetzt werden, denn die Minderung der Darmbeweglichkeit kann durch Persistenz von Darmschlingen im Bestrahlungsfeld zu lokalen Dosiserhöhungen
führen.

Literatur zu 5

Campbell IR, Illingworth MH (1992) Can patients wash during the radiotherapy to the breast or chest
    wall? A randomized controlled trial. Clin Oncol R Coll Radiol 4: 78–82
Hainsworth JD, Loprinzi CD, McDonald CJ et al. (1995) Toxicities of therapy. In: Abeloff MD, Armitage
    JO, Lichter AS, Niederhuber JE (eds) Clinical oncology. Churchill Livingstone, New York, pp 727–829
Henriksson R, Franzen L, Littbrand B (1992) Effects of sucralfate on acute and late bowel discomfort
    following radiotherapy of pelvic cancer. J Clin Oncol 10: 969
Spencer CM, Goa KL (1995) Amifostine. A review of its pharmacodynamic and pharmacokinetic proper-
    ties, and therapeutic potential as a radioprotector and cytotoxic chemoprotector. Drug 50: 1001–1031
Symonds RP, McIlroy P, Khorrami J et al. (1996) The reduction of radiation mucositis by selective de-
    contamination antibiotic pastilles: a placebo-controlled double blind trial. Br J Cancer 74: 312–317
Tannehill SP, Mehta MP (1996) Amifostine and radiation therapy: past, present, and future. Semin Oncol
    23 (Suppl 8): 69–77
Veness MJ, Dwyer PK (1996) Erythema multiforme-like reaction associated with radiotherapy. Australas
    Radiol 40: 334–347

6 Ernährung

6.1 Enterale Ernährung und Anorexiebehandlung bei Tumorpatienten

H.-P. LIPP, K.-E. GRUND, C. BOKEMEYER

6.1.1 Einleitung

Die Kachexie des Tumorpatienten beschreibt ein Syndrom, bei dem es allmählich zur Auszehrung, zum Kräfteverfall und einem allgemein schlechten Ernährungszustand kommt. Im Rahmen der Anorexie (Appetitlosigkeit) geht immer mehr das Bedürfnis, etwas zu essen, verloren, sei es, weil ein äußerst rasches Sättigungsgefühl eintritt und sämtliche Geruchs- und Geschmacksempfindungen abnehmen oder, weil die ständige Angst vor Übelkeit und Erbrechen vorherrscht.

Es besteht kein Zweifel, daß Anorexie und Kachexie die Prognose des Patienten erheblich verschlechtern, die Durchführbarkeit adäquater Therapien erschweren und Morbidität und Mortalität des Krebspatienten deutlich ansteigen lassen. Erhebungen zu Folge sterben etwa 20 % aller Krebspatienten allein an einer Mangelernährung. Aufgrund der besonderen Bedeutung von Anorexie und Kachexie ist allen supportiven Strategien, die der Fehlernährung entgegenwirken, große Beachtung zu schenken.

Therapeutische Möglichkeiten bestehen in der medikamentösen Stimulierung des Appetits und der spezifischen Ergänzung von essentiellen Nahrungsbestandteilen. Ist eine Appetitstimulierung nicht möglich oder liegen neuropathologische bzw. anatomische Störungen wie neurologische Kau- und Schluckstörungen, Stenosen im Kopf- oder Halsbereich oder Bewußtlosigkeit vor, so ist eine enterale oder parenterale Ernährung notwendig. Voraussetzung für die enterale Ernährung mittels Trink- oder Sondennahrung ist ein funktionstüchtiger Gastrointestinaltrakt. Unstillbares Erbrechen, unbeherrschbare Diarrhöen, schwere Chemo- und Strahlenenteritis, Peritonitis, Obstruktionen oder Atonien des Gastrointestinaltrakts stellen Kontraindikationen für eine enterale Ernährung dar.

Bei Tumorpatienten ist die enterale Ernährung v. a. dann indiziert, wenn sie im Rahmen einer chemotherapeutischen Behandlung über einen Zeitraum von länger als 2 Wochen weniger als 1000 kcal pro Tag aufnehmen können.

6.1.2 Medikamentöse Stimulation des Appetits

Zur Behandlung der Appetitlosigkeit wurden in der Vergangenheit klinische Studien mit einer Reihe von Pharmaka durchgeführt. Dabei wurden v. a. Corticosteroide, Anabolika, die Serotoninantagonisten Cyproheptadin und Pizotifen, verschiedene

Cannabinoide, das Gestagenderivat Megestrolacetat und das Hormon Melatonin eingesetzt. Generell muß einschränkend festgehalten werden, daß nur eine komplette Tumorentfernung die Kachexie und Anorexie kausal aufheben kann.

Mit Corticosteroiden läßt sich ein appetitstimulierender Effekt nur über kurze Zeit erreichen, dann läßt die Wirkung langsam nach. Zusätzlich treten die entsprechenden Nebenwirkungen auf, insbesondere ist die Immunsuppression zu beachten. Anabolika und Cyproheptadin haben sich als nicht ausreichend effektiv erwiesen. Bei den Cannabinoiden ist ein appetitstimuliender Effekt nachgewiesen, doch sind noch weitere klinische Studien erforderlich, um ihren Stellenwert zu definieren. Nach heutigem Erkenntnisstand ist die beste therapeutische Option bei der Anorexie das Megestrolacetat, zukünftig könnte auch Melatonin und die Gabe einer bestimmten Aminosäurenmischung an Bedeutung gewinnen.

Vorliegende Studien zeigen, daß mit der Gabe von 160–800 mg Megestrolacetat/Tag dosisabhängig eine Steigerung des Appetits erreicht werden kann. Ein entsprechendes Stufenschema für die Megestrolacetatdosierung zeigt die folgende Übersicht. Bei Gabe von über 800 mg/Tag ist ein Ceilingeffekt zu beobachten, so daß keine weitere Wirksamkeitssteigerung zu erwarten ist. Während der Therapie mit dem Progesteronderivat ist zu beachten, daß es bei bis zu 30 % der Patienten zu ausgeprägten Ödemen kommt, bei Männern mit sexuellen Dysfunktionen zu rechnen ist und im Verlauf der Therapie ein erhöhtes Thromboembolierisiko besteht.

Behandlung der Anorexie mit Megestrolacetat

Beginn der Therapie mit einer Initialdosis von 320 mg/Tag. Eine Steigerung ist alle 4 Wochen um 160 mg/Tag bis zu einer Maximaldosis von 800 mg/Tag möglich. Ist das Therapieziel erreicht, kann die Erhaltungstherapie mit 160 mg/Tag fortgesetzt werden.

Anmerkungen:
- Die appetitstimulierende Wirkung hält nach Absetzen der Therapie etwa 4–6 Wochen an.
- Patienten, die nach 6–8 Wochen Therapiedauer nicht ansprechen, profitieren vermutlich gar nicht.

Neuere Daten lassen hoffen, daß mit Melatonin der Circulus vitiosus der Anorexie erfolgreich unterbrochen werden kann. Mit 20 mg Melatonin/Tag (Einnahme abends) ließ sich ein signifikant geringerer Körpergewichtsverlust bei Krebspatienten erreichen. Als Wirkungsmechanismus wird die Hemmung der Sekretion des kachexieinduzierenden Tumornekrosefaktors angenommen.

Die Anorexiebehandlung mit verzweigtkettigen Aminosäuren beruht auf der Beobachtung, daß bei erhöhter Bioverfügbarkeit der Aminosäure Tryptophan im ZNS und dem daraus entstehenden Neurotransmitter Serotonin die Anorexie/Kachexie verstärkt fortschreitet. Da die verzweigtkettigen Aminosäuren (BCAA) Valin, Leucin und Isoleucin kompetitiv mit Tryptophan um die Transportsysteme der Blut-Hirn-Schranke konkurrieren, ist zu erwarten, daß bei erhöhter Zufuhr von BCAA die Bioverfügbarkeit von Tryptophan im ZNS reduziert wird. Tatsächlich ist bei Patienten, die eine BCAA-reiche Enährung erhalten,eine signifikant höhere Kalorienaufnahme zu beobachten. Wie beim Melatonin sind jedoch weitergehende Studien bezüglich der Wertigkeit von BCAA in der Anorexiebehandlung noch abzuwarten.

6.1.3 Ergänzung essentieller Nahrungsbestandteile

Der Grad der Anorexie und des damit verbundenen Körpergewichtsverlusts steht in engem Zusammenhang mit dem Fortschreiten der Krebserkrankung. Durch die fortschreitende Fehlernährung und die damit verbundene drastisch verminderte Zufuhr essentieller Nahrungsbestandteile kommt es nicht selten zu Vitamindefiziten, die durch eine Chemotherapie noch verstärkt werden können. In diesem Stadium kann deshalb ein deutlich erhöhter Bedarf für entsprechende Vitamine bestehen (s. Tabelle 6-1).

Tabelle 6-1. Vitaminmangel, Symptomatik, Substitution

Defizit (empfohlene Tageszufuhr bei Erwachsenen)	Symptomatik	Therapie
Vitamin B_1 (1–2 mg)	Asthenie, periphere Neuritis, Parästhesien, verminderte Reflexerregbarkeit, Beinödeme, Herzinsuffizienz	15 mg Vitamin B_1 i.v. über 7 Tage (Vermeiden einer übermäßigen Kohlenhydratzufuhr)
Vitamin B_2 (1,5 mg)	Cheilitis, Mundwinkelrhagaden, Glossitis, seborrhoische Dermatitis, Nageldystrophie, verminderte Tränensekretion	2mal 5 mg Riboflavin pro Tag über mehrere Tage
Niacin (15–18 mg)	Dermatitis, Photosensibilisierung, Glossitis, Stomatitis, Diarrhö, Demenz, neurologische Symptome	3mal 30 mg Nicotinsäureamid über mehrere Tage
Folsäure (0,15–0,4 mg)	Makrozytäre, megaloblastare Anämie, Leuko- und Thrombopenie, gastrointestinale Symptome	1mal 5 mg Folinsäure pro Tag
Vitamin K (0,06–0,08 mg)	Abnahme der Faktoren II, VII, IX und X im Blut; erhöhte Blutungsneigung	1mal 10 mg Vitamin K i.v./Woche, (evtl. Gabe von FFP)

6.1.4 Enterale Ernährung

Bei Patienten, die sich über einen Zeitraum von mehr als vier Tagen nicht bedarfsdeckend ernähren können, ist eine enterale Ernährung indiziert. Gegenüber der parenteralen Ernährung hat die enterale Ernährung mehrere Vorteile:

Die Funktion des Gastrointestinaltrakts wird aufrechterhalten. Die Mukosaoberfläche bleibt intakt und die immunologische Kapazität bleibt bestehen. Der natürliche Absorptionsverlauf der Nahrungsbestandteile über die Pfortader zur Leber wird eingehalten.

Ein zentralvenöser Katheter ist nicht erforderlich. Das Risiko von Komplikationen wie Katheterinfektionen und Thrombosen fällt weg.

Die enterale Ernährung ist im Vergleich zur total parenteralen Ernährung mit etwa 2- bis 2,5fach geringeren Tagestherapiekosten deutlich kostengünstiger.

6.1.4.1 Transnasale und perkutane Sonden

Patienten, die schluckunfähig sind oder bei denen auf natürlichem Wege keine quantitativ ausreichende Ernährung möglich ist, können mit Hilfe einer Sonde ernährt werden. Das Sondensystem, der Applikationsweg und der Zielort der Sondenspitze müssen für jeden Patienten individuell optimal gewählt werden (Abb. 6–1).

Grundsätzlich sollte eine transnasale Sonde so dünn und so weich wie möglich sein. Zu beachten ist jedoch, daß eine Schwerkraftperfusion in der Regel selbst bei niedrigviskösen Nahrungen einen Außendurchmesser der Sonde von mehr als 8 Charrière [1 Ch = 1 F („french size") = 0,3 mm] notwendig macht, so daß dünnere Sonden nur über eine entsprechende Pumpe befahren werden können. Hochvisköse Nahrungen erfordern dicke Sonden (> 15 Ch) bzw. sind nur als Trinklösung einsetzbar.

Als Zielort für die Sonde kommt der Magen, das Duodenum oder das proximale Jejunum in Frage, wobei aus physiologischer Sicht der Magen zu bevorzugen ist. Bei intakter Reservoirfunktion läßt sich die physiologische Steuerung der Verdauung nutzen. Gleichzeitig kann mit intermittierenden Bolusgaben eine physiologische Nahrungsaufnahme simuliert werden. Voraussetzungen hierfür sind, daß keine postoperative, mechanische oder medikamentöse Magenentleerungsstörung vorliegt, der Patient nicht bewußtseinsgetrübt ist und primär keine relevante Aspirationsgefahr besteht.

Ist eine gastrale Applikation nicht möglich, kann duodenal oder jejunal ernährt werden. In diesen Fällen ist eine *Oligopeptiddiät* zu verwenden, da eine primäre Proteinspaltung im Duodenum und Jejunum in quantitativ ausreichendem Maße nicht möglich ist. Die Aspirationsgefahr ist weit geringer einzuschätzen, wenn die Sondenspitze distal der unteren Duodenalflexur liegt. Da gerade bei onkologischen Patienten mit vermehrter Retroperistaltik gerechnet werden muß, kann die Gabe eines Prokinetikums wie Cisaprid oder Metoclopramid sinnvoll sein.

Für die Sondenapplikation gibt es mehrere Möglichkeiten (s. folgende Übersicht). Grundsätzlich ist eine Sondenlage im Mund nicht diskutabel. Aber auch transnasale Sonden können für den Patienten sehr unangenehm sein und zu Schleimhautschädigungen in Nase und Rachen führen. Vor allem bei zusätzlicher Bestrahlung, Chemotherapie oder Immunsuppression kann es zu lokalen Entzündungen und Blutungen kommen.

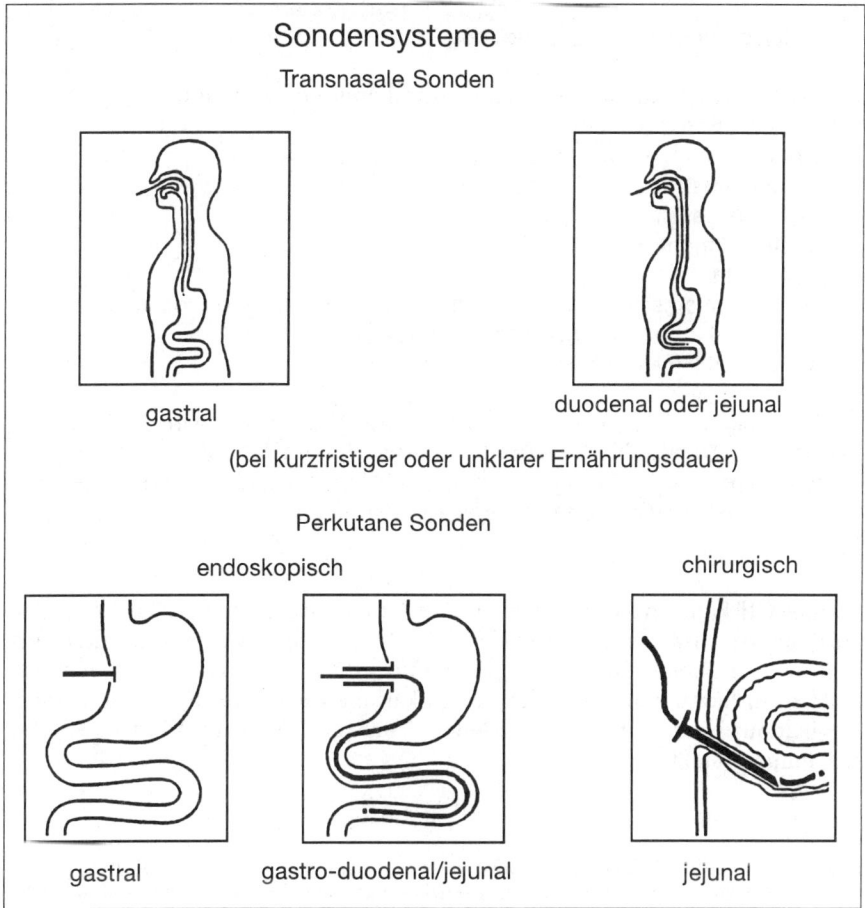

Abb. 6-1.   Sondensysteme im Überblick

Generell gilt, daß bei einer voraussichtlich über eine Zeitraum von mehr als 3–4 Wochen erforderlichen enteralen Ernährung bereits primär ein transkutanes Verfahren, bevorzugt eine PEG, gewählt werden sollte. Die Komplikationsrate in Verbindung mit einer PEG-Sonde wird heute im Vergleich zu transnasalen Sonden als niedriger eingestuft.

Durch neue endoskopische Techniken ist es inzwischen möglich geworden, Sondeneinlegungen in den Dünndarm (sei es über den Innenkatheter durch eine PEG oder durch Dünndarmdirektpunktion) problemarm durchzuführen. Auch nach Magenresektionen, Gastrektomien oder bei Verwachsungen nach Voroperationen ist auf diese Weise häufig ein Zugang in den Dünndarm auf minimal traumatisierende Weise möglich. Operative Sondeneinlegungen sind heute nur noch in wenigen Ausnahmefällen erforderlich.

Bei duodenaler oder jejunaler Ernährung sind bezüglich der Nahrungszusammensetzung und der Flußraten besondere Richtlinien zu beachten. Im

Möglichkeiten der Sondeneinlegung

1. „blind" ohne radiologische oder endoskopische Steuerung
2. radiologisch gesteuert
3. endoskopisch
   a) transinstrumentell (TTS)
   b) drahtgeführt (OTW)
   c) instrumentengeführt (BTS)
4. transkutan
   a) endoskopisch: Magenpunktion (PEG), PEG mit duodeno-/jejunalem Innenkatheter (PEJ), Dünndarmdirektpunktion (EPJ)
   b) operativ (FKJ, Witzelfistel): laparoskopisch, offen

Abkürzungen: TTS („trough the scope"), OTW („over the wire"), BTS („beneath the scope"), PEG (perkutane endoskopische Gastrostomie), PEJ (perkutane endoskopische Jejunostomie), EPJ (endoskopische perkutane Jejunostomie), FKJ (Feinnadelkatheterjejunostomie).

Zweifelsfall kann die Zuziehung einer speziell ausgebildeten Diätassistentin hilfreich sein. Häufig ist etwas Geduld erforderlich, bis ausreichende Nährstoffmengen ohne Nebenwirkungen (Reflux, Aufstoßen, Diarrhöen) vertragen werden. Indikationen, mögliche Komplikationen und zugehörige Nahrungsapplikationsweise für die verschiedenen Ernährungssonden sind in Tabelle 6-2 zusammengestellt.

Tabelle 6-2. Indikation, Komplikationen und Nahrungsapplikation für verschiedene Ernährungssonden. Die Komplikationshäufigkeit wird bei nasoenteralen Sonden mit 5–10 %, bei der PEG unter 5 % und bei der Jejunostomie, EPJ oder FKJ mit etwa 5 % angegeben

	Indikation	Komplikationen	Nahrungsapplikation
Nasoenterale Sonde	Kurzzeiternährung (< 3 Wochen), postoperativ, Anorexie, Kachexie	Patientenbelästigung, Druckulzera, Blutungen, Refluxösophagitis, Aspiration	gastral: Bolus duodenal: kontinuierlich
PEG	Enterale Ernährung (> 3 Wochen) bei funktionsfähigem GIT und Larynx	Entzündliche Komplikationen an der Einstichstelle, Blutungen, Peritonitis (selten)	Bolus, nachts evtl. kontinuierlich
Jejunostomie EPJ oder FKJ	wie PEG bei nicht verfügbarem Magen, postoperativ nach großen Eingriffen	wie PEG, Diarrhö, Leckage ins Peritoneum, Peritonitis	kontinuierlich mittels Pumpe

6.1.4.2 Auswahl der enteralen Ernährung

Inzwischen gibt es eine Vielzahl von handelsüblichen Standard- und Spezialdiäten (s. folgende Übersicht). Standarddiäten, die auch als nährstoffdefinierte Formuladiäten (NDD) bezeichnet werden, enthalten vorwiegend intakte makromolekulare Nahrungsbestandteile, die in ihrer ursprünglichen Form belassen sind. Kalorienbezogen enthalten sie etwa 50–60 % Kohlenhdyrate, 10–15 % Eiweiß und 25–40 % Fett. Gleichzeitig enthalten sie alle weiteren essentiellen Nahrungsbestandteile. Mit 300 mOsm/l sind sie annähernd isoosmolar. Der Einsatz von NDD setzt einen voll funktionstüchtigen Gastrointestinaltrakt voraus. Nach Zumischen von Geschmackskorrigentien können NDD auch direkt oral als Trinklösungen eingenommen werden.

Klassifizierung der enteralen Sondendiäten

1. Nährstoffdefinierte Diäten (NDD) mit hochmolekularen Substraten;
   Nährstoffverhältnis Kohlenhydrate : Fette : Eiweiße etwa 50 : 35 : 15
   a) Standarddiät: intakte Proteine, Poly-, Oligo- und Monosaccharide, LCT
      > MCT, 1 kcal/ml, ballaststofffrei,
   b) modifizierte NDD: MCT > 10 g/l, laktosefrei, Energiedichte > 1,5 kcal/ml,
      Proteingehalt > 15–20 % der Gesamtkalorien, reduzierter Kohlenhydratgehalt, ballaststoffhaltig, verändertes Aminosäuremuster
2. Chemisch definierte Diäten (CDD) mit niedermolekularen Substraten
   a) Oligopeptiddiät: > 80 % Oligopeptide, Oligo- und Monosaccharide,
      relevanter MCT-Gehalt,
   b) modifizierte CDD: krankheitsadaptiert durch Modifikation der Kohlenhydrat-, Fett- oder Proteinkomponente

---

NDD sind auch in konzentrierterer Form mit einem hohen Kalorien- (1,5–2 kcal/ml statt normalerweise 1 kcal/ml) oder Eiweißgehalt (> 15 %) verfügbar. Beide sind ausschließlich als Zusatz- bzw. Ergänzungsnahrung vorgesehen. Die hochkalorische Trinknahrung wird bei Patienten mit strenger Flüssigkeitsrestriktion eingesetzt. Eiweißreiche Trinknahrungen finden v. a. bei Patienten Einsatz, die an einer schweren Kachexie bzw. Anorexie leiden, unterernährt sind und aufgrund der ausgeprägten Katabolie oder ihres fortgeschrittenen Alters relativ hohe Eiweißmengen benötigen. Allerdings ist in diesem Zusammenhang zu beachten, daß ein exzessives Proteinangebot zu erhöhten Harnstoffkonzentrationen bis hin zur Azotämie führen kann („tube feeding syndrome").

Teilweise sind den NDD Ballaststoffe zugesetzt, um die natürliche Darmfunktion besser aufrechtzuerhalten und natürliche Fermentierungsprozesse der Darmflora zu unterstützen.

Spezialdiäten, auch chemisch definierte Diäten (CDD) genannt, unterscheiden sich von den Standarddiäten durch die qualitative und quantitative Zusammensetzung der einzelnen Nahrungsbestandteile. Ein Beispiel für eine CDD ist die „Oligopeptiddiät", bei der als Eiweißquelle vornehmlich durch Hydrolyse gewonnene Oligopeptide angeboten werden. Gleichzeitig findet sich ein relativ hoher Anteil an Oligosacchariden und mittelkettigen Trigylceriden. Dadurch ist die Absorption der einzelnen Nahrungsbestandteile weitgehend unabhängig vom Vorhandensein von Pankreasenzymen oder Galle. Solche Spezialdiäten sind deshalb für diejenigen Patienten konzipiert, die an entzündlichen Darmerkrankungen leiden oder deutlich verminderte Verdauungs- und Absorptionsleistungen aufweisen, wie sie nach ausgedehnter Strahlen- oder Chemotherapie auftreten können. Durch den hohen Anteil an Oligopeptiden sind diese Spezialdiäten geschmacklich eher unangenehm. Die im Vergleich zu NDD hohe Osmolarität macht eine kontinuierliche Gabe via Duodenalsonde erforderlich, um Diarrhöen zu vermeiden. Da diese niedermolekularen bilanzierten Diäten generell ballaststofffrei sind und in der Regel innerhalb der ersten 10 cm im Dünndarm komplett absorbiert werden, nimmt im Laufe der enteralen Ernährung sowohl die Stuhlfrequenz als auch das Stuhlgewicht deutlich ab.

Weitere Spezialdiäten zeichnen sich durch ihr verändertes Aminosäure-, Kohlenhydrat- oder Fettmuster aus und sind beispielsweise bei Patienten mit Leber- oder Niereninsuffizienz und Polytrauma vorgesehen. So geht man davon aus, daß die hepatische Enzephalopathie durch eine Akkumulation von aromatischen Aminosäuren im Gehirn ausgelöst wird. Da verzweigtkettige Aminosäuren die Aufnahme von aromatischen Aminosäuren in das ZNS reduzieren können, ist bei Patienten mit Leberinsuffizienz eine Sonden- oder Trinknahrung mit einem hohem Anteil an verzweigtkettigen Aminosäuren indiziert. Beim Nierenversagen steht das Anbieten einer Diät mit einem hohem Gehalt an essentiellen Aminosäuren und einem möglichst geringen Elektrolytanteil im Vordergrund.

Spezialdiäten für Patienten mit eingeschränkter Lungenfunktion zeichnen sich durch einen vergleichsweise hohen Fett- und deutlich geringeren Kohlenhydratanteil aus, um den geringeren respiratorischen Quotienten der β-Oxidation auszunutzen.

Es ist kritisch festzuhalten, daß für eine Reihe von Spezialdiäten bisher keine prospektiv-randomisierten Studien vorliegen, so daß derzeit noch kontroverse Diskussionen über die Notwendigkeit einiger dieser Spezialdiäten geführt werden.

6.1.4.3 Zusammensetzung der Sondenkost

Im folgenden soll auf die Zusammensetzung und Bedeutung der einzelnen Nahrungsbestandteile näher eingegangen werden (s. Tabelle 6 3).

Kohlenhydrate
Die Kohlenhydrate in der enteralen Ernährung bestehen vorwiegend aus höhermolekularen Polysacchariden, wie z. B. modifizierte Stärke, oder daraus gewonnenen Oligosacchariden, wie z. B. Maltodextrin. Daneben sind üblicherweise auch eine Reihe von Disacchariden (z. B. Saccharose, Maltose, Lactose) und Monosacchariden (z. B. Fructose) enthalten. Bei einer Kohlenhydratunverträglichkeit wie der Lactose- oder Fructoseintoleranz muß auf Art und Menge dieser Bestandteile in der jeweiligen Diät geachtet werden.

Tabelle 6-3. Übersicht zur enteralen Ernährung: Zusammensetzung (gleichzeitig enthalten alle angegebenen Beispiele Vitamine, Spurenelemente und weitere Elektrolyte), Indikation und vergleichbare Produkte; S Sondennahrung, T Trinknahrung. (Nach Grüne Liste 1996 und Standardinformation für Krankenhausapotheker)

Produkt (Beispiel)	Zusammensetzung je 100 ml	Indikation (Auswahl)	Vergleichbare handelsübliche Produkte

1. NDD

I. Bilanzierte Diät als Sonden- und Trinknahrung zur ausschließlichen Ernährung

Fresubin Flüssig	3,8 g Eiweiß 3,4 g Fett 13,8 g Kohlenhydrate 75 mg Natrium 125 mg Kalium	Störungen der Nahrungs- aufnahme in der prä- und postoperativen Phase hyperkatabole Zustände, Rekonvaleszenz, Aufbau, Unterernährung, glutensensitive Enteropathie	Nutrodrip Standard (T/S) Salvimulsin Standard (T/S) Biosorb Sonde/Drink (S/T) Ensure, Osmolite (T/S) Sonana 500

II. Bedarfsdeckende Trink- und Sondennahrung, ballaststoffreiche, nährstoffdefinierte Formuladiät

Salviplus	4,75 g Eiweiß 3,0 g Fett 13,5 g Kohlenhydrate 1,0 g Ballaststoffe 103,5 mg Natrium 137,0 mg Kalium	Unterernährung und Störungen der Nahrungs- aufnahme, Appetitmangel, postop. Kostaufbau, glutensensitive Enteropathie, Hyperurikämie, Hyper- lipoproteinämie	Nutrodrip Faser (T/S) Fresubin Plus (T/S) Biosorb Plus Sonde Sondalis Plus (S) Enrich, Osmolite + Ballaststoffe (T/S) Sonana 500 Plus (S)

III. Nährstoffdefinierte, bilanzierte, hochmolekulare, hochkalorische, ballaststofffreie Trink- und Sondennahrung zur ausschließlichen oder ergänzenden Nahrung

Ensure Plus	6,25 g Eiweiß 5,0 g Fett 20,0 g Kohlenhydrate 140 mg Natrium 230 mg Kalium	Hyperurikämie, Unter- ernährung und Störungen der Nahrungsaufnahme, glutensensitive Enteropathie, chron. entzündliche Darm- erkrankung, Flüssigkeits- restriktion	Nutricomp, Nutricomp F (T/S) Nutrdrip Energie (T/S) Biosorb 1500 (S) Biosorb Energie (T) Fresenius Energan (T) Sondalis Energy (S)

IV. Nährstoffdefinierte, bilanzierte, hochmolekulare, hochkalorische, ballaststoffreiche Trink- und Sondennahrung zur ausschließlichen oder ergänzenden Nahrung

Biosorb Energie Plus	5,0 g Eiweiß 6,5 g Fett 17,9 g Kohlenhydrate 2,25 g Ballaststoffe 80 mg Natrium 150 mg Kalium	Erhöhter Energiebedarf (z. B. Infektionen, konsu- mierende Erkrankungen, Verbrennungen), Flüssigkeits- restriktion, Appetitlosigkeit, Obstipation, Ergänzungs- nahrung bei Mucoviszidose	Nutricomp F mit Ballaststoffen (T/S) BioPlus (T)

V. Trinkfertige eiweißreiche Nahrung

Fortimel	9,7 g Eiweiß 2,1 g Fett 10,4 g Kohlenhydrate 50 mg Natrium 200 mg Kalium	Unterernährung, Eiweiß- mangel, Infektionen, Wund- heilungsstörungen, Rekon- valeszenz, Appetitlosigkeit	Fortifresh (T) Protenplus (T) Meritene (T) Nutri Vital Trunk (T) Tonexis HP (T)

Tabelle 6-3. Fortsetzung

Produkt (Beispiel)	Zusammensetzung je 100 ml	Indikation (Auswahl)	Vergleichbare handelsübliche Produkte

VI. Fettreiche Spezialtrink- und Sondennahrung, ballaststoffreich, hochkalorisch

| Supportan | 5,8 g Eiweiß
7,2 g Fett
10,4 g Kohlenhydrate
1,3 g Ballaststoffe
160 mg Natrium
240 mg Kalium | Onkologische Erkrankungen und Indikationen zur enteralen Ernährung wie Behinderungen der Nahrungspassage, Kau- und Schluckstörungen, Kachexie und Anorexie | Modulen Lipid (T/S)
Pulmocare (T/S) |

2. Spezialdiäten

I. Eiweißreduzierte, elektrolytarme Peptiddiät

| Survimed Renal | 6,5 g Eiweiß
4,8 g Fett
8,63 g Kohlenhydrate
109 mg Natrium
98 mg Kalium | Niereninsuffizienz | Salvipeptid Nephro I, II (T/S)
Sonana Renamil
Suplene (T/S)
Renilon (T/S) |

II. Bilanzierte Diät (Trink- und Sondennahrung) zur vollständigen Ernährung. Stoffwechsel-adaptiere, nährstoffdefinierte Diät mit hohem Anteil an verzweigtkettigen Aminosäuren und hohem MCT-Anteil

| Nutricomp Hepa | 5,4 g Eiweiß
5,8 g Fett
15,5 g Kohlenhydrate
90 mg Natrium
170 mg Kalium | Leberzellinsuffizienz, Malnutrition aufgrund chronischer Leber-erkrankungen, cholestatische Hepatopathie | Fresubin Hepa (T/S) |

III. Bilanzierte, normokalorische Diät zur ausschließlichen Ernährung (Oligopeptiddiät)

| Nutricomp Peptid F | 4,5 g Eiweiß
1,7 g Fett
(> 50 % MCT)
16,8 g Kohlenhydrate
90 mg Natrium
150 mg Kalium | chron. entzündl. Darm-erkrankungen; in der Onkologie bei Enteropathien nach Chemo- oder Strahlen-therapie, Kachexie; bei Pankreasinsuffizienz; zur frühen postop. Ernährung | Biosorbin MCT (T/S)
Peptisorb (S);
Survimed OPD,
Survimed Instant (T/S)
Precitene MCT 50 (T/S)
Salvimulsin MCT (T/S)
Salvipeptid (S),
-liquid MCT
Sonana Pulmo MCT |

IV. Bedarfsdeckende, bilanzierte Diät, ballaststofffrei und hochkalorisch mit MCT

| Salvimulsin MCT 800 | 7,6 g Eiweiß
6,2 g Fett
(50 % MCT)
18,4 g Kohlenhydrate
100 mg Natrium
234,7 mg Kalium | Maldigestion und Mal-absorption, bei allen Formen von Unterernährung sowie konsumierenden Erkrank-ungen mit katabolem Stoffwechsel und erhöhtem Energiebedarf; Zustände mit begrenzter Flüssigkeitszufuhr | Fresubin 750 MCT (T/S) |

Tabelle 6-3. Fortsetzung

Produkt (Beispiel)	Zusammensetzung je 100 ml	Indikation (Auswahl)	Vergleichbare handelsübliche Produkte

V. Bilanzierte Trink- und Sondennahrung mit modifizierter Nährstoffrelation zur vollständigen Ernährung

| Nutricomp Intensiv | 6,0 g Eiweiß
5,3 g Fett
(> 50 % MCT)
12,0 g Kohlenhydrate
101 mg Natrium
168 mg Kalium | Nach Verletzungen, Eingriffen und bei Erkrankungen im Mund-, Kiefer- und Ösophagusbereich; bei langanhaltender Bewußtlosigkeit, als Aufbaukost bei Unterernährung | Nutridrip Intensiv
Nutricomp Intensiv
MCT (T/S)
Nutricomp Immun (S)
Advera (T/S)
Alitraq (T/S) |

VI. Modifizierte bilanzierte Diät mit Fischöl, Arginin, RNS und Selen zur Intensivernährung und Unterstützung der Abwehrkräfte bei metabolischem Streß

| Impact | 5,6 g Eiweiß
2,8 g Fett
(0,33 g omega-3-FS)
13,4 g Kohlenhydrate
110 mg Natrium
134 mg Kalium | Frühzeitige postop. posttraumatische Sondenernährung bei Patienten mit hypermetabolem Zustand mit hohem Infektionsrisiko sowie Polytraumen, große chirurgische Eingriffe, Sepsis, Beatmung, Verbrennung, Unterernährung | Reconvan (S) |

Eiweiße

Bei intakter Verdauungs- und Absorptionsleistung des Dünndarms sind hochmolekulare Proteine aufgrund ihrer geringen Osmolalität und des günstigen Preises Mittel der Wahl als Eiweißquelle. Eingesetzt werden v. a. Sojaeiweiß, Milcheiweiß (Casein) und Molkeneinweiß. In einer Reihe von Diäten wurde der gesamte Anteil an Klebereiweißen (Glutene) entfernt, so daß sie auch bei glutensensitiven Enteropathien verwendet werden können.

Da Di-, Tri- und Tetrapeptide direkt aus dem Dünndarm über separate Transportmechanismen absorbiert werden können und bei Oligopeptiden mit bis zu 10 Aminosäuren durch Enzyme der Darmmucosa eine weitere Zerlegung möglich ist, kann durch die „Oligopeptid-Diät" eine ausreichende Versorgung des Körpers mit Aminosäuren auch bei bestehender Pankreasinsuffizienz gewährleistet werden. Das Anbieten freier Aminosäuren im Rahmen der enteralen Ernährung, wie es in der vor Jahrzehnten entwickelten „Astronautenkost" üblich war, spielt praktisch keine Rolle mehr, da hierdurch nicht nur der Eigengeschmack der Trinknahrung erheblich verschlechtert, sondern gleichzeitig auch die Osmolarität der Sondennahrung massiv gesteigert wird.

Möglicherweise kommt dem Anteil an Glutamin bzw. Arginin in den verwendeten Proteinen zukünftig noch mehr Bedeutung zu. Es wurde festgestellt, daß im Rahmen der Mangelernährung, Immunsuppression und allgemein kritischen Krankheitszuständen nicht genügend endogen gebildetes Glutamin zur Verfügung steht, wie es für die rasche Proliferationsrate der Darmmukosazellen erforderlich wäre. Handelsübliche Sondennahrungen weisen bezogen auf die enthaltene Eiweißmenge erhebliche Unterschiede in ihrem Glutamingehalt auf (Schwankungen von 1,5–8 g/16 g Stickstoff).

Fette
Der Fettanteil wird – je nach handelsüblicher Diät – mit langkettigen und mittelkettigen Triglyzeriden abgedeckt. Als Quelle dienen vornehmlich Maiskeimöl, Sonnenblumenöl, Sojaöl, Fischöl oder Palmkernfett.

Langkettige Triglyzeride (LCT), die sowohl gesättigte (GFS) als auch einfach (EUFS) und mehrfach ungesättigte Fettsäuren (MUFS) enthalten, sind die Standardlipidquelle in der enteralen Ernährung. Allerdings ist für die vollständige Verdauung ein funktionstüchtiges Pankreas und ausreichend viel Galle erforderlich. Ist dies nicht der Fall, so weicht man verstärkt auf mittelkettige Triglyzeride (MCT) aus, da sie auch bei bestehenden Verdauungsproblemen als Energiequelle vollständig zur Verfügung stehen.

Üblicherweise werden Pflanzenöle, z. B. Sojaöl, als Lipidquelle genutzt. Tierische Fette spielen kaum eine Rolle, zumal sie zu einer merklichen Purin- und Cholesterinbelastung des Patienten führen und damit bei einer Hyperuricämie oder Hyperlipoproteinämie nicht eingesetzt werden können.

Bestimmte Spezialdiäten, wie z. B. Impact, enthalten als Lipidquelle Fischöl. Dadurch wird der Linolsäuregehalt stark reduziert, während der Anteil an fischölspezifischen MUFS, wie beispielsweise die Eicosapentaensäure, deutlich erhöht ist. Letztere kann inhibitorisch in die Arachidonsäurekaskade eingreifen und damit die Bildung vasokonstriktorisch, prokoagulatorisch und proinflammatorisch wirksamer Folgeprodukte unterdrücken. Möglicherweise ergibt sich dadurch ein Vorteil bei beatmeten und polytraumatisierten Patienten.

Zwei handelsübliche NDD (Printana Trink, Liquisorb Kal Trink) sind absolut fettfrei und in Fällen, bei den eine Fettzufuhr streng kontraindiziert ist, vorgesehen.

Ballaststoffe
Der Einsatz von unverdaulichen Sojapolysacchariden oder Pektin hat zum Ziel, der Entstehung einer Obstipation im Rahmen länger andauernder enteraler Ernährung entgegenzuwirken.

6.1.4.4 Praxis der Sondenernährung

Generell ist die enterale Ernährung stufenweise über 3–4 Tage allmählich aufzubauen. So werden über eine nasogastrale Sonde am ersten Tag insgesamt 400–500 ml Nahrung in 5–8 Einzelportionen zu je 50–100 ml in Bolusgaben verabreicht. Wird die Diät gut vertragen, wird am zweiten Tag das Angebot um weitere 500 ml gesteigert. An Tag 4 oder 5 erreicht man so 2000–2500 ml Gesamteinfuhr.

Bei der duodenalen Sonde ist die kontinuierliche Nahrungszufuhr von Bedeutung. Am ersten Tag wird mit 20–25 ml/Stunde begonnen, bis man an Tag 4–5 wiederum auf etwa 2 bis 2,5 l Gesamtzufuhr kommt.

Durchfälle sind häufig die Folge zu rascher Nahrungsapplikation, zu hoher Osmolalität der Nahrung oder zu geringer Temperatur der zugeführten Kost. Nicht selten ist die Ursache auch in der Gabe motilitätsfördernder Pharmaka (z. B. Metoclopramid, Theophyllin oder magnesiumhaltige Antazida) oder hochosmolarer Arzneistofflösungen zu suchen.

6.1.5 Orale Arzneimittelgabe im Rahmen der enteralen Ernährung

In der Praxis stellt sich immer wieder die Frage, ob und wie ein bestimmtes Fertigarzneimittel im Rahmen der enteralen Sondenernährung verabreicht werden kann.

Darf die feste orale Darreichungsform unbedenklich zermörsert und darf das Pulver, Granulat oder die Lösung direkt der enteralen Ernährung zugesetzt werden?

Diese Problematik darf nicht unterschätzt werden, da eine Vielzahl von Fallberichten zeigt, daß eine unsachgemäße Arzneimittelanwendung in diesem Zusammenhang zu Veränderungen der Wirkstofffreisetzung und des Plasmaspiegels, zu mehr gastrointestinalen Nebeneffekten und nicht zuletzt zur Verstopfung der Sonde führen kann.

Generell ist es empfehlenswert, Arzneimittel getrennt von der enteralen Ernährung zu verabreichen. Die Applikation eines Pulvers erfolgt mit Hilfe von 10–15 ml Wasser. Ist Nüchterneinnahme empfohlen, wie z. B. bei L-Thyroxin, Flucloxacillin, Penicillin V, Captopril oder Roxithromycin, sollte ein Abstand von

Tabelle 6-4. Gabe von Peroralia im Rahmen der enteralen Ernährung

Fragestellung	Zugrundeliegendes Problem
Wo liegt das Sondenende?	Bei Sondenlage im Magen kann es bei Zerkleinerung von Arzneimittel mit magensaftresistentem Überzug zu schweren Schleimhautreizungen (z.B: durch Bisacodyl, Valproinsäure) oder zu einer säurekatalysierten Inaktivierung des Arzneistoffs (z. B. Pantoprazol) kommen.
Welche Osmolarität hat die eingesetzte Arzneistofflösung?	Der Magen verträgt Osmolaritäten von bis zu 1000 mOsm/kg, während bei transpylorischer Sondenlage Werte > 600 mOsm/kg zu Unwohlsein, Übelkeit, Erbrechen und Diarrhöen führen können. Lösungen mit hoher Osmolarität, z. B. Bactrim Sirup für Erwachsene (> 4000 mOsm/kg) sollten vor der Anwendung mindestens 1:4 (gastral) bzw. 1:10 (duodenal/jejunal) verdünnt werden.
Welchen pH-Wert hat die Arzneistofflösung?	Ist die Arzneistofflösung stark sauer (z. B. Sirupe) oder gepuffert (pH < 4), so ist bei gleichzeitiger Gabe über die Nahrung mit Verklumpungen zu rechnen, da die Löslichkeit der Proteine herabgesetzt und die Emulsion instabil wird.
Bestehen Interaktionen zwischen Sondennahrung und Arzneimittel?	Einige Arzneistoffe sind bevorzugt nüchtern einzunehmen, bei anderen können schwerlösliche Komplexe zwischen dem Medikament und z. B. Metallionen entstehen.

etwa 30 min vor und nach der Arzneimittelgabe eingehalten werden. Bei Arznei-
mitteln, die ausdrücklich mit Nahrung zu verabreichen sind, wie z. B. Sempera-
Kapseln, kann das Ausweichen auf eine Trinklösung, z. B. Sporanox (GB), eine
große Hilfe sein. In der Tat gestaltet sich die Applikation mehrerer Peroralia oft
schwierig, da man bei Duodenalsonden nicht zu häufig und zu lange die Nahrungszufuhr unterbrechen will, andererseits die Gabe von Gyrasehemmern und
z. B. Sucralfat (Bildung nichtresorbierbarer Komplexe!) keinesfalls zu kurzfristig
aufeinander erfolgen darf. Hier ist die interdisziplinäre Zusammenarbeit zwischen dem Apotheker und den Ärzten bzw. dem Pflegepersonal wichtig

Faßt man die schwerwiegendsten Fehler, die in der Praxis bei der Gabe von
Peroralia im Rahmen der enteralen Ernährung bisher gemacht wurden, zusammen, so steht das Zermörsern von Arzneiformen mit Retardmatrix oder magen-
saftresistentem Überzug, die Gabe zuvor nicht ausreichend verdünnter hochosmolarer Lösungen und das Auslösen von Verklumpungen durch Gabe von
sauren Lösungen in die Ernährung im Vordergrund (s. Tabelle 6-4). Kommt es
zu schwerwiegenden Präzipitationen in der Sonde, so kann Coca-Cola oder eine
Mischung aus Pankreatin und Natriumhydrogencarbonatlösung oft Abhilfe
schaffen.

Literatur zu 6.1

Cangiano C, Laviano A, Meguid MM et al. (1996) Effects of administration of oral branched-chain amino
    acids on anorexia and caloric intake in cancer patients. J Natl Cancer Inst 88: 550–551
Cangiano C, Laviano A, Muscaritoli M et al (1996) Cancer anorexia: New pathogenic and therapeutic
    insights. Nutrition 12 (Suppl): S 48-S51
Cutie AJ, Altman E, Lenkel L (1983) Compatibility of enteral products with commonly employed drug
    additives. JPEN 7: 186–191
Dreizen S, McCredie KB, Keating MJ, Andersson BS (1990) Nutritional deficiencies in patients receiving
    cancer chemotherapy. Postgrad Med 87: 163–170
Kocan MJ, Hickisch SM (1986) A comparison of continuous and intermittent enteral nutrition in NICU
    Patients. J Neurosci Nurs 18: 333–337
Kohn CL, Keithley JK (1987) Techniques for evaluating and managing diarrhea in the tube-fed patients.
    Nutr Clin Pract 2: 250–257
Kuhn KS, Stehle P, Fürst P (1996) Glutamine content of protein and peptide-based enteral products. JPEN
    20: 292–295
Lissoni P, Paolorossi F, Tancini G et al. (1996) Is there a role for melatonin in the treatment of neoplastic
    cachexia? Eur J Cancer 32 A, 1340–1343
Loprinzi CL, Kugler J, Sloan J et al (1997) Phase III randomized comparison of megestrol acetate,
    dexamethasone and fluoxymesterone for the treatment of cancer and anorexia/cachexia. Proc Am
    Soc Clin Oncol 16: 48a, #167 (abstr)
Ollenschläger G (1995) Ernährungsprobleme des internistischen Tumorpatienten unter Berücksichti-
    gung der Vitaminversorgung. Med Klin 90: 96–102
Probst W (1997) Arzneimitteltherapie bei Patienten mit Ernährungssonde. PZ Prisma 1997 4: 31–41
Richter G, Dehnert J (1990) Sondenernährung in der Onkologie. Infusionstherapie 17: 291–299
Ripamonti C, Gemlo BT, Bozzetti F, De-Conno F (1996) Role of enteral nutrition in advanced cancer patients:
    indications and contraindications of the different techniques employed. Tumori 82: 302–308
Silk DBA (1987) Towards the optimization of enteral nutrition. Clin Nutr 6: 61–74
Souba WW (1997) Nutritional support. N Engl J Med 336: 41–48
Strang P (1997) The effect of megestrol acetate on anorexia, weight loss and cachexia in cancer and AIDS
    patients (Review). Anticancer Res. 17: 657–662

Szeluga DJ, Stuart RK, Brookmeyer R, Utermohlen V, Santos GW (1987) Nutritional support of bone marrow transplant recipients: a prospective randomized clinical trial comparing total parenteral nutrition to an enteral program. Cancer Res 47: 3309–3316

Tchekmedyian NS (1993) Behandlung von Anorexie mit Megestrolacetat. Nutr Clin Pract 8: 115–118

Tchekmedyian NS, Zahyna D, Halpert C, Heber D (1992) Clinical aspects of nutrition in advanced cancer. Oncology 49 (Suppl 2): 3–7

Testa A, Gebbia V, Borsellino N et al. (1996) Usefulness of oral medroxyprogesterone acetate in the management of cancer-related cachexia-anorexia syndrome. Oncol Rep 3: 493–496

Thomas JA (1995) Drug-Nutrient Interactions. Nutr Rev 53: 271–282

6.2 Standardisierte total parenterale Ernährung (TPN) bei Krebspatienten

H.-P. Lipp

6.2.1 Einleitung

Aggressive Chemotherapien und ausgeprägte Schleimhautläsionen, veränderte Stoffwechselsituationen im fortgeschrittenen Stadium des Tumorwachstums und das multifaktorielle Geschehen der Kachexie und Anorexie können eine erhebliche Einschränkung der oralen Nahrungsaufnahme und einen fortschreitenden Gewichtsverlust des Krebspatienten zur Folge haben.

Während solcher kritischen Phasen besteht der Zweck der total parenteralen Ernährung (TPN) darin, eine Mindestzufuhr an essentiellen Nahrungsbestandteilen und Energieträgern bereitzustellen. Wird auf diese Substitution verzichtet, so besteht das Risiko einer fortschreitenden Kachexie, einer langsameren Erholung des Patienten und letztendlich auch das Risiko eines längeren Krankenhausaufenthalts und damit höherer Kosten.

Allerdings darf daraus nicht der Umkehrschluß gezogen werden, daß der frühzeitige Einsatz der TPN automatisch mit einer höheren Überlebensrate, einer effektiveren Tumorbekämpfung und grundsätzlich mit einer verbesserten Lebensqualität korreliert, zumal eine der schwerwiegendsten Komplikationen im Rahmen der TPN das Risiko von katheterbezogenen Kontaminationen und Infektionen ist. Es ist deshalb bei der Nutzen-Risiko-Abwägung sehr wichtig, sich nur in indizierten Fällen für die TPN zu entscheiden (s. folgende Übersicht).

Indikationen zur total parenteralen Ernährung von Krebspatienten (in Anlehnung an die Richtlinien des Lee Moffitt Cancer Center, Florida; 1993)

1. Vorhandene Mangelernährung
   - Aktuelles Körpergewicht (KG) liegt unter 90 % des optimalen KG, die Serumalbumin- und Serumcholinesterasewerte liegen unter der Norm und fallen kontinuierlich weiter ab, Nachweis von isolierten Substratdefiziten
2. Drohende Mangelernährung
   - Unfähigkeit, oral zugeführte Nahrungsbestandteile adäquat zu resorbieren (< 60 % des berechneten Bedarfs für mehr als 1 Woche z. B. nach massiver Dünndarmresektion, aufgrund einer Enteritis nach Bestrahlung, unbeherrschbaren Erbrechens über mindestens 5 Tage, schwerer Diarrhöen über 5–7 Tage oder eines Darmverschlusses)
   - Operationen, die über einen Zeitraum von 7–10 Tagen keine enterale Nahrungszufuhr erlauben (z. B. totale Kolonektomie, Ösophagogastroektomie, Pankreatoduodenektomie etc.)
   - Knochenmarktransplantationen: Die entrale Zufuhr von Nahrungsbestandteilen ist suboptimal; die natürlichen Funktionen des Gastrointestinaltrakts sind erheblich beeinträchtigt

Der Einsatz handelsüblicher Zweikammerbeutel (z. B. Nutriflex, Nutri Twin oder Aminomix), die in der Regel 50 g Aminosäuren und 120–200 g Kohlenhydrate pro Liter enthalten, erlaubt nicht nur die Durchführung eines standardisierten und leicht nachvollziehbaren Ernährungsregimes, sondern hat auch den Vorteil, daß das Pflegepersonal zeitlich entlastet, das Risiko für mikrobielle Kontaminationen vermindert und gegenüber der „Eigenherstellung auf Station" ein Kostenvorteil ausgenutzt wird.

6.2.2 Aminosäuren

Handelsübliche Zweikammerbeutel, wie z. B. Nutriflex, Nutri Twin oder Aminomix, unterscheiden sich qualitativ und quantitativ in ihrem Aminosäurenmuster. Klinische Studien hatten zum Ergebnis, daß bei Krebspatienten mit einem Körpergewichtsverlust von mehr als 20 % speziell die nicht-essentiellen Aminosäuren Alanin, Asparaginsäure und Glycin und das essentielle Threonin unter der Norm lagen. Offensichtlich werden diese Aminosäuren während der Kachexie zur gesteigerten endogenen Synthese von Glukose (Glukoneogenese) herangezogen. Jedoch ist in diesem Zusammenhang ein signifikanter Vorteil einer der handelsüblichen Mischungen gegenüber anderen nicht erkennbar. Die Dosierung der Aminosäuren richtet sich primär nach dem Allgemeinzustand des Patienten:

In der Regel ist eine Dosierung von 1 g Aminosäuren/kg KG pro Tag entsprechend einer Tagesmenge von ca. 75 g vorgesehen. Patienten mit schwerer Kata-

Tabelle 6-5. Standarddosierung von Aminosäuren, Kohlenhydraten und Triglyzeriden bei Krebspatienten im Rahmen der TPN

	Standarddosierung	Beispiel: 70 kg KG
Flüssigkeitsmenge	40 ml/kg KG/Tag	ca. 3000 ml
Energiebedarf (bez. auf Nicht-Protein-kcal)	30–35 kcal/kg KG/Tag	ca. 2100 kcal
Aminosäuren bei schwerer Katabolie	0,8–1,2 g/kg KG/Tag ca. 1,5 g/kg KG/Tag	ca. 70 g ca. 100 g
Kohlenhydrate	4 (–6) g/kg KG/Tag	ca. 300 g (1200 kcal)
Glukose	max. 6 g/kg KG/Tag	
Xylit	max. 3 g/kg KG/Tag	
Triglyzeride	1–2 g/kg KG/Tag	ca. 100 g (= 900 kcal)

bolie und Stickstoffverlusten von mehr als 15 g/Tag, wie z. B. KMT-Patienten, sollten etwa 1,5 g Aminosäuren/kg KG/Tag entsprechend einer Tagesmenge von ca. 100 g erhalten (s. Tabelle 6-5).

Ob der intravenöse Einsatz glutaminhaltiger Dipeptide tatsächlich Vorteile hinsichtlich einer schnelleren Schleimhautregeneration bietet, muß im Rahmen klinischer Studien zukünftig noch genauer abgeklärt werden. In der Studie von van Zaanen et al. konnte kein klinisch-signifikanter Vorteil hinsichtlich der Neutropeniedauer, febriler Episoden und des Krankenhausaufenthaltes in Verbindung mit glutaminhaltiger TPN bei Tumorpatienten beobachtet werden.

Von praktischer Bedeutung ist die Tatsache, daß Aminosäurelösungen mit einem Gehalt von mehr als 80 g/l eine Osmolalität über 800 mOsm/l übersteigen. Dieser Wert gilt allerdings als oberster Grenzwert für die peripher-venöse Anwendung von Infusionen, da ansonsten mit akuten Schmerzen während der Infusion und subakuten Thrombophlebitiden zu rechnen ist. Eine Zusammenstellung zur Konzentration und Osmolalität verschiedender Energieträger findet sich in Tabelle 6-6.

Hinsichtlich des pH-Werts sind Aminosäurelösungen nur in einem relativ engen Bereich (s. Tabelle 6-6) stabil. Das Zusetzen von wirkstoffhaltigen Parenteralia in die Aminosäurelösung kann deshalb relativ leicht zu Ausflockungen oder Auskristallisierungen führen und sollte deshalb generell unterbleiben. Selbst über das Y-Stück können Probleme auftreten, wenn TPN-haltige Lösungen mit stark sauren (pH < 4–5) oder alkalischen (pH > 8–9), relativ konzentrierten Lösungen zusammenlaufen.

6.2.3 Kohlenhydrate

Glukose ist der „Standard-Energieträger" im Rahmen einer parenteralen Ernährung. Der gesamte Tagesbedarf im Rahmen der TPN wird mit 3–5 g Glukose/

Tabelle 6-6. Osmolalität handelsüblicher Lösungen

Infusionslösung	Kalorische Dichte (Nicht-Eiweiß-kcal)	Osmolalität	pH-Wert
Glukose 5 %	170 kcal/l	252	
Glukose 10 %	340 kcal	505	3,5–6,5
Glukose 20 %	680 kcal/l	1010	
Intralipid 10 %	1100 kcal/l	280	
Intralipid 20 %	2000 kcal/l	330	6,0–8,0
Aminosäure-Lösung 8 %		770	5,7–6,3
Aminosäure-Lösung 10 %		885	5,5–6,0
Aminomix 1	800 kcal/l	1769	4,8–5,2

kg KG/Tag angegeben, was bei einem Körpergewicht von 70 kg einer Menge von 210–350 g Glukose entsprechend 840–1400 kcal pro Tag gleichkommt (s. Tabelle 6-5).

Eine deutliche Überschreitung der Glukosezufuhr ist zu vermeiden, da dadurch eine Stoffwechselentgleisung provoziert und die Entstehung einer Leberverfettung und Hyperlipidämie induziert wird. Hinzukommt, daß in-vitro – Daten zeigen, daß Tumorzellen primär Glukose als Energiequelle nutzen, so daß ein Überangebot an Glukose im Rahmen der TPN bei onkologischen Patienten nicht sinnvoll erscheint.

Bei einer eingeschränkten Glukoseverwertung, praktisch erkennbar durch wiederholte Blutzuckermessungen von über 250 mg %, besteht einerseits die Möglichkeit, kontinuierlich Insulin zu perfundieren. Alternativ stehen Zuckeraustauschstoffe, wie z. B. Xylit, zur Verfügung. Allerdings darf dabei eine Menge von 3 g/kg KG/Tag nicht überschritten werden, da ansonsten mit Nierenfunktionsstörungen zu rechnen ist.

Kohlenhydratlösungen übersteigen die „Osmolalitätsgrenze" von 800 mOs mol/l bei Konzentrationen von über 10 % (s. Tabelle 6-6), so daß höherprozentige Glukoselösungen nicht peripher-venös verabreicht werden sollten.

6.2.4 Triglyzeride

Legt man einen durchschnittlichen Gesamtenergiebedarf von 30–35 kcal/kg KG/Tag bei Krebspatienten zugrunde, so werden durch 3–5 g/kg Glukose ca. 60 % abgedeckt. Die Differenz von etwa 800 kcal wird üblicherweise in Form von Triglyzeriden, d. h. handelsüblichen Fettemulsionen wie z. B. Intralipid® oder Lipofundin MCT, abgedeckt. Dieses Vorgehen entspricht dem internationalen Standard, der eine Deckung von 40–50 % des täglichen Energiebedarfs mit Triglyzeriden vorsieht (s. Tabelle 6-5).

Der Einsatz handelsüblicher Fettemulsionen ist mit dem Einsatz pflanzlicher Triglyzeride und damit der Zufuhr essentieller Fettsäuren, wie z. B. der Linolensäure, verbunden. Hinzukommt, daß durch die indirekte Zufuhr an Cholin (über den Abbau der Phospholipide) die Gefahr einer kohlenhydratinduzierten Fettleber reduziert werden soll.

Bei der Wahl der Fettemulsion ergeben sich in der klinischen Onkologie bisher keine statistisch signifikanten Unterschiede zwischen einer Fettemulsion, die nur langkettige Fettsäuren (LCT) enthält, gegenüber einer Fettemulsion, die zu gleichen Teilen aus mittelkettigen (MCT) und langkettigen Fettsäuren (LCT) besteht.

Vorteile der Fettemulsionen bestehen darin, daß auf eine relativ kleine Flüssigkeitsmenge eine hohe Dichte von Energieträgern kommt, und auch 20 %ige Lösungen annähernd physiologisch osmolal sind (s. Tabelle 6-6) und deshalb peripher-venös über circa 6–12 h verabreicht werden können.

Tritt während des Einsatzes von Fettemulsionen eine „Fettintoleranz" mit Triglyzeridwerten von über 3 µmol/l (bzw. > 300 mg/dl) auf, so wird empfohlen, die Zufuhr an Triglyzeriden zu drosseln oder kurzfristig abzusetzen.

6.2.5 Elektrolyte

Generell richtet sich die Elektrolytmenge, die substituiert werden soll, nach dem individuellen Bedarf, der sich aus den jeweils gemessenen Serumspiegeln ergibt. Ferner kann in Verbindung mit bestimmten Zytostatika, z. B. Cisplatin, der Bedarf an bestimmten Elektrolyten, z. B. Magnesium, besonders erhöht sein.

Die in Tabelle 6–7 angegebenen Werte sind deshalb nur als Richtwerte zu verstehen. Da die handelsüblichen Zweikammerbeutel bereits Magnesium- und Kalziumsalze enthalten, kann sich bei ausreichenden Plasmakonzentrationen der weitere Zusatz von Magnesium- und Kalziumsalzen erübrigen.

Tabelle 6-7. Richtwerte für die Elektrolytsubstitution im Rahmen der TPN. Grundsätzlich muß die Elektrolytsubstitution den individuellen Bedürfnissen angepaßt werden

Elektrolyt	Normwerte der Serumkonzentration	Täglicher Bedarf im Rahmen der TPN
Natrium	135–147 mmol/l	60–150 mmol
Kalium	3,5–5,0 mmol/l	70–150 mmol
Kalzium	2,2–2,6 mmol/l	5–15 mmol (bevorzugt als Kalziumgluconat) oder 0,1–0,15 mmol/kg KG
Magnesium	0,8–1,2 mmol/l	8–30 mmol oder 0,2 mmol/kg KG
Phosphat	0,8–1,6 mmol/l	15–45 mmol (bevorzugt als Glycerophosphat) oder 7–10 mmol/1000 kcal

Von praktischer Bedeutung ist die Tatsache, daß Kalzium- oder Magnesiumionen konzentrations- und pH-abhängig mit phosphat- und carbonathaltigen Lösungen zu Ausflockungen führen können. Bei Verwendung von organisch gebundenem Phosphat (Natriumglycerophosphat in Nutri Twin und Aminomix) ist aufgrund des geringeren Dissoziationsgrads die Gefahr solcher Ausfällungsreaktionen deutlich geringer.

6.2.6 Vitamine und Spurenelemente

Im Laufe der letzten Jahre sind konkrete Empfehlungen für den Tagesbedarf an Vitaminen, wie er in Verbindung mit der TPN vorgesehen ist, von der American Medical Association (AMA) veröffentlicht worden.

Zubereitungen wie Multibionta, die nicht das ganze Spektrum an Vitaminen enthalten, sind für diejenigen Patienten vorgesehen, bei denen noch eine eingeschränkte Nahrungszufuhr möglich ist. Bei längerandauernder TPN empfiehlt sich jedoch die Gabe des kompletten Spektrums an Vitaminen, auch wenn einzelne Vitamine relativ lange gespeichert werden können. So wird Vitamin B_{12} über 3–5 Jahre, Vitamin A über 12 Monate, Folsäure 3–4 Monate, Vitamin C, Nicotinsäure, Riboflavin, Vitamin B_6 oder Vitamin K über 2–6 Wochen und Vitamin B_1 (Thiamin) über 1–2 Wochen gespeichert. Eine tägliche Gabe von Vitamin K oder Folsäure erscheint deshalb nicht erforderlich.

Es ist sinnvoll, beispielsweise den Bedarf an Vitamin K nur einmal wöchentlich mit 1–10 mg parenteral abzudecken, wenn eine orale Zufuhr, z. B. in Form von Tropfen, nicht möglich ist. Darüber hinausgehende Mengen sind nicht üblich, da Vitamin-K-antagonistische Antibiotika (z. B. Tacef, Apatef, Mandokef) heute kaum mehr eine Rolle spielen.

Mit der Gabe von Cernevit, das gegenüber der Kombination aus Soluvit und Vitintra deutlich kostengünstiger ist, können durch den Einsatz des „physiologischen Emulgators" Natriumdesoxycholat gleichzeitig sowohl wasserlösliche als auch fettlösliche Vitamine verabreicht werden. Lediglich Vitamin K muß zusätzlich zu Cernevit substituiert werden (wöchentlich je nach Bedarf 1–10 mg). Liegt eine Cholestase vor, dann ist der Einsatz von Soluvit und Vitintra indiziert.

Auch für die Spurenelemente sind inzwischen konkrete Empfehlungen hinsichtlich des durchschnittlichen täglichen Bedarfs bekannt. Diese Richtwerte gelten auch für Krebspatienten.

Gegenüber früheren Lehrmeinungen werden heute auch die Spurenelemente Chrom, Selen und Molybdän als essentiell angesehen, so daß nach dem derzeitigen Stand Fertigarzneimittel wie Addel N, Tracutil plus oder Nonan diesen Empfehlungen am nächsten kommen, während Darreichungsformen wie das Inzolen diese Anforderungen nur teilweise erfüllen und zu einem Überangebot an Mangan führen können.

Noch nicht eindeutig geklärt ist, inwieweit dem Tumorpatienten über den üblichen Tagesbedarf hinausgehende Mengen an Zink zugeführt werden sollten, da insbesondere bei Malignomen vergleichsweise häufig Zinkmangelerscheinungen (z. B. Hautläsionen, gestörte Wundheilung, Glukoseintoleranz und Durchfälle) auftreten. Für eine gesonderte Zinksubstitution stehen spezielle Parenteralia (z. B. Unizink mit 100 µmol Zink pro Ampulle) zur Verfügung. Überdosierungen machen sich u. a. durch Metallgeschmack auf der Zunge, sowie Kopf- und Nackenschmerzen bemerkbar.

Hinsichtlich des Applikationsmodus von Vitaminen und Spurenelementen besteht noch keine einheitliche Lehrmeinung. Die wahrscheinlich praktikabelste Lösung ist die gemeinsame Kurzinfusion von Multivitaminen und Spurenelementen in Glukose 5 % 250 ml binnen 1 h ohne Lichtschutz (persönliche Mitteilung der Fa. Baxter). Alternativ besteht die Möglichkeit, die Vitamine der Fettemulsion und die Spurenelemente dem Zweikammer-System zuzusetzen.

6.2.7 Stufenschema zur partiellen und vollständigen PN

Wie aus der folgenden Übersicht hervorgeht, ist je nach Ausgangszustand des Patienten entweder noch eine peripher-venöse Gabe von Aminosäuren und Glukose ausreichend (z. B. mit Periplasmal 3,5) oder eine total parenterale Ernährung indiziert. Die Menge an Aminosäuren und Kohlenhydraten richtet sich im wesentlichen nach dem Körpergewicht des Patienten und seiner katabolen Ausgangslage. Generell ist die TPN nicht zur Flüssigkeitsbilanzierung des Patienten vorgesehen.

Übersichtsschema zur parenteralen Infusions- und Ernährungstherapie

Periphervenöse Substratapplikation
- Kurzfristige (< 7 Tage) hypokalorische (< 30 kcal/kg KG/Tag) Ernährung ausreichend
- Patienten mit gutem bis befriedigendem Allgemein- und Ernährungszustand (d. h. ausreichend vorhandene Fettdepots)
- Zustände mit leichter bis mittelschwerer Katabolie (10–15 g Stickstoffverlust/Tag)
- Nahrungskarenz maximal 7 Tage
- Applikation von Infusionslösungen mit einer Osmolalität < 800 m Osmol/l
- z. B. 2000 ml Periplasmal 3,5 % mit 70 g AS + 100 g Glukose entsprechend 400 kcal (auch als Zweikammerbeutel verfügbar)
- Vitaminsubstitution mit Multibionta, Spurenelemente fakultativ

Zentralvenöse Substratapplikation bei mittelschwerer Katabolie
- Längerfristige (> 7 Tage) normokalorische (ca. 30 kcal/kg KG/Tag) parenterale Ernährung; Aminosäurenbedarf ca. 1 g/kg KG/Tag
- Patienten mit eingeschränktem Allgemein- und Ernährungszustand und Zuständen mittelschwerer Katabolie (Stickstoffverlust circa 15 g/Tag)
- z. B. 1500 ml Aminomix 1/Tag mit 70 g AS + 300 g Glukose entsprechend 1200 kcal plus 500 ml Intralipid 20 % entsprechend 1000 kcal
- Substitution von Vitaminen (Cernevit) und Spurenelementen (Addel N) mindestens alle 2 Tage

Zentralvenöse Substratapplikation bei schwerer Katabolie
- Längerfristige (> 7 Tage) normokalorische (ca. 30 kcal/kg KG/Tag) parenterale Ernährung; Aminosäurenbedarf ca. 1,5 g/kg KG/Tag

---

- Patienten mit deutlich reduziertem Allgemein- und Ernährungszustand und Zuständen schwerer Katabolie (Stickstoffverluste über 15 g/Tag z. B. nach ausgedehnten Operationen, Verbrennungen, Polytrauma)
- z. B. 2000 ml Aminomix 2/Tag mit 100 g AS + 240 mg Glukose entsprechend 960 kcal plus 500 ml Intralipid 20 % entsprechend 1000 kcal
- Substitution von Vitaminen (Cernevit) und Spurenelementen (Addel N) mindestens alle 2 Tage

Tabelle 6-8. Empfehlungen zur TPN bei eingeschränkter Nierenfunktion. Die spezielle Aminosäurenlösung sollte neben den essentiellen Aminosäuren v. a. Histidin und Arginin (die beim Niereninsuffizienten ebenfalls als essentiell eingestuft werden) und einen bestimmten Anteil an nichtessentiellen Aminosäuren (z. B. Tyrosin, Cystein, Serin und Glycin) enthalten

I. TPN ohne Dialyse/ Hämofiltration:	500 ml Glukose 50–70 % (entspricht 250–350 g Glukose = 1000–1400 kcal) 500 ml spezielle Aminosäuren-Lsg. 7–10 % (entspricht 35–50 g A.S.) (entspricht 0,5–0,7 g AS/kg KG) mind. 250 ml Fettemulsion 20 % (entspricht 50 g Triglyzeride = 450 kcal)
II. TPN mit Dialyse/ Hämofiltration:	1000 ml Glukose 40 % (entspricht 400 g Glukose = 1600 kcal) 1000 ml spezielle Aminosäure-Lsg. 7–10 % (entspricht 70–100 g A.S.) (entspricht 1,0–1,5 g AS/kg KG) mind. 250 ml Fettemulsion 20 % (entspricht 50 g Triglyzeride = 450 kcal)

Tabelle 6-9. Empfehlungen zur TPN bei eingeschränkter Leberfunktion. Die spezielle Aminosäurenlösung sollte vermehrt verzweigtkettige, essentielle Aminosäuren (Leucin, Isoleucin, Valin) und möglichst wenig aromatische Aminosäuren (Phenylalanin, Tyrosin und Tryptophan) bzw. nicht-essentielle Aminosäuren, insbesondere Methionin, enthalten

I. Leberinsuffizienz: (hypokalorisch, peripher-venöse Gabe)	1000 ml Glukose 10 % (entspricht 100 g Glukose = 400 kcal) 1000 ml spezielle Aminosäurenlösung 8 % (entspricht 80 g) (entspricht 1,1–1,5 g AS/kg KG) mind. 250 ml Fettemulsion 20 % (entspricht 50 g Triglyzeride = 450 kcal)
II. Leberinsuffizienz: (normokalorisch, zentralvenöse Gabe)	1000 ml Glukose 20 % (entspricht 200 g Glukose = 800 kcal) 1000 ml spezielle Aminosäuren-Lsg. 8 % (entspricht 80 g) (entspricht 1,1–1,5 g AS/kg KG) 500 ml Fettemulsion 20 % (entspricht 100 g Triglyzeride = 900 kcal)

6.2.8   TPN bei Nieren- und Leberinsuffizienz

Bei Patienten mit stark eingeschränkter Leber- oder Nierenfunktion sind spezielle TPN-Zusammensetzungen erforderlich, wie in den Tabellen 6-8 und 6-9 dargestellt.

Literatur zu 6.2

Archer SB, Burnett RJ, Fischer JE (1996) Current uses and abuses of total parenteral nutrition. Adv Surg 29: 165–89

Braga M, Vignali A, Gianotti L, Cestari A, Profili M, DiCarlo V (1995) Benefits of early postoperative enteral feeding in cancer patients. Infusionsther Transfusionsmed 22: 280–284

Chen MK, Souba WW, Copeland EM (1991) Nutritional support of the surgical oncology patient. Hematol OncolClin North Am 5: 125–142

Chlebowski RT (1991) Nutritional support of the medical oncology patient. Hematol OncolClin North Am 5: 147–160

Grindel CG, Whitmer K, Barsevick A (1996) Quality of life and nutritional support in patients with cancer. Cancer Pract 4: 81–87

Hackl JM (1992) Leitfaden der parenteralen Ernährung. Zuckerschwerdt, München

Lipman TO (1991) Clinical trials of nutritional support in cancer – Parenteral and enteral therapy. Hematol OncolClin North Am 5: 91–120

Mattox TW (1993) Drug use evaluation approach to monitoring use of total parenteral nutrition: A review of criteria for use in cancer patients. NCP 8: 233–237

Ollenschläger G (1995) Ernährungsprobleme des internistischen Tumorpatienten unter Berücksichtigung der Vitaminversorgung. Med Klin 90: 96–102

Schley G (1990) Grundlagen der Intensivmedizin. Thieme, Stuttgart New York

Shike M (1996) Nutrition therapy for the cancer patient. Hematol Oncol Clin North Am 10: 221–34

Tchekmedyian NS (1995) Costs and benefits of nutrition support in cancer. Oncology (Huntington) 9 (Suppl): 79–84

Weilemann LS, Schuster H-P (1993) Parenterale Ernährung. Thieme, Stuttgart New York

Zaanen HCT van, Lelie H van der, Timmer JG, Fürst P, Sauerwein HP (1994) Parenteral glutamine dipeptide supplementary does not ameliorate chemotherapy-induced toxicity. Cancer 74: 2879–2884

7 Alopezie

R. WALDMANN

7.1 Einleitung

Haarausfall wird häufig von Patienten, die erstmals mit der Notwendigkeit einer Chemo- bzw. Radiotherapie konfrontiert werden, als *die* Nebenwirkung und bedeutendstes behandlungsassoziiertes Stigma empfunden. Das Problem ist seit Beginn dieser Therapieformen bekannt. Grundsätzlich stellt Alopezie keine Indikation für eine Dosisreduktion bzw. einen Therapieabbruch dar. Insbesondere bei einem kurativen Ansatz sollte eine reversible Nebenwirkung wie die Alopezie die therapeutische Entscheidung nicht beeinflussen. Bei palliativen Therapiekonzepten ist hingegen die daraus resultierende subjektive Beeinträchtigung des Patienten durchaus zu berücksichtigen und gegebenenfalls auf alternative Behandlungsformen oder Chemotherapien, die keine Alopezie induzieren, auszuweichen.

7.2 Pathophysiologie und Einfluss von Zytostatika

Das Haarwachstum muß als zyklisch verlaufendes Geschehen verstanden werden: nach drei Phasen [Wachstums- (Anagen), Involutions- (Katagen) und Ruhephase (Telogen)] fällt das Haar aus. Ungefähr 80 % der physiologischerweise Monate bis Jahre erhalten bleibenden Terminalhaare befinden sich in der mitoseaktiven Wachstumsphase, in welcher durch Zytostatika bzw. Radiotherapie Proliferation und Differenzierung der Haarfollikelzellen nachhaltig gestört werden können.

Zytostatisch bedingter Haarausfall ist im allgemeinen nicht permanent, während eine Schädelbestrahlung mit über 45 Gμ eine permanente Alopezie induziert. Das Ausmaß des Haarausfalls bei chemotherapeutischer Behandlung hängt von den verwendeten Substanzen per se, ihrer Dosierung und Halbwertszeit, sowie von der Länge und Frequenz der Therapiezyklen ab. Auch kann eine Bolusinjektion desselben Medikaments andere Auswirkungen haben wie eine Dauerinfusion. Bei Kombinationschemotherapien kann die Alopezie durch additive Effekte mehrerer Substanzen verstärkt werden. Klassische, bereits nach 3–4 Wochen auch bei niedriger Dosierung Alopezie-induzierende Substanzen sind Adriamycin und Cyclophosphamid. In der Literatur gibt es noch keine schlüssigen Angaben über die Kinetik der Alopezie im Zusammenhang mit Hochdosis-Chemotherapieregimes. Vor allem ist noch nicht geklärt, ob der nach

Hochdosistherapie obligate Haarausfall, so nicht zusätzlich bestrahlt wurde, immer reversibel ist. In der Pädiatrie wurde nach Konditionierung mit Busulfan/Cyclophosphamid in Einzelfällen bei unter 15jährigen Patienten mit Neuroblastom eine nicht reversible Alopezie induziert. Diese Fragestellung ist daher gegenwärtig Inhalt prospektiver Studien.

Reversible Alopezie induzierende Zytostatika

- Amsacrin
- Anthrazykline
- Bleomycin
- Cyclophosphamid
- Dactinomycin,
- Etoposid
- (5-Fluoruracil)
- Hydroxyharnstoff
- Ifosphamid
- Irinotecan, Topotecan
- Melphalan
- Methotrexat
- Mitomycin
- Paclitaxel, Docetaxel
- Vinblastin

Einige Substanzen wie Gemcitabin, Vinorelbin und Mitoxantron induzieren lediglich geringen oder gar keinen Haarausfall. Im allgemeinen kommt es etwa 6 Wochen nach Beendigung einer chemotherapeutischen Behandlung zur Regeneration des Haarwuchses. Das nunmehr nachwachsende Haar kann sich in Struktur und auch Farbe vom ursprünglichen unterscheiden.

7.3 Maßnahmen zur Prävention

Seit langer Zeit werden Anstrengungen unternommen, therapiebedingten Haarverlust zu vermeiden. In erster Linie wurde durch temporäre vasokonstriktorische Maßnahmen (lokale Hypothermie (Kältekappe)) versucht, zytostatisch wirkende Agenzien von den Haarfollikeln fernzuhalten. Bereits in den frühen neunziger Jahren hat die FDA zu bedenken gegeben, daß zum einen durch dieses Vorgehen Kopfhautmetastasen möglicherweise nicht ausreichend therapeutisch angegangen werden würden, zum anderen die Konzentration des Zytostatikums auch an anderen anatomischen Lokalisationen (Kalotte, möglicherweise Gehirn) eingeschränkt sei. Dabei ist der Stellenwert einer Kältekappe in einer palliativen Situation sicherlich anders als unter kurativem Therapieansatz zu bewerten. Neueren Studien zur Folge bleiben etwa 85% der Haare im Rahmen der Anwendung von Kältekappen erhalten, sodaß in der palliativen Situation diese supportive Strategie durchaus wieder an Bedeutung gewinnen könnte.

Die meisten Patienten entschliessen sich in der Behandlungsphase zum Tragen von Kopfbedeckungen wie Perücken, Tüchern, Baseballmützen o.ä.. Die Kosten für – von Patienten im allgemeinen wegen der Pflegeleichtigkeit favorisierten – Kunsthaarperücken werden von den Krankenkassen ersetzt. Ein derartiger Haarersatz sollte sinnvollerweise schon vor Einsetzen der therapiebedingten Alopezie angefertigt werden.

In neueren Ansätzen zur Vermeidung chemotherapiebedingter Alopezie konnten protektive Effekte durch Immunmodulatoren nachgewiesen werden. Diese Art der Prävention ist im klinischen Alltag nicht etabliert. In einer randomisierten Untersuchung wurde postuliert, daß topisch appliziertes Minoxidil (Vasodilatator) das Intervall bis zur Haarwuchsregeneration im Vergleich zu einer Placebo-Gruppe deutlich verkürzen konnte. Allerdings ist bei unklaren Resorptionsverhältnissen über die Kopfhaut in Einzelfällen mit hypotensiven Nebenwirkungen zu rechnen.

Zusammenfassend läßt sich allerdings trotz neuer Ansätze keine sichere Methode der Prävention von Alopezie bei Einsatz von Zytostatika mit entsprechendem Nebenwirkungsprofil angeben.

Literatur zu 7

Brunner KW, Nagel GA (Hrsg) (1979) Internistische Krebstherapie. Springer, Berlin Heidelberg New York Tokio

Duvic M, Lemak NA, Valero V et al. (1996) A randomized trial of minoxidil in chemotherapy-induced alopecia. J Am Acad Dermatol 35: 74–80

Lemenager M, Lecomte S, Bonneterre ME. et al. (1997) Effectiveness of cold cap in the prevention of docetaxel-induced alopecia. Eur J Cancer 33:297–300

Schöffski P (1996) Alopezie nach Chemotherapie. In: Schmoll H-J (Hrsg) Kompendium der Internistischen Onkologie. Springer, Berlin Heidelberg New York Tokio, S 1155–1158

Seipp CA (1995) Alopecia. In: Macdonald JS, Haller DG, Mayer RJ (eds) Manual of oncologic therapeutics, 3rd edn. Lippincott, Philadelphia

Sredni B, Xu RH, Albeck M et al. (1996) The protective role of the immunomodulator AS 101 against chemotherapy-induced alopecia studies on human and animal models. Int J Cancer 65: 97–103

8   Prophylaxe und Behandlung spezieller Nebenwirkungen von Zytostatika

Neben der allgemeinen, akut oder subchronisch auftretenden Toxizität auf gesundes, rasch proliferierendes Gewebe treten im Rahmen konventionell- und hochdosierter Chemotherapien – abhängig vom eingesetzten Zytostatikum – auch eine Reihe organspezifischer Toxizitäten auf. Diese lassen sich weniger durch die antiproliferative Aktivität, sondern vielmehr durch andere Eigenschaften des Zytostatikums wie der Entstehung bestimmter toxischer Metabolite oder durch relativ hohe Anreicherungen in einzelnen Organen erklären.

Da in einigen Fällen die Mechanismen der organotropen Toxizität recht genau bekannt sind, lassen sich durch gezielte supportive Maßnahmen irreversible Organschädigungen erfolgreich verhindern. Eine Übersicht über spezielle Nebenwirkungen von einzelnen Zytostatika und mögliche supportive Maßnahmen gibt Tabelle 8-1.

Tabelle 8-1.   Beispiele für spezielle Nebenwirkungen von Zytostatika

Zytostatikum	Toxizität	Mögliche Supportivtherapie
Oxazaphosphorine (Cyclophosphamid, Ifosfamid, Trofosfamid)	hämorrhagische Zystitis	Mesna, Hydrierung
Cisplatin	Nephrotoxizität	Hydrierung, NaCl 3 %, Mannitol abendliche Gabe, Verlängerung der Infusionsdauer, Amifostin
HD-Methotrexat	Nephrotoxizität	Hydrierung, Alkalisierung, Spiegelbestimmung Folinsäure-Rescue!
Paclitaxel	Überempfindlichkeits- reaktionen	antiallergische Prämedikation
Docetaxel	Ödembildung	Dexamethason
Ifosfamid	Neurotoxizität	Methylenblau
Anthrazykline	Kardiotoxizität	Dexrazoxane
Vincaalkaloide	Neurotoxizität	ORG-2766

8.1 Tumorlysesyndrom

B. Weiss, H.-P. Lipp

8.1.1 Einleitung

Das Tumorlysesyndrom entwickelt sich pathophysiologisch aufgrund eines massiven Zellzerfalls im Rahmen einer Chemotherapie und äußert sich u. a. in einem raschen Anstieg der Kalium-, Phosphat- und Harnsäurewerte und einem Absinken der Kalziumwerte im Blut. Lebensbedrohliche Situationen sind v. a. bei der Behandlung von hämatologischen Neoplasien mit hoher Zellzahl oder großer Tumorlast wie hochmalignen Non-Hodgkin-Lymphomen (insbesondere Burkitt-Lymphome und undifferenzierte Lymphome) und akuten lymphatischen Leukämien beobachtet worden. Eine vorbestehende Nierenfunktionsstörung und das Ausmaß der Hyperuricämie sind besondere Risikofaktoren für ein akutes Nierenversagen (Uratnephropathie) im Rahmen des Tumorlysesyndroms. Potentiell nephrotoxische Begleittherapien erhöhen ebenfalls das Risiko (s. folgende Übersicht und Tabelle 8-2).

Auswahl potentiell nephrotoxischer Pharmaka (ohne Zytostatika)

- Allopurinol
- Aminoglykosidantibiotika
- Amphotericin B
- Diuretika (Thiazide, Furosemid)
- nichtsteroidale Antiphlogistika, Antirheumatika, Analgetika
  (z. B. Acetylsalicylsäure, Diclofenac, Ibuprofen, Indomethacin, Piroxicam)
- Immunsuppressiva (Ciclosporin A, Tacrolimus [FK 506])
- Interleukin-2
- Pentamidin
- Rifampicin
- Röntgenkontrastmittel
- Sulfonamide (z. B. Cotrimoxazol)
- Virustatika (Aciclovir, Foscarnet)

Besteht ein erhöhtes Risiko für ein Tumorlysesyndrom, so wird in der Regel mit einer „Vorphasentherapie" begonnen, bei der initial hohe Zytostatikadosen vermieden werden.

8.1.2 Intensive Hydrierung

Eine intensive Hydrierung mit 2–3 l/m²/Tag ist nicht nur im Hinblick auf ein Tumorlysesyndrom, sondern auch in Verbindung mit bestimmten besonders nephro- und urotoxischen Zytostatika durchzuführen (s. Tabelle 8-2). Bereits

Tabelle 8-2. Potentiell nephro- und urotoxische Zytostatika

Zytostatikatherapie	Mögliche Komplikation
Hochdosis-Busulfan	Hämorrhagische Zystitis
Cisplatin	Tubuläre Nierenschäden
Cyclophosphamid	Hämorrhagische Zystitis
Ifosfamid	Hämorrhagische Zystitis
Hochdosis-Ifosfamid	Zusätzlich: Fanconi-Syndrom, metabolische Azidose
Hochdosis-Methotrexat	Auskristallisierung in den Tubuli
Mitomycin C	Hämolytisch-urämisches Syndrom
Streptozotocin	Azotämie; progessiv-chronisch verlaufende Nierenschädigung

12–24 h vor dem Beginn der Chemotherapie sollte mit einer intensiven Flüssigkeitszufuhr begonnen werden, um eine adäquate Diurese zu gewährleisten. Die vorzugsweise parenterale Flüssigkeitszufuhr (NaCl 0,9%, Glukose 5%, Sterofundin BG5) sollte mindestens 2000 ml/m²/Tag betragen.

Eine strenge Flüssigkeitsbilanzierung ist erforderlich. Bei einer Flüssigkeitsretention (Bilanzüberschreitung) sind Thiazide wie z. B. Xipamid (Aquaphor) zunächst Mittel der Wahl. Läßt sich durch das Thiazid nicht die gewünschte Bilanz erreichen, so kann eine verstärkte Diurese durch den Einsatz von Schleifendiuretika wie Furosemid (Lasix) oder das neuere Torasemid (Unat) erreicht werden. Torasemid hat eine längere Halbwertszeit (Einmalgabe/Tag) und ist deshalb in der Lage, den diuretischen Effekt länger aufrechtzuerhalten. Es wird überwiegend in der Leber verstoffwechselt, wobei dem größten Teil der Metaboliten praktisch keine pharmakologische Bedeutung zukommt. Nur 20% der Dosis werden renal eliminiert.

Bei drohendem Nierenversagen und einer Restdiurese von mehr als 200 ml/24 h können 50–100 mg Torasemid (max. 200 mg/Tag) als 1-h-Kurzinfusion (oder als mehrmals tägliche perorale Gabe) verabreicht werden. Läßt sich eine schwere Oligurie binnen 1–2 h nicht beheben, ist frühzeitig die Durchführung einer Hämodialyse zu erwägen.

Die Bedeutung von niedrig-dosiertem Dopamin (< 3 µg/kg/min) zur Prävention einer renalen Dysfunktion oder eines akuten Nierenversagens wird international sehr kontrovers diskutiert und nach neueren Untersuchungen zunehmend kritischer bewertet.

8.1.3 Verhinderung der Uratnephropathie

Bei Patienten mit Tumoren mit raschem Zellumsatz kann die Serumkonzentration und die renale Ausscheidung von Harnsäure, dem Endprodukt des Purinstoffwechsels, stark ansteigen. Um das Auskristallisieren der Harnsäure im distalen Tubulus zu vermeiden, ist nicht nur eine kontinuierliche intensive

Hydrierung erforderlich, sondern gleichzeitig auch eine Alkalisierung des Harns und eine prophylaktische Therapie mit Allopurinol vorzunehmen.

8.1.3.1 Medikamentöse Therapie

Die Therapie mit Allopurinol wird im Idealfall 1–2 Tage vor dem Start der Chemotherapie begonnen. Als Prophylaxe wird die Gabe von 2mal 300 mg Allopurinol pro Tag empfohlen. Die Therapie wird über den gesamten Zeitraum der Chemotherapie und mindestens 2–3 Tage darüber hinaus durchgeführt.

In besonders schweren Fällen einer Hyperuricämie besteht entweder die Möglichkeit, Allopurinol i.v. (Apurin, pH > 9!) in einer Dosierung von 350–700 mg/m²/Tag (4–6 Einzeldosen) zu verabreichen oder auf das Präparat Urikozyme (tierische Uricase) auszuweichen. Beide Präparate sind derzeit nur über die internationale Apotheke zu beziehen. Von Urikozyme werden 1–2 Ampullen täglich für die Dauer des massiven Zellzerfalls i.v. verabreicht. Dabei wird der Inhalt einer Ampulle mit 1000 IE Uricase in 100–250 ml Glukose 5% zugesetzt und als Kurzinfusion über 30 min verabreicht.

Liegt eine Einschränkung der Nierenfunktion vor, sollte bei einer glomerulären Filtrationsrate (GFR) von 10–50 ml/min (oder Serumkreatininwerten von 1,3–5 mg %) die Allopurinoldosis um 50%, bei Werten unter 10 ml/min (Serumkreatininwerte > 5 mg%) auf 10–25% reduziert werden, da Allopurinol und insbesondere sein aktiver Metabolit Oxypurinol ansonsten kumulieren (Gefahr der Oxypurinol-Nephrolithiasis).

Zu beachten ist im Rahmen der Allopurinolbehandlung, daß bei einer gleichzeitigen Therapie mit 6-Mercaptopurin (Puri-Nethol) oder Azathioprin (Imurek) die enzymatische Inaktivierung des Zytostatikums bzw. des Immunsuppressivums stark beeinträchtigt wird. Falls die Kombination unvermeidlich ist, muß die Dosis von 6-Mercaptopurin oder Azathioprin auf 1/3 bis 1/4 gesenkt werden.

8.1.3.2 Urinalkalisierung

Da Harnsäure im alkalischen Milieu besser löslich ist, sollte eine Alkalisierung des Harns vorgenommen werden mit einem Ziel-pH von 7–8. Deshalb werden in der Regel pro Liter Hydrierungsflüssigkeit etwa 40–50 mmol Natriumhydrogencarbonat infundiert.

Als Alternative steht der Carboanhydrasehemmer Acetazolamid (Diamox) zur peroralen und parenteralen Gabe zur Verfügung. Dabei werden 500 mg alle 6 h ab Beginn der Chemotherapie verabreicht. Acetazolamid führt ebenfalls zu einer pH-Anhebung des Urins und hat den Vorteil, daß die gleichzeitig zugeführte Natriummenge vernachlässigbar ist.

Literatur zu 8.1

Chertow GM, Sayegh MH, Ilgren RL, Lazarus JM (1996) Is the administration of dopamine associated with adverse or favorable outcomes in acute renal failure? Am J Med 101: 49–53

Kintzel PE, Dorr RT (1995) Anticancer drug renal toxicity and elimination: dosing guidelines for altered renal function. Cancer Treat Rev 21: 33–64

Lipp H-P (1995) Prevention and management of anticancer drug toxicity – The significance of clinical pharmacokinetics. Univ.-Verlag, Jena

Skinner R (1995) Strategies to prevent nephrotoxicity of anticancer drugs. Curr Opin Oncol 7: 310–315

Thadhani R, Pascual M, Bonventre JV (1996) Acute Renal Failure. N Engl J Med 30: 1448–1459

8.2 Spezielle Maßnahmen bei cisplatinhaltiger Chemotherapie

B. WEISS, H.-P. LIPP

8.2.1 Einleitung

Cisplatin zählt zu den Zytostatika mit besonders geringer therapeutischer Breite. Bei der Überschreitung einer Dosis von 100 (-150) mg/m^2 pro Zyklus ist mit einem erhöhten Risiko irreversibler Schädigungen der Nieren und des Gehörs zu rechnen. Bestrahlungen in den jeweiligen Bereichen erhöhen das relative organtoxische Risiko. Oft ist aber auch nach wesentlich geringeren Dosen und trotz adäquater Hydrierung im Verlauf eine allmähliche Verschlechterung der Nierenfunktion zu beobachten. Besonders muß bei einer Cisplatintherapie auf eine eventuelle nephrotoxische Komedikation geachtet werden.

Das Ausmaß der Nephrotoxizität korreliert wahrscheinlich mit den Cisplatinspitzenspiegeln im Plasma und besonders der kumulativen Dosis sowie der Anreicherung von Cisplatin in der Niere, insbesondere in den proximalen Tubuluszellen. Im wesentlichen bestehen die supportiven Maßnahmen, die zur Vermeidung der Nephrotoxizität geeignet sind, aus einer intensiven Hydrierung, Osmodiurese (mit Mannit 20%) und einer adäquaten Elektrolytsubstitution.

Prinzipiell sollte eine Cisplatintherapie nur durchgeführt werden, wenn die Serumkreatininwerte, die glomeruläre Filtrationsrate und das Serumcalcium und Magnesium im Normbereich liegen. Gleichzeitig darf keine Kontraindikation für eine intensive Hydrierung bestehen. Desweiteren sollten bestehende Vorschädigungen des peripheren Nervensystems und des Innenohrs (mittels Audiogramm) ausgeschlossen werden.

8.2.2   Hydrierung, Diurese und Elektrolytsubstitution

Unabhängig von der gewählten Cisplatindosis sollte die Hydrierung bereits 12 h vor der eigentlichen Cisplatin-Kurzinfusion beginnen und 24 h darüber hinaus fortgeführt werden.

Bei Cisplatindosen bis zu 25 mg/m²/Tag wird die Zufuhr von mindestens 100 ml Flüssigkeit/h empfohlen, wobei in den meisten Fällen Glukose 5% und NaCl 0,9% im Wechsel eingesetzt werden. Grundsätzlich kann die Flüssigkeitszufuhr auch oral erfolgen, dabei muß allerdings die Compliance des Patienten unter allen Umständen gewährleistet sein.

Bei Cisplatindosen über 25 mg/m² gilt eine intensivere Hydrierung mit 200 ml/ Stunde als Standard. Gleichzeitig muß eine Diurese von mehr als 100 ml/h sichergestellt sein.

Zur Sicherstellung einer adäquaten Diurese werden beispielsweise 50 ml Mannit 20% (Osmofundin 20%) als Bolus kurz vor der Cisplatininfusion verabreicht und weitere 200 ml Mannit 20% über 4 h infundiert.

Ist die Flüssigkeitsausscheidung nicht ausreichend, so sind weitere diuretische Maßnahmen wie die Gabe von Thiaziden und Schleifendiuretika bis hin zur Hämodialyse indiziert (s. auch Kapitel „Tumorlysesyndrom"). Speziell bei Cisplatin ist es sehr wichtig, eine vorgesehene Hämofiltration – falls erforderlich – so schnell wie möglich nach Abschluß der Kurzinfusion durchzuführen, da aufgrund der hohen Reaktivität des Cisplatin bereits nach wenigen Stunden keine ausreichende Entfernung aus der Blutbahn mehr möglich ist.

Da Cisplatin in der Regel zu einer Hypomagnesiämie führt, ist es üblich, *pro Liter Hydrierungsflüssigkeit 4 mmol Magnesium* zuzusetzen. Die Substitution von Kalium, z. B. 20 mmol/l Hydrierungsflüssigkeit, oder Kalzium wird entsprechend dem individuellen Bedarf empfohlen. Weitere Einzelheiten finden sich in den jeweiligen Therapieprotokollen.

8.2.3   Intraperitoneale Cisplatintherapie

Zur Behandlung eines malignen Azites kann Cisplatin als Bolus auch direkt intraperitoneal verabreicht werden. Dabei liegen die Dosen bei 50 mg/m² oder höher. Es ist darauf zu achten, daß die i.p.-Gabe von einer intensiven Hydierung des Patienten begleitet wird.

Um Cisplatinmengen, die aus dem Peritoneum in den systemischen Kreislauf eindringen, sofort und effizient inaktivieren zu können, gilt heute die prophylaktische Gabe von Natriumthiosulfat bei i.p.-Dosen von über 50 mg/m² als eine wichtige toxizitätsreduzierende Maßnahme.

Dabei werden zu Beginn der i.p.-Gabe von Cisplatin beispielsweise 4000 mg/m² Natriumthiosulfat direkt als Bolus intravenös verabreicht und weitere 12 000 mg/m² über die folgenden 6 h (z. B. in 500 ml-1000 ml NaCl 0,9%) kontinuierlich infundiert. Bei geringeren Dosen als 50 mg/m² Cisplatin dürfte eine Hydratation des Patienten zur Prävention der systemischen Toxizität bereits ausreichend sein.

8.2.4   Ausblick

In den vergangenen Jahren wurden mehrere Strategien diskutiert, die Nephrotoxizität von Cisplatin noch weiter zu reduzieren.

Hierzu besteht z. B. die Möglichkeit, die Cisplatin-haltige Infusionslösung mit NaCl 20% auf *eine NaCl-Endkonzentration von 3%* einzustellen, zum anderen kann die *Applikation gegen Abend* erfolgen, um chronopharmakologische Vorteile auszunützen. Schließlich könnte auch eine *Verlängerung der Infusionsdauer* von 1 Stunde auf z. B. 6 h (in diesem Fall: Lichtschutz!) das Risiko der Nierenschädigung senken.

Eine Reduzierung des nephrotoxischen Risikos durch bestimmte Pharmaka wurde bisher v. a. mit DDTC (Diethyldithiocarbamat), Glutathion, Silibinin und Amifostin (Ethyol, siehe dort) versucht mit teilweise vielversprechenden Ergebnissen.

Literatur zu 8.2

Alberts DS, Noel JK (1995) Cisplatin-associated neurotoxicity: Can it be prevented? Anti-Cancer Drugs
     6: 369
Anand AJ, Bashey B (1993) Newer insights into cisplatin nephrotoxicity. Ann Pharmacother 27: 1519–1525
Bokemeyer C, Fels LM, Dunn T et al. (1996) Silibinin protects against cisplatin-induced nephrotoxicity
     without compromising cisplatin or ifosphamide anti-tumour activity. Br J Cancer 74: 2036–2041
Bokemeyer C, Hartmann JT, Kanz L (1997) Prävention cisplatininduzierter Chemotherapietoxizitäten
     durch Amifostin. Arzt Krankenh 2: 52–56
McKeage MJ (1995) Comparative adverse effect profiles of platinum drugs. Drug Saf 13: 228–244

8.3   Mesna (Uromitexan) zur Zystitisprophylaxe

J.T. HARTMANN, H.-P. LIPP, C. BOKEMEYER

8.3.1   Einleitung

Es ist seit langem bekannt, daß eine Therapie mit den Oxazaphosphorinen Cyclophosphamid (Endoxan i.v./p.o.), Ifosfamid (Holoxan i.v.) und Trofosfamid (Ixoten p.o.) innerhalb weniger Tage eine mehr oder weniger schwere Blasenentzündung und -schädigung zur Folge haben kann. Ausmaß und Schwere dieser Nebenwirkung sind im wesentlichen dosisabhängig. Dabei spielt v. a. das Acrolein, ein unvermeidlicher Metabolit bei der Biotransformation der Oxazaphosphorine, die wohl entscheidende Rolle. Die Metabolisierungswege sind in Abbildung 8-1 dargestellt.

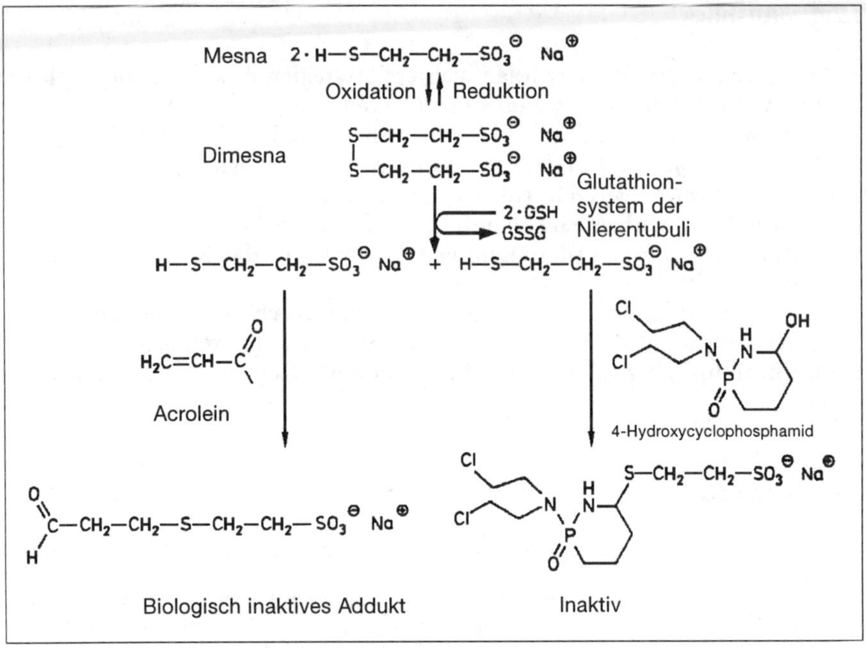

Abb. 8-1. Bei der Metabolisierung des Cyclophosphamids entstehen die urotoxischen Metaboliten Acrolein und 4-Hydroxycyclophosphamid. Mesna, das beim Übertritt in die Blutbahn sofort in Dimesna umgewandelt und im renalen Tubulussystem wieder in seine ursprüngliche Form reduziert wird, ist nichtenzymatisch in der Lage, diese Metaboliten zu inaktivieren

Vorbeugend ist eine intensive Hydrierung von großer Bedeutung. Das Legen eines Blasenkatheters mit kontinuierlicher Blasenspülung wird wegen der Invasivität und Aufwendigkeit der Maßnahme selten durchgeführt. In den letzten Jahren wurde der Begleittherapie mit der Thiolverbindung Mesna eine zunehmend größere Bedeutung beigemessen. Diese Verbindung ist in der Lage, die urotoxischen Metabolite Acrolein und 4-Hydroxy-cyclophosphamid zu inaktivieren. Der besondere Vorteil von Mesna liegt darin, daß es außerhalb der ableitenden Harnwege nur als oxidiertes, inaktives Dimesna vorliegt, kaum gewebegängig ist und somit nur innerhalb des Urogenitaltrakts mit den Oxazaphosphorinmetaboliten interagiert.

Allerdings wird sowohl die Dosierung als auch die Dauer der Mesna-Begleittherapie in verschiedenen onkologischen Zentren unterschiedlich gehandhabt. Die im folgenden vorgestellten Schemata sind unter dem Aspekt ausgewählt worden, daß sie den aktuellen Empfehlungen zur optimalen Prophylaxe unter besonderer Berücksichtigung der Oxazaphosphorin-Pharmakokinetik am nächsten kommen.

Trotz des unbestrittenen Stellenwerts von Mesna sei angemerkt, daß Mesna den extra- und intrazellulären Pool an physiologischen Thiolen verändert. Welche Auswirkungen aus diesen Veränderungen zu erwarten sind, ist bisher nicht geklärt. Anhand der bisherigen klinischen Studien bestehen allerdings keine Anzeichen für eine mögliche Beeinträchtigung der antineoplastischen Wirkung der Oxazaphosphorine durch Mesna.

Ist eine akute Zystitis mit Mesna erfolgreich verhindert worden, so bedeutet dies leider nicht, daß damit auch das Auftreten einer subchronischen Zystitis mehrere Wochen nach der Chemotherapie verhindert wurde. Diese wird mit einer Reaktivierung bestimmter Viren, z. B. den zu den Polyomaviren zählenden BK-Viren, in Zusammenhang gebracht. Eine kausale Behandlung ist nach einigen Einzelfallberichten nur mit einer gezielten antiviralen Therapie, wie mit dem ZNS- und hepatotoxischen Vidarabinphosphat, möglich, das allerdings sehr teuer und weltweit kaum mehr verfügbar ist.

8.3.2   Oxazaphosphorinkurzinfusionen in konventioneller Dosis

Für die Therapie stehen Arzneiformen zur parenteralen und peroralen Anwendung (Uromitexan 400 mg i.v., Uromitexan 1 g i.v. und Uromitexan 5 g i.v., Uromitexan Filmtabletten 400 mg und 600 mg) zur Verfügung. Prinzipiell besteht auch die Möglichkeit, den Inhalt einer Ampulle beispielsweise Orangensaft oder Coca-Cola zuzusetzen und als Trinklösung zu verwenden.

Generell wird ab einer Dosis von 10 mg/kg Cyclophosphamid die Durchführung einer supportiven Therapie mit Mesna empfohlen. Bei entsprechenden Kurzinfusionen sind generell intermittierende Mesna-Bolusgaben vorgesehen. Bei konventionellen Dosierungen von Cyclophosphamid (500–1000 mg/m^2 pro Zyklus) oder Ifosfamid (1500–2500 mg/m^2 pro Zyklus) wird eine Mesnaapplikation nach Schema 1 A empfohlen. In der ambulanten Behandlung z. B. in onkologischen Tageskliniken kann auch das Schema 1 B angewandt werden, bei dem zur Stunde 0 und 4 Mesna in einer Dosis von jeweils 50% der Oxazaphosphorindosis verabreicht wird. Die kurzen Mesna-Applikationsintervalle hängen mit dessen kurzer Plasmahalbwertszeit von etwa einer Stunde zusammen.

Wird in bestimmten Fällen – z. B. im ambulanten oder teilstationären Bereich – eine perorale Therapie angestrebt, so ist generell die für die intravenöse Gabe vorgesehene Dosis zu verdoppeln (Schema 1 C), da die Maximalkonzentrationen im Blut nach oraler Gabe aufgrund der gastrointestinalen Absorption deutlich geringer ausfallen. Soll Mesna ausschließlich peroral verabreicht werden, so ist darauf zu achten, daß bereits 2 h vor der eigentlichen Oxazaphosphorin-Kurzinfusion die erste Dosis gegeben wird, um zum Zeitpunkt der Kurzinfusion adäquate Konzentrationen in den ableitenden Harnwegen sicherzustellen.

Wird nicht die Filmtablette, sondern der Inhalt einer Ampulle peroral eingesetzt, so sollte aufgrund des schlechten Eigengeschmacks unbedingt die Einnahme mit einem Glas voll Coca-Cola oder Orangensaft erfolgen.

Schema 1 A: i.v.-Mesnadosierung bei konventionellen Oxazaphosphorindosen als Kurzinfusion (z. B. 30–60 min.) im stationären Bereich:

Stunden (Uhrzeit)	0 (8.00 Uhr)	4 (12.00 Uhr)	8 (16.00 Uhr)
Oxazaphosphorin Dosis	2000 mg	–	–
Uromitexan Dosis	400 mg	400 mg	400 mg

Jeweils 20% der Oxazaphosphorindosis werden als Mesna kurz vor, 4 h und
8 h nach Beginn der Cyclophosphamidkurzinfusion verabreicht.

Schema 1 B: i.v.-Mesnadosierung bei konventionellen Oxazaphosphorindosen als
Kurzinfusion bei Patienten, die ambulant (z. B. Tagesklinik) behandelt werden:

Stunden (Uhrzeit)	0 (8.00 Uhr)	4 (12.00 Uhr)
Oxazaphosphorin Dosis	2000 mg	–
Uromitexan Dosis	1000 mg	1000 mg

Jeweils 50% der Oxazaphosphorindosis werden als Mesna kurz vor und 4 h
nach Beginn der Oxazaphosphorininfusion verabreicht.

Schema 1 C: Teils intravenöse/teils perorale Therapie mit Mesna bei konventionellen Oxazaphosphorindosen als Kurzinfusion bei Patienten, die
ambulant (z. B. Tagesklinik) behandelt werden:

Stunden (Uhrzeit)	0 (8.00 Uhr)	2 (10.00 Uhr)	6 (14.00 Uhr)
Oxazaphosphorin Dosis	2000 mg	–	–
Uromitexan Dosis	400 mg i.v.	800 mg p.o.	800 mg p.o.

20% der Oxazaphosphorindosis werden als Mesna kurz vor der Infusion als
Bolus verabreicht. Jeweils 40% der Oxazaphosphorindosis werden als
Mesna *peroral* zur Stunde 2 und 6 eingenommen.

8.3.3 Hochdosisoxazaphosphorintherapie

Wählt man für die Hochdosis von z. B. 60 mg/kg Cyclophosphamid die empfohlene Infusionsdauer von 2 h, so ist eine Vorgehensweise nach Schema 2 üblich. Dabei werden die Applikationsintervalle von vier (vgl. Schema 1 A) auf 3 h verkürzt. Hinzukommt, daß die Mesnagabe mindestens über 9 h nach Beginn der Oxazaphosphorin-Kurzinfusion erfolgen sollte.

Ob eine darüber hinausgehende Mesnagabe sinnvoll und notwendig ist, bleibt weiter umstritten, denn aus pharmakokinetischer Sicht gelten die ersten 5–7 h hinsichtlich der Acroleinbildung als besonders kritisch. Während dieser Zeitspanne sollte deshalb die Mesnagabe konsequent mit 20–25 mg/kgKG alle 3 h erfolgen. Da aber auch über die weiteren 20 h noch erhebliche alyklierende Aktivität im Urin nachweisbar ist, empfehlen Fleming et al. die parallele Durchführung einer kontinuierliche Mesnaapplikation mit ca. 100 % der HD-Cyclophosphamidmenge via Perfusor mindestens über 24 h, zumal durch hohe interindividuelle Schwankungen ohne begleitendes therapeutisches Drug Monitoring keine genaueren Aussagen zur individuellen Ausscheidung alkylierender Folgeprodukte getroffen werden können.

Schema 2: Mesnadosierung bei einer Hochdosistherapie mit Oxazaphosphorinen als Kurzinfusion im stationären Bereich (mod. nach Fleming et al.):				
Stunde	0	3	6	9
Cyclophosphamid	4,0 g (100%)	–	–	–
Mesna	1,5–2,0 g (50%)	1,5–2,0 g (50%)	1,5–2,0 g (50%)	1,5–2,0 g (50%)
Mesna	4000 mg (= 100%) als Perfusor über 24 h			

Jeweils 40–50% der Oxazaphosphorindosis (alternativ 20–25 mg/kgKG) werden als Mesna kurz vor, 3 h, 6 h und 9 h nach Beginn der Cyclophosphamid-Kurzinfusion als Bolus verabreicht. Parallel dazu empfiehlt sich die kontinuierliche Infusion einer Mesnadosis, die 100% der Oxazaphosphorinmenge entspricht, über 24 h.

Spricht man von hochdosiertem Ifosfamid, so liegen die Dosen üblicherweise > 5 g/m²/Tag. Noch umstritten ist, ob solche Dosen als Kurz- oder als Dauerinfusion verabreicht werden sollen. Neuere Studien favorisieren eher die Kurzinfusion. Die intravenöse Mesnagabe erfolgt dabei prinzipiell nach Schema 1 A.

8.3.4 Cyclophosphamid- und Ifosfamiddauerinfusionen

Da während der gesamten Dauerinfusion Acrolein gebildet und renal eliminiert wird, gilt die Durchführung einer kontinuierlichen Mesnagabe während dieser

Zeit als Standard. Die Mesnadosis ist mit der gewählten Oxazaphosphorindosis identisch (Schema 3). Da die Oxazaphosphorine und Mesna physikalisch-chemisch miteinander kompatibel sind, kann die 100%ige Mesnadosis direkt der Cyclophosphamid- oder Ifosfamidinfusion zugesetzt werden.

Schema 3: Mesnadosierung bei konventionellen und hohen Oxazaphosphorindosen als Dauerinfusion (z. B. über 16–24 h):

Stunde	0	24 – 36
Ifosfamid	8000 mg	–
Infusion	(= 100%)	
Uromitexan	1600 mg	–
Bolus-Dosis	(= 20%)	
Uromitexan	8000 mg	4000 mg
Infusion	(= 100%)	(= 50%)
	(Zusatz zur Infusion möglich)	

20% der Oxazaphosphorindosis werden als Mesna kurz vor Beginn der Dauerinfusion als Bolus verabreicht; 100% werden als Mesna parallel zur Dauerinfusion kontinuierlich infundiert (Mesna kann der Infusionslösung direkt zugesetzt werden). Nach Abschluß der Dauerinfusion werden über weitere 12 h 50% der Oxazaphosphorindosis als Mesna perfundiert.

Um bereits zu Anfang der Dauerinfusion die Blase ausreichend zu schützen, wird eine Mesnamenge von etwa 20% der entsprechenden Oxazaphosphorindosis kurz vor dem Beginn der Dauerinfusion als Bolus verabreicht (Schema 3). Da die Halbwertszeit der beiden Oxazaphosphorine Cyclophosphamid und Ifosfamid bei etwa 5–7 h liegen – wobei die des Acrolein kürzer sein dürfte – sollte etwa noch 12 h nach Beendigung der Oxazaphosphorin-Dauerinfusion Mesna weiter kontinuierlich verabreicht werden (Schema 3). Eine darüber hinausgehende Infusionsdauer entspricht nicht der üblichen Richtlinien.

Literatur zu 8.3

Bedi A, Miller CB, Hanson JL et al. (1995) Association of BK virus with failure of prophylaxis against cystitis following bone marrow transplantation. J Clin Oncol 13: 1103–1109

Dechant KL, Brogden RN, Pilkington T, Faulds D (1991) Ifosfamide/Mesna: A review of its antineoplastic activity, pharmacokinetic properties and therapeutic efficacy in cancer. Drugs 42: 428–467

Fleming RA, Cruz JM, Webb CD et al. (1996) Urinary elimination of cyclophosphamide alkylating metabolites and free thiols following two administration schedules of high-dose cyclophosphamide and mesna. Bone Marrow Transplant 17: 497–501

Haselberger MB, Schwinghammer TL (1995) Efficacy of mesna for prevention of hemorrhagic cystitis after high-dose cyclophosphamide therapy. Ann Pharmacother 29: 918–921

Katz A, Epelman S, Anelli A et al. (1995) A prospective randomized evaluation of three schedules of mesna administration in patients receiving an ifosfamide-containing chemotherapy regimen: sustained efficiency and simplified administration. J Cancer Res Clin Oncol 121: 128–131

Kurowski V, Wagner T (1997) Urinary excretion of ifosfamide, 4-hydroxyifosfamide, 3- and 2-dechloro-ethylifosfamide, mesna, and dimesna in patients on fractionated intravenous ifosfamide and concomitant mesna therapy. Cancer Chemother Pharmacol 39: 431–439

Lauterburg BH, Nguyen T, Hartmann B et al. (1994) Depletion of total cysteine, glutathione, and homocysteine in plasma by ifofamide/mesna therapy. Cancer Chemother Pharmacol 35: 132–136

8.4 Spezielle Maßnahmen bei Hochdosis-Methotrexat (HD-MTX)

B. WEISS, H.-P. LIPP

8.4.1 Einleitung

Hochdosiertes Methotrexat (HD-MTX) wird v. a. bei akuten Leukämien und beim Osteosarkom eingesetzt. Neben der ausgeprägten Mukositis, Myelosuppression und reversiblen Toxizität auf Lunge, Haut, Leber und Zentralnervensystem ist v. a. die Gefahr der irreversiblen Nierenschädigung zu beachten. Mit Hilfe der „Folinsäure-Rescue" (= Leucovorin-Rescue) läßt sich die Toxizität des MTX auf natürliches, rasch proliferierendes Gewebe eindämmen, während die intensive Hydrierung und Alkalisierung des Harns das nephrotoxische Risiko entscheidend zu senken vermag.

8.4.2 Voraussetzungen für eine HD-MTX-Therapie

Voraussetzungen für eine HD-MTX-Therapie sind Serumkreatinin- und Serumbilirubinwerte im Normbereich, eine Kreatininclearance über 60 ml/min, Leukozytenwerte über 3.000/µl und Thrombozytenwerte über 100.000/µl, keine Anzeichen einer Mukositis und keine bestehende Harnabflußbehinderung. Besondere Verteilungsräume, wie z. B. Aszites, Pleura- oder Perikarderguß, sind auszuschließen, da MTX in diesen Kompartimenten kumuliert.

Dosisreduktionen sind dann vorzunehmen, wenn eine renale oder hepatische Dysfunktion vorliegt, d. h. die glomeruläre Filtrationsrate einen Wert von 60 ml/min unterschreitet oder die Bilirubinwerte über 3 mg/dl liegen.

Da MTX eine Plasmaeiweißbindung von ca. 50% aufweist, besteht die Möglichkeit, daß Arzneistoffe mit hoher Plasmaeiweißbindung, wie z. B. nichtsteroidale Antiphlogistika (Indomethacin, Piroxicam, Ibuprofen, Diclofenac, Acetylsalicylsäure) und Sulfonamide (z. B. Cotrimoxazol), möglicherweise auch orale Antidiabetika oder Doxycyclin den ungebundenen, direkt wirksamen Anteil des MTX beträchtlich erhöhen können. Eine weitere Form der Interaktion, die im Rahmen einer HD-MTX-Therapie zu beachten ist, besteht in der kompetitiven Beeinträchtigung der tubulären Sekretion, z. B. durch Probenecid,

Hydrochlorothiazid und andere Diuretika, verschiedene nicht-steroidale Antiphlogistika oder Ciclosporin A.

Voraussetzung für die Überwachung einer HD-MTX-Therapie ist die Durchführbarkeit von MTX-Spiegelbestimmungen, um auf die individuelle MTX-Pharmakokinetik entsprechend schnell reagieren zu können.

8.4.3 Folinsäure-Rescue

Die supportive Therapie mit Folinsäure (Kalziumfolinat) vermindert v. a. das Ausmaß der Myelosuppression und der Mukositis. Hierzu wird „aktivierte Folsäure" in Form seines Kalziumsalzes intravenös oder peroral verabreicht. Intrazellulär hebt es die MTX-Wirkung auf und schützt die normalen Zellen vor der Toxizität des Zytostatikums.

Das vorgegebene zeitliche Intervall zwischen MTX-Gabe und dem Beginn der „Folinsäure-Rescue" ist streng einzuhalten, da eine Intervallverkürzung eine Beeinträchtigung der antitumoralen Wirkung des MTX im Sinne einer „Rescue des Tumorgewebes" mit sich bringen kann. Ein gängiges Schema ist in Tabelle 8-3 abgebildet. Bei anhaltend hohen MTX-Spiegeln ist ein intensiviertes Vorgehen unumgänglich.

Tabelle 8-3. „Folinsäure-Rescue" bei zeitgerecht abfallenden MTX-Spiegeln. Durchführung der „Folinsäure-Rescue", bis die MTX-Spiegel unter 0,05 µmol/l fallen. Falls erhebliche Beeinträchtigungen der oralen Bioverfügbarkeit vorliegen (z. B. starke Diarrhöen), ist die intravenöse Darreichung Mittel der Wahl

MTX-Dosis	Applikationsart	Dosierung der Folinsäure
$1–12 \text{ g/m}^2$	4-h-Kurzinfusion	15 mg/m² p.o. (i.v.) alle 6 h; Beginn 24 h nach MTX-Infusionsbeginn
	24-h-Dauerinfusion	15 mg/m² p.o. (i.v.) alle 6 h; Beginn 36–42 h nach MTX-Infusionsbeginn

Die perorale Gabe hat den Vorteil, daß nur das aktive Enantiomer aus dem Gastrointestinaltrakt resorbiert wird. Allerdings ist ab Dosen über 15(–30) mg eine Sättigung der Absorption zu beobachten, sodaß höherdosierte orale Gaben nicht sinnvoll erscheinen.

Der Beginn der „Folinsäure Rescue" richtet sich nach der Dauer der MTX-Infusion. Bei Kurzinfusionen beginnt die „Folinsäure-Rescue" 24 h, bei 24-h-Dauerinfusionen (36–)42 h nach Beginn der MTX-Infusion. Weitere Einzelheiten sind den jeweiligen Therapieprotokollen zu entnehmen.

8.4.4 Vermeidung der Nephrotoxizität

Bereits 12 h vor dem Beginn der HD-MTX-Infusion wird mit einer intensiven Flüssigkeitszufuhr begonnen, um eine adäquate Ausscheidung über den Harn

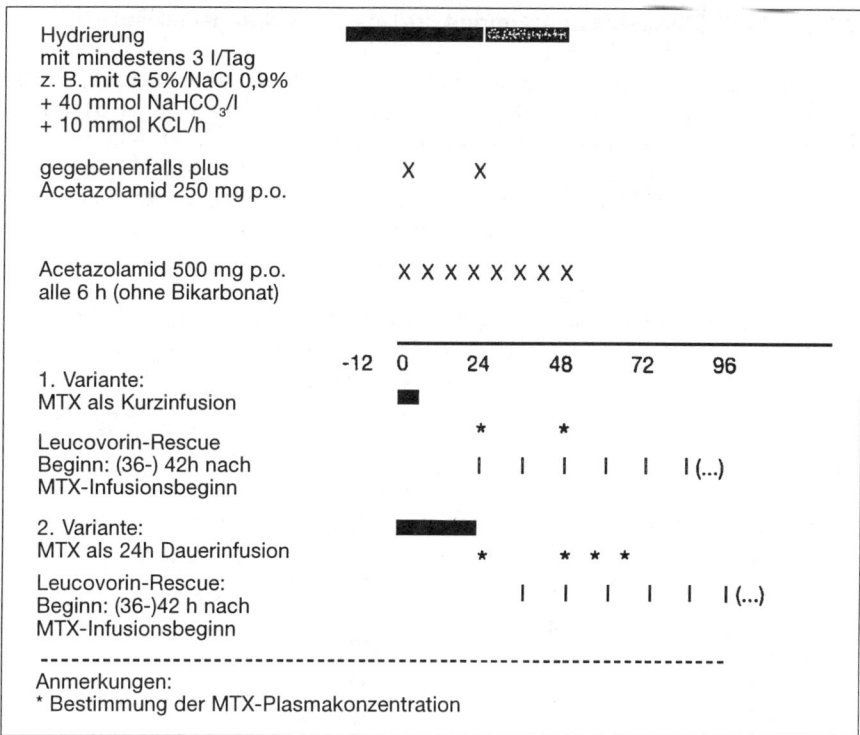

Hydrierung
mit mindestens 3 l/Tag
z. B. mit G 5%/NaCl 0,9%
+ 40 mmol NaHCO$_3$/l
+ 10 mmol KCL/h

gegebenenfalls plus
Acetazolamid 250 mg p.o.　　　X　　X

Acetazolamid 500 mg p.o.　　　X X X X X X X X
alle 6 h (ohne Bikarbonat)

　　　　　　　　　　　　　　-12　0　　24　　48　　72　　96
1. Variante:
MTX als Kurzinfusion

Leucovorin-Rescue
Beginn: (36-) 42h nach　　　　　　　I　　I　　I　　I　　I　　I (...)
MTX-Infusionsbeginn

2. Variante:
MTX als 24h Dauerinfusion

Leucovorin-Rescue:
Beginn: (36-)42 h nach　　　　　　　I　　I　　I　　I　　I　　I (...)
MTX-Infusionsbeginn

Anmerkungen:
* Bestimmung der MTX-Plasmakonzentration

Abb. 8-2. Die Hochdosistherapie mit Methotrexat kann erst begonnen werden, wenn die Alkalisierung des Harns gewährleistet ist. Abhängig von der Applikationsdauer wird die Folinsäure-Rescue nach 24 bzw. 36–42 h (berechnet auf den MTX-Infusionsbeginn) gestartet

zum Zeitpunkt des MTX-Infusionsbeginns zu gewährleisten. Die Flüssigkeitszufuhr (NaCl 0,9%, Glukose 5%) beträgt 3000 ml/m²/Tag.

Da MTX bei sauren pH-Werten auskristallisiert, muß der Urin-pH bei Therapiebeginn > 7 liegen. Die Alkalisierung wird entweder mit Natriumbicarbonat (z. B. 40 mmol/l Hydrierungsflüssigkeit oder separat via Perfusor) oder mit Acetazolamid (Diamox) erreicht (s. auch Kap. 8.1 „Tumorlysesyndrom").

Die pH-Kontrolle des Urins muß fortlaufend bis 24 h nach MTX-Infusionsende weitergeführt werden. Auf ein Absinken des Urin-pH-Werts auf Werte < 7 ist mit einer Intensivierung der Alkalisierung mit Bicarbonat (i.v.), Acetazolamid (p.o./i.v.) oder Uralyt U (p.o.) zu reagieren.

Ein Beispiel für die Durchführung einer mittelhoch- bis hochdosierten MTX-Therapie findet sich in Abbildung 8-2.

8.4.5   MTX-Spiegelbestimmungen und abnorme Spiegelverläufe

MTX wird mit einer β-Eliminationshalbwertszeit von 3 h und einer terminalen von etwa 23 h renal ausgeschieden. Direkt nach der Beendigung einer HD-MTX-Infusion (z. B. 12 g/m² beim Osteosarkom als 4-h-Infusion) ist im Blut eine sehr hohe MTX-Konzentration von etwa 1 mM („mM" steht für mmol/l) festzustellen, jedoch liegen die bei normaler Nierenfunktion zu erwartenden Werte nach 24 h bereits unter 5 µM und nach 48 h unter 0,5 µM. Auf eine davon abweichende MTX-Kinetik muß mit einer raschen, intensivierten „Folinsäure-Rescue" reagiert werden (s. Tabelle 8-4).

Es ist insbesondere nach vorangegangenen Therapien mit potentiell nephrotoxischen Substanzen oder bei schweren Diarrhoen während der MTX-Therapie (mit damit einhergehender Hypovolämie) durchaus möglich, daß nach 48 h noch ein MTX-Spiegel über 100 µM bzw. nach 72 h über 1 µM vorliegt. Deshalb

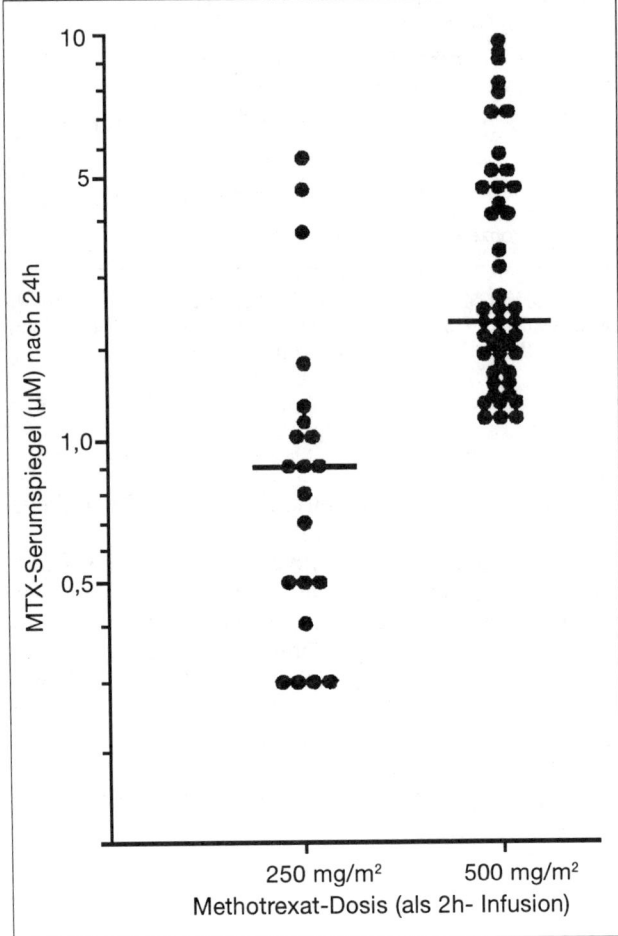

Abb. 8-3. Standard-dosen von 250 mg/m² oder 500 mg/m² Methotrexat können nach 24 h interindividuell zu sehr unterschiedlichen MTX-Serumspiegeln führen. Es ist deshalb sehr wichtig, bereits bei diesen Dosen eine Folinsäure-Rescue durchzuführen, bis die MTX-Spiegel auf 0,05 µM abgefallen sind. (Nach Comella et al. 1995)

Tabelle 8-4. Intensivierte „Folinsäure-Rescue" bei zu hohen MTX-Spiegeln (nach Teresi & Rodman)

MTX-Spiegel [µM] 42 Std. nach Start der 24 h- Infusion	Folinsäure-Dosierung
> 50 µM	Folinsäure [mg] = MTX-Spiegel [µM] × kg KG
50 µM	1000 mg/m² alle 6 h i.v.
5 µM	100 mg/m² alle 6 h i.v.
0,5 µM	10 mg/m² alle 3 h i.v. oder p.o.
0,1 µM	10 mg/m² alle 6 h i.v. oder p.o.
< 0,05 µM	keine Folinsäure-Rescue

ist dringend auf MTX-Spiegelbestimmungen über mindestens 72 h nach Beendigung der HD-MTX-Infusion zu achten, um nicht außerordentlich schwere Formen einer Mukositis, Panzytopenie oder renalen Dysfunktion bei einer veränderten, terminalen MTX-Kinetik zu riskieren. Ist kein weiterer Abfall der MTX-Spiegel zu erreichen bzw. liegen die Spiegel nach 24 h noch über 300 µM, so ist die rechtzeitige Einleitung einer Hämoperfusion über Aktivkohle mit sequentieller Hämodialyse indiziert. Die individuellen Schwankungen des MTX-Plasmaspiegels nach einer vorgegebenen MTX-Dosis zeigt Abbildung 8-3.

Literatur zu 8.4

Borsi JD, Sagen ES, Romslo I, Moe PJ (1990) Rescue after intermediate and high-dose Methotrexate. Ped Hematol Oncol 7: 347–363
Comella P, Palmieri G, Beneduce G et al. (1996) Significance of methotrexate serum level achieved in patients with gastroinstestinal malignancies treated with sequential methotrexate, L-Folinic Acid and 5-Fluorouracil. Oncology 53: 198–203
Gögbuget N, Hoelzer D (1996) High-dose methotrexate in the treatment of adult acute lymphoblastic leukemia. Ann Hematol 72: 194–201
Relling MV, Stapleton F, Ochs J et al. (1988) Removal of methotrexate, leucovorin and their metabolites by combined hemodialysis and hemoperfusion. Cancer 62: 884–888
Relling MV, Fairclough D, Ayers D et al. (1994) Patient characteristics associated with high-risk methotrexate concentrations and toxicity. J Clin Oncol 12: 1667–72
Teresi ME, Rodman JH (1993) Methotrexate; in: Clinical phamacokinetics pocket reference; J.E. Murphy (ed), 157–177. American Society of Hospital Pharmacists
Thomson AH, Daly M, Knepil J, Harden P, Symonds P (1996) Methotrexate removal during haemodialysis in a patient with advanced laryngeal carcinoma. Cancer Chemother Pharmacol 38: 566–570
Treon SP, Chabner BA (1996) Concepts in use of high-dose methotrexate therapy. Clin Chem 42: 1322–1329

8.5   Spezielle Begleittherapie bei Taxanen

M. SÖKLER

8.5.1   Einleitung

Die Taxane, eine neue Substanzklasse in der Tumorbehandlung, haben in letzten Jahren rasche Verbreitung in der Therapie zahlreicher Tumoren gefunden. Sie werden gegenwärtig insbesondere beim Mammakarzinom, dem Ovarialkarzinom und dem nicht-kleinzelligen Bronchialkarzinom mit Erfolg eingesetzt. Ihren Namen verdanken sie der pazifischen Eibe (Taxus brevifolia), aus deren Rinde die erste Substanz dieser Gruppe, Paclitaxel, gewonnen wurde. Heute wird Paclitaxel (Taxol) semisynthetisch hergestellt, sodaß der natürliche Eibenbestand erhalten bleibt. Daneben ist mittlerweile das semisynthetische Derivat Docetaxel (Taxotere) zugelassen.

Der Wirkmechanismus greift in das bei der Mitose eukaryoter Zellen bedeutsame Mikrotubuli-System ein. Während die Vinkelkaloide die Polymerisation von Tubulin zu Mikrotubuli hemmen, wird durch Taxane umgekehrt die Depolymerisation gehemmt.

8.5.2   Nebenwirkungen

An Nebenwirkungen werden wie bei anderen Zytostatika Leuko- und Thrombozytopenie, Alopezie und Asthenie/Myalgien beobachtet. Übelkeit, Erbrechen und Stomatitis sind meist nicht stark ausgeprägt. Wie bei Vinkalkaloiden können neurosensorische und -motorische Nebenwirkungen auftreten. Selten sind kardiovaskuläre Nebenwirkungen wie Bradykardie und Hypotonie.

Eine Besonderheit von Taxol stellen die in milder Form häufig auftretenden, seltener auch schwerwiegenden allergischen Reaktionen dar, die vornehmlich auf den Lösungsvermittler Cremophor EL zurückzuführen sind. In einer frühen Phase I-Studie mit einstündiger Infusionsdauer ohne Begleittherapie traten bei 2 von 9 Patienten lebensbedrohliche allergische Reaktionen auf. Um die Verträglichkeit zu verbessern, wurde Paclitaxel dann mittels 24-h-Dauerinfusion gegeben. Durch eine mittlerweile routinemäßig durchgeführte antiallergische Prophylaxe mit Kortikosteroiden und Antihistaminika konnte die Verträglichkeit entscheidend verbessert und die Applikation mit kürzerer, praktikablerer Infusionsdauer von gegenwärtig in der Regel 3 h ermöglicht werden. Die Myelotoxizität ist bei dieser Infusionsdauer im Vergleich zur 24-h-Dauerinfusion geringer.

Mit begleitender Kortikosteroidgabe wurden in Phase II und III – Studien bei ca. 40% aller Patienten milde Überempfindlichkeitsreaktionen wie Hautrötung und -exanthem beobachtet. Bei 2% (13 von 812 behandelten Patienten) traten schwerwiegende Reaktionen wie Flush, Dyspnoe, Tachykardie und thorakale Schmerzen auf, so daß die Therapie abgebrochen und Gegenmaßnahmen ergriffen werden mußten. Während schwerwiegende Reaktionen fast ausschließlich in den ersten 3 Therapiezyklen auftraten, sind milde Reaktionen auch im späteren Therapieverlauf beobachtet worden.

Bei Docetaxel wurden milde Hautreaktionen bei 54% (unter 931 Patienten in Phase II – Studien in Europa und den USA, mehrheitlich ohne prophylaktische Kortikosteroidgabe) beobachtet. Schwerere Überempfindlichkeitsreaktionen wie bedeutsame Hypotonie, Bronchospasmus oder Angioödem wurden bei 6,6% aller Patienten, jedoch bei keinem Patienten mit Steroidprophylaxe beobachtet. Die geschilderten Nebenwirkungen traten weit überwiegend während der ersten 10 min der Infusion im ersten oder zweiten Zyklus auf.

Nur bei Docetaxel, nicht bei Paclitaxel, wird das sogenannte „Fluid Retention Syndrome" beobachtet. Dabei handelt es sich um ein von der kumulativen Dosis abhängiges Phänomen unklarer Genese mit Gewichtszunahme, peripheren Ödemen, seltener Aszites, Pleura- und Perikarderguß. Es tritt im Mittel nach ca. 5 Therapiezyklen auf. Ohne Kortikosteroidgabe sind ca. 60% der Patienten davon betroffen, bei 20% muß die Therapie deshalb abgebrochen werden. Unter einer Dexamethason-Begleittherapie geht die Inzidenz auf ca. 40% zurück, schwerere Verläufe werden seltener beobachtet (6,3% gegenüber 12,7%). Auch in der Therapie des „fluid retention syndrome" ist Dexamethason wirksam.

8.5.3 Begleittherapie

Wegen dieser Nebenwirkungen ist die Verwendung von Taxanen in der Therapie an eine obligate Prä- und Begleittherapie gebunden.

Für Paclitaxel wird gegenwärtig folgendes Regime empfohlen:

- Dexamethason: 20 mg p.o., jeweils 12 und 6 h vor Paclitaxelgabe
- Clemastin: 2 mg i.v., 30–60 min vor der Paclitaxelgabe
  (oder anderer H_1-Blocker)
- Ranitidin: 50 mg i.v., 30–60 min vor der Paclitaxelgabe
  (oder anderer H_2-Blocker)

Nach neueren Daten scheint auch eine intravenöse Steroidgabe kurz vor der Paclitaxelgabe ausreichend zu sein. Demnach können 8–20 mg Dexamethason einmalig 30 min vor der Paclitaxelgabe als Kurzinfusion gegeben werden. In der Abteilung II der Medizinischen Klinik Tübingen sind in der ambulanten Paclitaxel-Therapie gute Erfahrungen mit der einmaligen Gabe von 100 mg Prednisolon intravenös eine Stunde vor der Paclitaxelinfusion gemacht worden, ohne daß schwerwiegende allergische Nebenwirkungen aufgetreten sind.

Für Docetaxel wird folgendes Regime empfohlen:

- Dexamethason: 2mal 8 mg/Tag p.o., über 5 Tage (Tag –1 bis +3)

Diese Empfehlung ist der aktuellen Fachinformation entnommen. Nach neueren Daten ist eine Dexamethasongabe nur über 3 Tage (Tag –1 bis Tag +1), was die Prävention des „fluid retention syndrome" angeht, ausreichend. Die zusätzliche Gabe von Antihistaminika bietet nach den vorliegenden Daten bei der Therapie mit Docetaxel keinen Vorteil.

Literatur zu 8.5

Bizzari JP, Le Bail N (1994) Docetaxel: RP 56976. Integrated safety summary, updated analysis. Rhone-Poulenc Rorer, 25 October 1994
Boehm DK (1996) Paclitaxel. Premedication regimens. J Natl Cancer Inst 88: 463–465
Bristol-Meyers Squibb (1993) Paclitaxel administration guide. Princeton/NJ
Chan S, Winterbottom L, Gardner S (1996) Response to dexamethasone in patients with fluid retention after docetaxel. Lancet 347: 1486–1487
Gennari A, Salvadori B, Tognoni A, Conte PF (1996) Rapid intravenous premedication with dexamethasone prevents hypersensitivity reactions to paclitaxel. Ann Oncol 7: 978–979
Parikh B, Khanolkar S, Advani SH (1996) Safety profile of single-dose dexamethasone premedication for paclitaxel. J Clin Oncol 14: 2189–2190
Piccard MJ, Klijn J, Paridaens R et al. (1997) Corticosteroids significantly delay the onset of docetaxel-induced fluid-retention: Final results of a randomized study of the european organization for research and treatment of cancer investigational drug branch for breast cancer. J Clin Oncol 15:3149–3155
Riva A, Fumoleau P, Roché H et al. (1997) Efficacy and safety of different corticosteroid (C) premedications (P) in breast cancer (BC) patients (Pts) treated with Taxotere (T). Proc Am Soc Clin Oncol 16: 188 a
Weiss RB, Donehower RC, Wienik PH et al. (1990) Hypersensitivity reactions from paclitaxel. J Clin Oncol 8: 1263–1268

8.6   Zytoprotektion

8.6.1   Methylenblau bei Ifosfamid-induzierter Neurotoxizität

J.T. HARTMANN, H.-P. LIPP

Neben den bekannten Nebenwirkungen von Ifosfamid, wie Urothel- und Nephrotoxizität, kann insbesondere nach Verwendung höherer Dosen eine medikamentenassoziierte Enzephalopathie auftreten.

Klinisch ist das Bild der ifosfamidinduzierten Enzephalopathie mannigfaltig und reicht von leichten mnestischen Störungen, Verwirrtheit, Desorientiertheit, Agitiertheit, Verschwommensehen bis hin zu schweren Störungen wie Krampfanfällen, extrapyramidal-motorischen Nebenwirkungen, paranoiden Halluzinationen und Koma. Die Symptomatik tritt meistens innerhalb der ersten 48 h nach Beginn der Ifosfamidtherapie auf und ist – von nur wenigen Fällen abgesehen – nach Absetzen der Infusion reversibel.

Als prädisponierende Begleitfaktoren gelten

- eingeschränkte Nierenfunktion
- niedriges Serumalbumin
- niedriger Karnofsky-Index
- weibliches Geschlecht

Bemerkenswert ist, daß die orale Gabe von Ifosfamid weitaus häufiger zu einer schweren ZNS-Toxizität führte.

In den letzten Jahren wird zunehmend über den Einsatz von Methylenblau berichtet, der zu einer raschen Linderung der neurotoxischen Symptomatik führte. Methylenblau ist bekanntermaßen bei der Enzephalopathie im Rahmen der kongenitalen Glutarsäureaceturie Typ I (Glutaryl-CoA-Dehydrogenase-mangel) und Typ II (Mangel an Flavoproteinen (ETF)) wirksam. Wie bei diesen Erkrankungen wurde auch bei der Ifosfamid-Enzephalopathie eine erhöhte Glutarsäure- und Hypersarkosin-Konzentration im Urin beobachtet.

Es wird angenommen, daß die Neurotoxizität des Ifosfamid mit seinen Metaboliten, insbesondere dem Chloracetaldehyd und dem Chlorethylamin, verknüpft ist. (Abbildung 8-4). Dafür sprechen 3 Gründe:

1. Beide Metaboliten werden im Gegensatz zum Ifosfamid beim strukturver-wandten und kaum neurotoxischen Cyclophosphamid nur in vernachlässig-barem Ausmaß gebildet.
2. Das Auftreten der ZNS-Toxizität bei Ifosfamidtherapie ließ sich mit der Höhe der Chloracetaldehydkonzentrationen im Plasma korrelieren.
3. Da durch den ausgeprägten First-pass-Effekt in Darm und Leber via Cyto-chrom P450 3A4 nach oraler Gabe des Ifosfamid weit mehr Metaboliten anfal-len, ist es verständlich, daß in ersten, rasch abgebrochenen klinischen Studien nach oraler Gabe teilweise unbeherrschbare ZNS-toxische Nebeneffekte auf-traten.

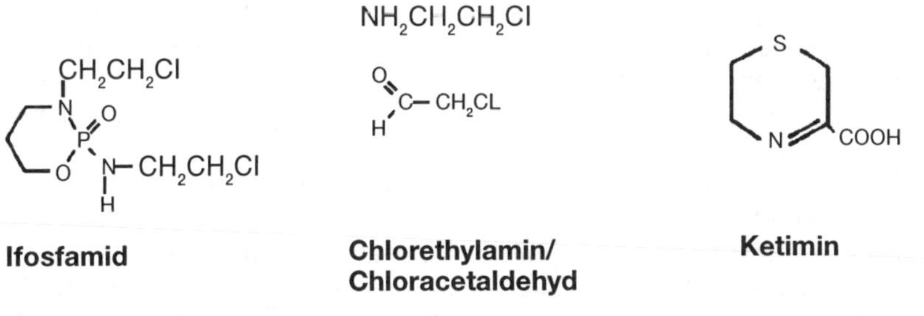

Abb. 8-4. Chlorethylamin und Chloracetaldehyd sind Metaboliten des Oxazaphosporins Ifosfamid, die in Verbindung mit Cystein in Ketimine umgewandelt werden können, die ihrerseits neurotoxische Reaktionen entfalten

Es ist davon auszugehen, daß das gebildete Chlorethylamin durch eine Reaktion mit Cystein und einer darauffolgenden Einschleusung des gebildeten Thialysins in den Lysinstoffwechsel zum toxischen Aminoethylcysteinketimin (AECK), einem sehr potenten Hemmstoff der Flavoproteine, führt. Sein decarboxyliertes Dimer ist wiederum ein starker Inhibitor der mitochondrialen Atmungskette und der NADH-Oxidation. Methylenblau ist in der Lage, die Elektronentransferproteine zu ersetzen und die pathobiochemische Wirkung der genannten Stoffwechselprodukte wieder aufzuheben.

Die gegenwärtige Dosierungsempfehlung für den Bedarfsfall beträgt 50 mg (5 ml 1%ige Lösung) als intravenöse Infusion oder Injektion. Die Applikation kann alle 2–4 h wiederholt werden (s. folgende Übersicht).

Gegenwärtig wird diskutiert, ob bei Patienten, bei denen bereits neurotoxische Komplikationen in Verbindung mit einer Ifosfamidtherapie aufgetreten sind, bei einer erneuten Gabe des Oxazaphosphorins eine prophylaktische perorale Gabe von Methylenblau, z. B. 3mal 50 mg pro Tag, während der Chemotherapie erfolgen sollte.

Methylenblau-Dosierung bei Ifosfamid-Enzephalopathie

- *Therapeutisch:*
  50 mg (5 ml 1%ige Lösung) über 5 –15 min i.v., ggf. Wiederholung alle 2–4 h.
- *Prophylaktisch* (nach vorheriger Enzephalopathie):
  50 mg p.o. 3mal tgl. 1 Tag vor und während der Chemotherapie (in Gelatine verkapselt).

8.6.2 Amifostin (Ethyol)

J. HARTMANN, H.-P. LIPP, C. BOKEMEYER

Amifostin (Ethyol) ist ein Prodrug, das nicht nur zur Reduktion der neutropenischen Phase nach Cisplatin und Cyclophosphamid (bei Patientinnen mit fortgeschrittenem Ovarialkarzinom), sondern auch zur Senkung des nephro- und neurotoxischen Risikos in Verbindung mit Cisplatin (bei fortgeschrittenen soliden Tumoren) eingesetzt werden kann.

Die Dosissteigerung oder Gabe kumulativer Dosen von Cisplatin limitiert sich bekanntlich durch einige schwerwiegende, nicht-hämatologische Toxizitäten wie Schädigungen der Nieren, der Hörorgane und des Nervensystems.

Eine aussichtsreiche Möglichkeit, das Ausmaß dieser Toxizitäten zu reduzieren, besteht in der Anwendung der organischen Thiophosphatverbindung Amifostin (WR-2721). Dieser Arzneistoff wird v. a. in gesunde Zellen aufgenommen, dort in das eigentlich wirksame, freie Thiol (WR-1065) dephosphoryliert und damit zu einer direkten Reaktion mit Cisplatin oder auch

Amifostin $H_2N-(CH_2)_2-NH-(CH_2)_2-S-PO_3H_2$

$\downarrow$

WR-1065 $H_2N-(CH_2)_2-NH-(CH_2)_2-SH$

Abb. 8-5. Das Zytoprotektivum Amifostin ist ein Prodrug, das durch die alkalische Phosphatase in die eigentliche Wirkform, das WR-1065, umgewandelt wird. Der bevorzugte protektive Effekt auf natürliche Zellen beruht v. a. auf deren relativ hohem Gehalt an alkalischer Phosphatase

Tabelle 8-5. Nebenwirkungen von Amifostin in Kombination mit Chemotherapie (Angaben in %). (Nach Capizzi et al. 1995)

Symptom	Patienten (n=408)	Zyklen (n=1240)	Abbruch
Übelkeit/Erbrechen	74	58	1,5
Wärmegefühl/Erröten	43	25	–
Niesreiz	30	18	–
Blutdruckabfall	18	7	1,2
Müdigkeit, Somnolenz	10	4	–
Schwindel, Verwirrtheit	10	4	–
Schluckauf	3	1	–
Hypokalzämie	2	1	–
Kältegefühl, Schüttelfrost	2	1	–
Allergische Reaktionen	–	–	–

Alkylantien befähigt. Die Umwandlung des Prodrugs Amifostin zur aktiven Wirkform zeigt Abbildung 8-5. Da Tumorzellen nicht nur einen niedrigeren pH-Wert, sondern auch einen geringeren Gehalt an membranständiger alkalischer Phosphatase aufweisen, wird Amifostin in Tumorzellen 50- bis 100fach weniger angereichert als in gesunden Zellen.

Die Dosierungsempfehlung als Protektivum bei Chemotherapie wird mit 910 mg/m² i.v. angegeben. Derzeit wird in Studien überprüft, ob 740 mg/m² genauso effektiv sind wie 910 mg/m² bei gleichzeitig geringeren Nebeneffekten. Die 15-minütige Kurzinfusion sollte 15 min vor der Chemotherapie beendet sein, da ansonsten mit einem Wirkungsverlust des Amifostin zu rechnen ist. Zu den häufigsten Nebenwirkungen zählen ein Abfall des systolischen Blutdrucks, der bei Ausgangswerten von über 120 mmHg bei über 20 mmHg liegen kann (Blutdrucküberwachung während der Infusion, Reduktion der Infusionsgeschwindigkeit bei plötzlich auftretender Hypotonie), Hypokalzämie und Hypomagnesiämie, verstärktes Wärme- oder Kältegefühl, Müdigkeit, Niesen, Übelkeit und Erbrechen (s. Tabelle 8-5). Generell sollte die Applikation im Liegen erfolgen.

Bisherige Untersuchungen zur peripheren Neurotoxizität deuten daraufhin, daß durch die supportive Therapie mit Amifostin eine Erhöhung der kumulativen Cisplatingesamtdosis möglich ist. Die Ergebnisse von Untersuchungen zur Reduktion der Nephrotoxizität im Rahmen einer begleitenden Amifostin-

Tabelle 8-6. Potentielles Zellschutzspektrum von Amifostin in Kombination mit Chemo- und/ oder Strahlentherapie

Organ/Art der Nebenwirkungen	Akut	Kumulativ
Knochenmark	Gesichert	Gesichert
Niere	Wahrscheinlich	Gesichert
Schleimhäute	Gesichert	Wahrscheinlich
Nerven	Wahrscheinlich	Wahrscheinlich
Herzmuskel	Möglich	Möglich

therapie sind ebenfalls vielversprechend. Hinsichtlich der Ototoxizität läßt sich bisher nur ein tendentieller Vorteil durch den Einsatz von Amifostin erkennen. Zu bedenken ist allerdings, daß es bisher für die meisten Tumortypen keinen eindeutigen Nachweis gibt, daß ein größerer therapeutischer Benefit durch eine höhere kumulative Platindosierung erzielt wird.

Amifostin ist zur Zeit für die Kombinationstherapie Cisplatin/Cyclophosphamid bei Patientinnen mit fortgeschrittenem Ovarialkarzinom zugelassen sowie für Patienten mit fortgeschrittenen soliden Tumoren (ausgenommen Keimzelltumoren) bei Cisplatin-haltigen Therapieschemata mit Dosen von 60–120 mg/m². Zur Zeit befindet sich das Supportivum in intensiver klinischer Erprobung in der Prophylaxe von Schleimhautschäden (Mukositis) während strahlentherapeutischer Behandlung, bei der Mobilisierung peripherer Blutstammzellen (PBSC), der Prävention akuter und kumulativer Neuro- und Nephrotoxizität sowie der anthrazyklininduzierten Kardiomyopathie (s. Tabelle 8-6).

8.6.3   Dexrazoxane (ICRF-187)

J. HARTMANN, H.-P. LIPP, C. BOKEMEYER

Sowohl die Anthrazykline Doxorubicin, Daunorubicin, Epirubicin, und Idarubicin als auch das strukturverwandte Mitoxantron haben, abhängig von der verabreichten kumulativen Gesamtdosis, die Entstehung einer chronischen Kardiomyopathie zur Folge (s. Tabelle 8-7). Ein besonderes Problem in diesem Zusammenhang ist die Tatsache, daß sowohl das Auftreten dieser Kardiomyopathie als auch die ihr zugrundeliegende kumulative Gesamtdosis mit sehr hohen interindividuellen Schwankungen verbunden ist. Der Mechanismus dieser Kardiotoxizität hängt sehr wahrscheinlich mit der Freisetzung sehr reaktiver Sauerstoffradikale zusammen, die ihrerseits in Verbindung mit Eisen-(III-)-Ionen außerordentlich aggressive und zytotoxische Hydroxylionen und -radikale bilden. Da das Myokard nur geringe Mengen an Katalase und Superoxiddismutase enthält, ist dieses Gewebe besonders empfindlich gegenüber diesen reaktiven Sauerstoffspezies.

Tabelle 8-7. Grenzdosen von i.v. Anthrazyklinen bei Bolusgabe in Hinblick auf das Risiko einer kongestiven Kardiomyopathie

Substanz	Kumulative Gesamtdosis [mg/m²]	Empfohlene Einzeldosen [mg/m²]
Epirubicin	750–900	75– 90
Daunorubicin	550	20–120
Doxorubicin	550	40– 75
Mitoxantron	200	10– 12
Idarubicin	120	8– 12

In den letzten Jahren sind eine Reihe von Versuchen unternommen worden, die chronische Kardiotoxizität der Anthrazykline zu reduzieren. Zum einen wurde durch eine Verlängerung der Infusionsdauer, zum anderen durch prophylaktische Maßnahmen, wie z. B. mit Koenzym Q 10 (Ubichinon), Vitamin E oder N-Acetylcystein, versucht, das Risiko für eine Kardiomyopathie zu senken. Zweifelsohne am vielversprechendsten und bisher am besten untersucht ist allerdings die prophylaktische Maßnahme mit Dexrazoxane.

Dexrazoxane (ICRF-187) erinnert in seiner chemischen Struktur an EDTA. Beim Eintritt in die Zelle wird es rasch zum entsprechenden Carboxylamin, dem ICRF-198, hydrolysiert, welches intrazellulär vorhandene Metallionen chelatisiert. Hierdurch wird auch der Anteil an freien Eisenionen im Myokard reduziert und die Entstehung der besonders toxischen Hydroxylradikale unterbunden. Inzwischen ergab sich in mehreren Studien eine signifikante kardioprotektive Wirkung von Dexrazoxane, selbst wenn der Beginn der Dexrazoxane-Therapie erst nach mehreren, bereits verabreichten Anthrazyklin-Zyklen erfolgte. Bisherige Erfahrungen beschränken sich allerdings auf Doxorubicin und Epirubicin in der Anwendung bei Patientinnen mit Mammakarzinom und in der Therapie des Bronchialkarzinoms.

Allerdings bleiben derzeit noch einige Fragen offen. Zum einen muß noch genauer geklärt werden, ob Dexrazoxane die antineoplastische Wirksamkeit der Anthrazykline beeinträchtigen kann, wie in einer Studie bei Patientinnen mit FAC-Therapie beim Mammakarzinom berichtet. Zum anderen wurden unterschiedliche Dosierungen (z. B. 500 mg/m² oder 1000 mg/m² ICRF-187 bei 50 mg/ m² Doxorubicin) eingesetzt. Schließlich bleibt noch zu klären, inwieweit der myelosuppressive Nebeneffekt von Dexrazoxane die anthrazyklin-induzierte Neutropenie zusätzlich beeinflussen kann.

In den USA wurde Dexrazoxane (Zinecard) zur Prophylaxe der anthrazyklin-induzierten Kardiomyophathie nach Applikation einer kumulativen Adriamycindosis von ≥ 300 mg/m² zugelassen. Dexrazoxane wird in einem Verhältnis von 10 : 1 zu Adriamycin als Kurzinfusion im Abstand von nicht länger als 30 min vor Adriamycin verabreicht. Die Empfehlung, nicht ab dem ersten Kurs mit Dexrazoxane zu therapieren beruht zum einen auf der potentiell reduzierten antitumoralen Wirksamkeit der anthrazyklinhaltigen Therapie, zum anderen auf der Beobachtung, daß eine hochsignifikante Senkung der Kardiomyopathierate gerade bei Beginn der Prophylaxe ab > 300 mg/m² kumulativer Dosis erzielt wird.

Insgesamt gesehen handelt es sich bei Dexrazoxane um eine aussichtsreiche, supportive Maßnahme zur Senkung der anthrazyklin-induzierten Kardiomyopathie, die bisher jedoch noch nicht als Routinemaßnahme empfohlen werden kann.

8.6.4   Das Corticotropin-Analogon ORG-2766

J. HARTMANN, H.-P. LIPP

Bisher besteht noch keine etablierte, supportive Maßnahme, mit der die periphere Neurotoxizität der Vinca-Alkaloide verhindert werden kann.

Org 2766 ist ein Hexapeptid mit analoger Struktur zum physiologischen Hypophysenhormon Corticotropin (ACTH). Es ist möglicherweise geeignet, das Ausmaß dieser Neurotoxizität einzudämmen bzw. zu verhindern, da es einen wachstumsstimulierenden Effekt auf axonale Mikrotubuli haben soll. Allerdings sind noch weitergehende Studien erforderlich, um die Ergebnisse bisheriger Pilotstudien zu erhärten. Dasselbe gilt auch für den therapeutischen Einsatz der Glutaminsäure, die ebenfalls in der Lage sein soll, das Ausmaß der peripheren Neurotoxizität der Vincaalkaloide zu verringern.

Literatur zu 8.6

Alberts DS, Bleyer WA (1996) Future development of amifostine in cancer treatment. Semin Oncol 23 Suppl 8: 90–99

Bokemeyer C, Hartmann JT, Fels L et al. (1997) Amifostine protects against early cisplatin-induced renal damage and enhances CD 34+ cell numbers for PBSC collection. Proc Am Soc Clin Oncol 16: 47 a/166 (Abstr)

Bokemeyer C, Hartmann JT, Kanz L (1997) Prävention cisplatininduzierter Chemotherapietoxizitäten durch Amifostin. Arzt Krankenh 2: 52–56

Capizzi RL, Oster W (1995) Protection of normal tissue from the cytotoxic effects of chemotherapy and radiation by amifostine: clinical experiences. Eur J Cancer 31 A (Suppl 1): 8–13

Dorr RT (1996) Cytoprotective agents for anthracyclines. Semin Oncol 23 (Suppl 8): 23–34

Gerritsen-Van der Hoop R, Hamers FP, Neijt JP, Veldman H, Gispen WH, Jennekens FG (1994) Protection against cisplatin induced neurotoxicity by ORG 2766: histological and electrophysiological evidence. J Neurol Sci 126: 109–115

Hamers FP, Pette C, Neijt JP, Gispen WH (1993) The ACTH-(4–9) analog, ORG 2766 prevents taxol-induced neuropathy in rats. Eur J Pharmacol 233: 177–178

Hellmann K (1996) Anthracycline cardiotoxicity prevention by dexrazoxane: breakthrough of a barrier—sharpens antitumor profile and therapeutic index. J Clin Oncol 14: 332–333

Highley MS, Momerency G, van Cuwenberghe K (1995) Formation of chloroethylamine and 1,3-oxazolidine-2-one following ifosfamide. administration in humans. Drug Metab Dispos 23: 433–437

Hochster H, Wasserheit C, Speyer J (1995) Cardiotoxicity and cardioprotection during chemotherapy. Curr Opin Oncol 7: 304–309

Imondi AR, Della-Torre P, Mazue G et al. (1996) Dose-response relationship of dexrazoxane for prevention of doxorubicin-induced cardiotoxicity in mice, rats, and dogs. Cancer Res 56: 4200–4204

Kemp G, Rose P, Lurain J et al. (1996) Amifostine pretreatment for protection against cyclophosphamide-induced and cisplatin-induced toxicities: results of a randomized control trial in patients with advanced ovarian cancer. J Clin Oncol 14: 2101–2112

Küpfer A, Aeschlimann C, Cerny C (1996) Methylenblue and the neurotoxic mechanism of ifosfamide encephalopathy. Eur J Clin Pharmacol zz: 249–252

Schiller JH, Storer B, Berlin J et al. (1996) Amifostine, cisplatin, and vinblastine in metastatic non-small-cell lung cancer: a report of high response rates and prolonged survival. J ClinOncol 14: 1913–1921

Shan K, Lincoff AM, Young JB (1996) Anthracycline-induced cardiotoxicity. Ann Intern Med 125: 47–58

Swain SM, Whaley FS, Gerber MC, Ewer MS, Bianchine JR, Gams RA (1997) Delayed administration of dexrazoxane provides cardioprotection for patients with advanced breast cancer treated with doxorubicin-containing therapy. J Clin Oncol 15: 1333–1340

Swain SM, Whaley FS, Gerber MC et al. (1997) Cardioprotection with dexrazoxane for doxorubicin-containing therapy in advanced breast cancer. J Clin Oncol 15: 1318–1332

Tannehill SP, Mehta MP (1996) Amifostine and radiation therapy: past, present, and future. Semin Oncol 23: Suppl 8: 69–77

Van Kooten B, Van Diemen HA, Groenhout KM et al. (1992) A pilot study on the influence of a cortico-tropin (4–9) analogue on vinca alkaloid-induced neuropathy. Arch Neurol 49: 1027–1031

Venturini M, Michelotti A, Del Mastro L et al. (1996) Multicenter randomized controlled clinical trial to evaluate cardioprotection of dexrazoxane vs. no cardioprotection in women receiving epirubicin chemotherapy for advanced breast cancer. J Clin Oncol 14: 3112–3120

9 Behandlung der tumorinduzierten Hyperkalzämie und össärer Filiae

C. BOKEMEYER, M. MANZ, H.-P. LIPP

9.1 Tumorinduzierte Hyperkalzämie

Die häufigste Ursache einer Hyperkalzämie ist ein Tumorleiden (60–70%). Abhängig vom Tumortyp können 3–35% der Patienten im Laufe ihrer Erkrankung eine Hyperkalzämie entwickeln, die je nach Ausprägung mit einer Reihe klinisch relevanter Symptome einhergeht (Tabelle 9-1). Am häufigsten tritt eine Hyperkalzämie bei Mamma- und Bronchialkarzinomen sowie bei Plasmozytomen auf. Man schätzt die jährliche Inzidenz auf etwa 150 pro 100.000 Einwohner.

Die Diagnose einer Hyperkalzämie wird im allgemeinen durch die Bestimmung des Gesamtkalziums im Serum getroffen. Der Normbereich liegt unter 2,6 mmol/l. Da davon jedoch etwa die Hälfte an Albumin gebunden ist, empfiehlt es sich, die Gesamtkalziumwerte entsprechend der Albuminkonzentration zu korrigieren (Tabelle 9-2). Das physiologisch aktive Kalzium ist in der ionisierten Fraktion enthalten. Es empfiehlt sich, das ionisierte Kalzium zu bestimmen, um Ungenauigkeiten zu vermeiden.

Tabelle 9-1. Klinische Symptome einer Hyperkalzämie. (Mod. nach Fricke u. Klaus 1994)

Organe	Symptome
Nervensystem	Muskelschwäche, Verwirrtheit, Lethargie, Psychose, Hyperalgesie, Koma
Magen-Darm-Trakt	Anorexie, Übelkeit, Obstipation
Herz/Kreislauf	Tachykardie, Arrhythmie, Polydipsie
Niere	Polyurie, Dehydratation, Nierenversagen

Tabelle 9-2. Gesamtkalzium und ionisiertes Kalzium. Albuminkorrigierter Serumkalziumspiegel in mol/l (mM) bei abnormen Gesamteiweißwerten unter 4 g/d: Serumkalzium (mM) – [0,02 × Albumin (g/l)] + 0,8

Serumkalziumspiegel		
– normal:	2,2–2,65 mmol/l	8,8–10,6 mg/dl
– Hyperkalzämie:	> 2,7 mmol/l	> 10,8 mg/dl
Ionisiertes Kalzium		
– normal:	1,1–1,3 mmol/l	4,8–7,2 mg/dl

Die genauen pathophysiologischen Mechanismen, auf denen die tumor-induzierte Hyperkalzämie (TIH) beruht, sind nicht vollständig aufgeklärt. Offensichtlich kann durch verschiedende Mediatoren nicht nur die osteo-klasten-induzierte Knochenresorption gefördert, sondern gleichzeitig auch die Kalziumrückresorption über die Nieren gesteigert werden. Einer der hauptverantwortlichen Mediatoren dürfte in diesem Zusammenhang ein dem Parathormon strukturell verwandtes Protein ("parathormon-related protein", PTHrP) sein. Dafür spricht, daß 45–100% der Patienten mit TIH auch erhöhte PTHrP-Konzentrationen im Blut aufweisen. Durch eine erfolgreiche Therapie der TIH mit Normalisierung des Kalziumspiegels wird nicht gleichzeitig der PTHrP-Spiegel gesenkt.

9.1.1 Therapeutische Strategien im Überblick

Mit einer Hydrierung des Patienten läßt sich grundsätzlich eine leichte und vor-übergehende Senkung der Serumkalziumspiegel um etwa 0,5 mmol/l erreichen. Die damit verbundene, gleichzeitige Flüssigkeitssubstitution ist beim hyper-kalzämischen Patienten (vgl. Tabelle 9-1) ebenfalls von Vorteil. Die forcierte Diu-rese mit 6 l Flüssigkeit pro Tag in Kombination mit einem Schleifendiuretikum (z.B. Furosemid) ist aufgrund der damit verbundenen Risiken der Überwässe-rung der Tumorpatienten nicht generell einsetzbar. Thiazidderivate, wie z.B. Xipamid oder Hydrochlorothiazid, sollten aufgrund ihres kalziumsparenden Effekts nicht eingesetzt werden.

Das früher verwendete Mithramycin (Plicamycin) spielt aufgrund seines sehr ungünstigen Nebenwirkungsprofils (z. B. Myelosuppression, Nephro- und Hepatotoxizität) praktisch keine Rolle mehr in der Behandlung der TIH. Die Kortikosteroide, z.B. 40–100 mg Prednison pro Tag, sind als zusätzliche Medika-tion hilfreich und erscheinen besonders bei steroidsensiblen Lymphomen und Myelomen sinnvoll, da dadurch gleichzeitig auch die Tumormasse reduziert werden kann.

Die orale Gabe von Phosphatsalzen (1–3 g/Tag in verteilten Dosen) ist auf-grund der gastrointestinalen Nebenwirkungen nur begrenzt einsetzbar und beschränkt sich auf Tumorpatienten mit leichter Hyperkalzämie und gleichzei-tiger Hypophosphatämie. Die Applikation von Calcitonin, das als physiologi-sches Hormon die Aktivität der Osteoklasten und damit die Knochenresorption bremst und gleichzeitig die Osteoblasten aktiviert, ist für die Monotherapie bei der TIH nur bedingt einsetzbar. Die Wirkung dieses Hormons, z.B. nach s.c. In-jektion von 100 IE 3- bis 4mal am Tag, tritt zwar rasch innerhalb weniger Stun-den ein, jedoch kommt es nicht immer zu einer Normalisierung des Serum-kalziumspiegels. Ein weiterer Nachteil ist das relativ rasche Nachlassen der Wirkung binnen weniger Tage.

Angesichts der bisher genannten Therapieoptionen besteht kein Zweifel, daß mit der Einführung der Bisphosphonate ein entscheidender Durchbruch bei der Behandlung der TIH gelungen ist, da damit eine Normalisierung der Serum-kalziumkonzentrationen bei nahezu allen Patienten möglich wurde.

9.1.2   TIH-Behandlung mit Bisphosphonaten

Alle Bisphosphonate weisen in ihrer chemischen Struktur eine charakteristische Phosphor-Kohlenstoff-Phosphor Bindung auf, die stark der physiologischen Pyrophosphatstruktur ähnelt und offensichtlich für die knochenresorptions-hemmende Wirkung von ganz entscheidender Bedeutung ist (s. Abb. 9-1).

Die weiterentwickelten Bisphosphonate Pamidronsäure und Ibandronsäure sind weitaus potenter als die ersten Vertreter Clodronsäure und Etidronsäure (Tabelle 9-2), so daß mit deutlich geringeren Mengen eine vergleichbare Senkung des Blutkalziumspiegels bei TIH möglich ist.

Bei der oralen Therapie stellt sich das prinzipielle Problem, daß die absolute Bioverfügbarkeit sehr stark interindividuell schwankt, mit etwa 1% generell sehr niedrig liegt und häufig – aufgrund der Nüchterneinnahme – mit erheblichen gastrointestinalen Problemen verbunden ist. Hinzukommt, daß ein deutlicher zeitlicher Abstand zwischen der Einnahme und der Aufnahme kalziumhaltiger Nahrungsmittel, wie z.B. Milch, einzuhalten ist.

Intravenös werden die Bisphosphonate relativ gut vertragen. Am häufigsten (bei etwa 25% der Patienten) sind vorübergehende leicht febrile Episoden zu beobachten, während grippeähnliche Symptome, die mit Schüttelfrost und Knochen- bzw. muskelkaterähnlichen Schmerzen einhergehen können, nur gelegentlich auftreten.

Hinsichtlich der TIH-Behandlung erwies sich beispielsweise Pamidronsäure als sehr wirksam. Eine einmalige Infusion von 30–60 mg bei Kalziumspiegeln

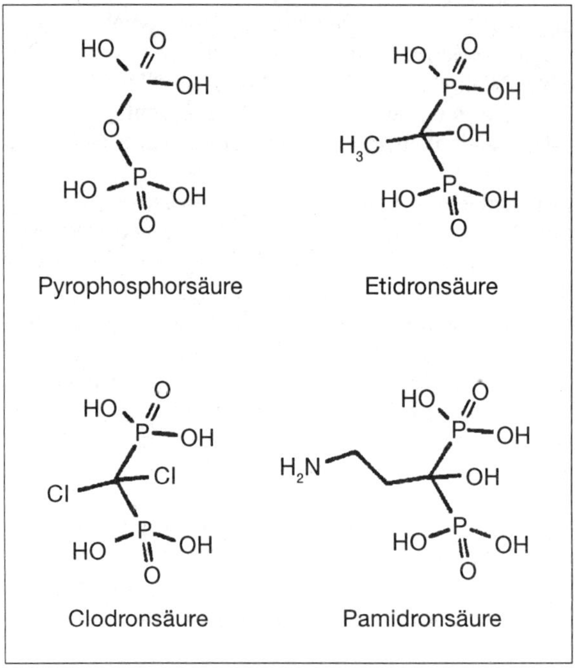

Abb. 9-1. Chemische Struktur der Bisphosphonate Etidronsäure, Clodronsäure und Pamidronsäure. Ihre P-C-P-Bindung kann im Gegensatz zur natürlichen Pyrophosphorsäure enzymatisch oder hydrolytisch nicht abgebaut werden

unter 3 mmol/l und von bis zu 90 mg bei Kalziumspiegeln über 4 mmol/l führte innerhalb weniger Tage zu einer Normalisierung der Kalziumwerte. Allerdings scheinen nach den bisherigen Erfahrungen Patienten mit einer Hyperkalzämie ohne gleichzeitig bestehende Knochenmetastasen auf die Therapie mit relativ niedrigdosierter Pamidronsäure (30 mg) schlechter anzusprechen als Patienten mit bestehenden ossären Metastasen. Bei ersterem Patientengut sollte auch bei milder Hyperkalzämie 60 mg als Dosis gewählt werden.

Nach der einmaligen Gabe von Pamidronsäure, beispielsweise über eine Infusionsdauer von 2(–24) h, bleibt ein Großteil der Patienten über 3–4 Wochen normokalzämisch, während eine i.v.-Therapie z. B. mit Clodronsäure eine Normokalzämie nur über etwa 14 Tage aufrechterhalten kann.

Im Verlaufe der Tumorprogression – einhergehend mit einer zunehmenden Freisetzung von osteolytischen Faktoren – kann die Wirksamkeit der Bisphosphonate nachlassen. Inwieweit eine weitere Dosiseskalation Abhilfe schaffen kann, wird kontrovers diskutiert. Hier könnte allerdings die Kombination aus 60–90 mg Pamidronsäure und Calcitonin, z.B. 900 IE über 3 Tage, eine aussichtsreiche therapeutische Option darstellen.

Mit Alendronsäure und Ibandronsäure stehen seit kurzem zwei weitere Bisphosphonatderivate zur Verfügung (Tabelle 9-3). Allerdings steht Alendronat nur zur peroralen Therapie zur Verfügung und ist bisher ausschließlich zur Behandlung der postmenopausalen Osteoporose zugelassen.

Tabelle 9-3. Relative antiresorptive Potenz der Bisphosphonate

Biphosphonat	Potenz
Etidronsäure	1
Clodronsäure	10
Pamidronsäure	100
Alendronsäure	1.000
Ibandronsäure	4.000–10.000

Tabelle 9-4. Therapie der TIH mit intravenös applizierten Bisphosphonaten. (Mod. nach Body et al. 1996)

	Dosierung	Erfolgsrate (in %): Normalisierung des Serumkalziumspiegels
Etidronsäure	7,5 mg/kg/Tag (Tag 1–3)	24
	25–30 mg/kg (Tag 1) (24-h-Infusion)	52
Clodronsäure	300 mg (Tag 1–5)	67–80
	1500 mg (Tag 1) (4-24-h-Infusion)	80
Pamidronsäure	15 mg (Tag 1–10)	> 85%
	60–90 mg (Tag 1) (2- bis 24-h-Infusion)	> 85%
Ibandronsäure	2–6 mg (Tag 1) (15-min- bis 2-h-Infusion)	> 85%

Die parenterale Therapie mit Ibandronat scheint hingegen einen festen Platz bei der TIH-Behandlung zu gewinnen, nicht zuletzt auch aus praktischen Gesichtspunkten, da dieses Bisphosphonatderivat generell als Kurzinfusion (15 min bis 2 h) verabreicht werden kann (Tabelle 9-4).

9.2 Bisphosphonate bei ossärer Metastasierung

Neben der palliativen Chemotherapie und Radiotherapie, verschiedenen chirurgischen Interventionen, wie z.b. der Tumorresektion mit Palacos-Implantation, und einer adäquaten Schmerztherapie spielt die Gabe von Bisphosphonaten eine wichtige Rolle in der Therapie ossärer Metastasen, um die starken Schmerzen und das ernstzunehmende Frakturrisiko im Bereich des tragenden Skeletts zu reduzieren.

Dabei wird entweder eine orale Therapie mit Clodronsäure (1600–3200 mg/Tag) oder intravenös mit Clodronsäure, Pamidronsäure oder Ibandronsäure durchgeführt.

Nicht selten wird bereits gemeinsam mit der Chemotherapie in der first-line-Therapie versucht, neue Osteolysen zu verhindern und eine möglichst rasche Rekalzifizierung der osteolytisch veränderten Knochen wiedereinzuleiten.

Neuere Studienergebnisse lassen inzwischen den Schluß zu, daß die Kombination aus Bisphosphonaten und Chemotherapie der alleinigen Chemotherapie bei der Behandlung von multiplen Myelomen mit Knochenbeteiligung überlegen ist. So hatte die Kombination mit 90 mg Pamidronsäure weniger Knochenbrüche, weniger strahlentherapeutische und chirurgische Interventionen, einen geringeren Sinterungsgrad im Wirbelsäulenbereich und seltener Hyperkalzämien zur Folge. Gleichzeitig ließ sich die Lebensqualität der Patienten erheblich verbessern. Vergleichbar gute Studienergebnisse ließen sich auch für Patientinnen mit ossär metastasierendem Mammakarzinom erzielen.

Da sich derzeit noch potentere Bisphosphonate, die teilweise direkt injizierbar, teilweise erheblich besser oral bioverfügbar oder möglicherweise sogar transdermal applizierbar sind, in der klinischen Prüfung befinden, besteht kein Zweifel, daß dieser Wirkstoffklasse immer größere Bedeutung in der klinisch-onkologischen Supportivtherapie zukommen wird.

Hinsichtlich der Schmerzsymptomatik in Verbindung mit ossären Filiae bei bereits chemotherapierefraktären Patienten hat die Anwendung von Pamidronsäure gezeigt, daß hiermit eine deutliche Verbesserung der Lebensqualität – zumindest für einige Wochen – zu erreichen ist. Bisherige Studienergebnisse lassen den Schluß zu, daß mit 60–90 mg Pamidronsäure alle 3–4 Wochen die beste Palliation bei Knochenschmerzen zu erreichen ist. Nachteilig bei der strukturverwandten Clodronsäure ist die kürzere Wirkungsdauer, die eine Gabe alle 10–14 Tage notwendig macht.

Intensiv wird derzeit diskutiert, ob nicht eine frühzeitige kontinuierliche orale Therapie mit Bisphosphonaten anzustreben ist, um die Knochenmetastasierung und die damit verbundenen Komplikationen prophylaktisch anzugehen. Inwieweit eine intravenöse Therapie mit Bisphosphonaten – in Verbindung mit einer Chemotherapie – zur Prophylaxe eingesetzt werden kann, ist derzeit noch unklar und nicht zuletzt auch hinsichtlich der Kosten-Nutzen-Effektivität sehr genau zu prüfen.

Literatur zu 9

Berenson JR, Lichtenstein A, Porter L et al. (1996) Efficacy of pamidronate in reducing skeletal events in patients with advanced multiple myeloma. N Engl J Med 334: 488–493

Body JJ, Coleman RE, Piccart M (1996) Use of bisphosphonates in cancer patients. Cancer Treat Rev 22: 265–287

Fricke U, Klaus W (1994) Nebenschilddrüsenhormone/Calciumstoffwechselregulatoren. In: Neue Arzneimittel 1993. Wiss Verlagsges, Stuttgart, S 389–402

Heim ME, Clemens MR, Queißer W et al. (1995) Prospective randomized trial of Clodronate in patients with multiple myeloma requiring treatment. A multicentre study. Onkologie 18: 439–448

Hortobagyi GN, Theriault RL, Porter L et al. (1996) Efficacy of pamidronate in reducing skeletal complications in patients with breast cancer and lytic bone metastases. N Engl J Med 335: 1785–1791

Hoster M, Petrasch S, Schmiegel W (1994) Bisphosphonate in der Therapie der hyperkalzämischen Krise. Intensivmed Dial 2: 8–10

Pechterstorfer M, Herrmann Z, Body et al. (1996) Randomized phase-II trial comparing different doses of the bisphosphonate ibandronate in the treatment of hypercalcemia of malignancy. J Clin Oncol 14: 268–276

Possinger K, Beykirch M, Wilmanns W (1992) Pamidronsäure – ein neues Diphosphonat. Arzneimitteltherapie 10: 71–74

Raue F, Grauer A (1997) Bisphosphonate bei Knochenstoffwechselstörungen. Arzneimitteltherapie 15: 180–187

Wimalawansa SJ (1994) Significance of plasma PTH-rp in patients with hypercalcemia of malignancy treated with bisphosphonates. Cancer 73: 2223–2230

10 Maßnahmen bei Extra- und Paravasation von Zytostatika

H.-P. Lipp, C. Bokemeyer

10.1 Einleitung

Extravasation einer Zytostatikalösung bedeutet, daß das Zytostatikum während der intravenösen Applikation unbeabsichtigt direkt in das umliegende Gewebe im Bereich der Injektions- bzw. Infusionsstelle austritt. Diese ernstzunehmende Komplikation kann sich einerseits aus dem unbeabsichtigten Verletzen des Gefäßsystems oder aus einer besonderen Prädisposition zur „Gefäßbrüchigkeit" – speziell bei peripher-venösem Zugang – ergeben.

Besonders problematisch sind in diesem Zusammenhang Extra- bzw. Paravasationen von Anthrazyklinen, Amsacrin, Mitomycin, Dactinomycin und Vincaalkaloiden (s. Übersichten unter 10.3), wobei der ausgetretenen Flüssigkeitsmenge und der entsprechenden Konzentration des Zytostatikums eine entscheidende Bedeutung zukommt.

Daß gerade bei diesen Zytostatika besonders schwere Komplikationen zu befürchten sind, hängt wahrscheinlich mit der vergleichsweise hohen Aggressivität bestimmter Metaboliten (z. B. Superoxidradikale) oder ihrer langen Verweilzeit im betroffenen Gewebe zusammen.

Unbehandelt sind schwere Hautulzerationen und Gewebenekrosen (bis hin zur Gelenksteifheit) zu befürchten, die nicht selten weitreichende chirurgische Maßnahmen nach sich ziehen.

Auch wenn es sich bei der Extra- und Paravasation von Zytostatika hinsichtlich der Schwere und Inzidenz eher um eine seltenere Nebenwirkung handelt, so besteht dennoch Aufklärungspflicht – speziell bei der Anwendung besonders problematischer Substanzen. In diesem Zusammenhang wird empfohlen, die Aufklärung mündlich in Anwesenheit von Zeugen oder schriftlich vorzunehmen.

Generell ist es unerläßlich, daß der vorgesehene peripher-venöse (bzw. zentral-venöse) Zugang mit großer Sorgfalt gelegt, daß eine Mehrfachpunktion vermieden, zur Kontrolle vorher aspiriert und der Patient während der Infusion engmaschig beobachtet wird.

10.2 Allgemeine und spezielle Vorgehensweise

Ein wichtiger und äußerst ernstzunehmender Hinweis für eine mögliche Extra- oder Paravasation besteht dann, wenn der Patient über stechende, lokalisierte Schmerzen im Bereich der Infusions- bzw. Injektionsstelle klagt. In diesem Fall muß die Infusion sofort gestoppt, der betroffene Arm hochgelagert und ruhiggestellt werden. In einigen Übersichtsartikeln wird empfohlen, vor dem Entfernen der Nadel noch 3–5 ml Blut zu aspirieren, um Zytostatikarestmengen zu entfernen bzw. über denselben Zugang Antidot (z. B. Hyaluronidase) zu verabreichen.

Diesem allgemeinen Vorgehen schließt sich eine Reihe spezieller Maßnahmen an, deren Auswahl sich nach dem ausgetretenen Zytostatikum richtet.

Den Nummern, die sich in Klammern hinter dem jeweiligen Zytostatikum der ersten Übersicht unter 10.3 befinden, sind die entsprechenden Maßnahmen gemäß der zweiten Übersicht unter 10.3 zugeordnet.

So kann beispielsweise bei den Anthrazyklinen die rechtzeitige Anwendung der lokalen Eiskühlung, Glukokortikoid- und DMSO-Behandlung (die Nummern: 1–4) bei den meisten Patienten Hautulzerationen vollständig verhindern, so daß häufig nur noch mit einer lokalen, teilweise jedoch über mehrere Monate anhaltenden Hyperpigmentierung zu rechnen ist.

Bei den Vincaalkaloiden steht neben anderen Maßnahmen v. a. die lokale Hyaluronidase- und Wärmebehandlung im Vordergrund. Dabei geht es insbesondere um die schnellere Entfernung des neurotoxischen Zytostatikums aus dem betroffenen Gewebe.

In der Literatur finden sich immer wieder auch Einzelfallberichte, bei denen empirisch Natriumhydrogencarbonat- oder Vitamin-B$_6$-Lösungen (letzteres z. B. bei Mitomycin C-Extravasation) erfolgreich eingesetzt wurden. Jedoch wird generell von diesen Maßnahmen eher abgeraten, da sie teilweise selbst Gewebenekrosen auslösen können!

10.3 Gleichzeitige Extra- und Paravasation von Vincristin und Doxorubicin

Speziell im Rahmen des VAD-Protokolls bei der zytostatischen Behandlung des Plasmozytoms werden die genannten Substanzen als Dauerinfusion über mehrere Tage gleichzeitig eingesetzt. Sollte in diesem Fall bei Verabreichung über einen peripher-venösen Zugang eine gleichzeitige Extravasation beider Substanzen erfolgen, so darf lokal weder eine Kälte- noch eine Wärmebehandlung durchgeführt werden, da ansonsten mit einer Toxizitätssteigerung des Vincaalkaloids oder des Anthrazyklins zu rechnen ist.

In diesem Fall gelten die Maßnahmen [3] und [5], also die lokale DMSO- und Hyaluronidase-Behandlung als Mittel der Wahl.

Schweregrad von Extra- und Paravasationen von Zytostatika

Die Nummern in Klammern geben die allgemeine Vorgehensweise gemäß der folgenden Übersicht an.
1. Besonders ernstzunehmende Komplikationen ergeben sich v. a. bei Extra- und Paravasation nach peripher-venöser Gabe von:
   1.1 Amsacrin (Amsidyl) [1–4]
   1.2 Anthrazykline [1–4]

[Daunorubicin (Daunoblastin), Doxorubicin (Adriblastin), Epirubicin (Farmorubicin), Idarubicin (Zavedos), liposomale Darreichungsformen: Daunoxome, Doxil)]
1.3 Dactinomycin (Lyovac-Cosmegen) [1, 2, 4]
1.4 Mitomycin C [1–4]
1.5 Vincaalkaloide [1, 4–7]
[Vincristin, Vinblastin (Velbe), Vindesin (Eldisine), Vinorelbin (Navelbine)]

2. Weniger schwere Komplikationen sind zu befürchten nach:
   Platinverbindungen (Cisplatin, Carboplatin [1, 4–6]), Etoposid und Teniposid [1, 2, 4], Paclitaxel, Docetaxel [1, 2, 4], Thiotepa [1, 4, 5], Carmustin [1, 2, 4] und Mitoxantron [1, 2, 4], Fotemustin [2].
3. Kaum Komplikationen sind zu befürchten nach:
   Asparaginase, den Oxazaphosphorinen Cyclophosphamid und Ifosfamid, Dacarbazin (Extravasationsstelle vor Licht schützen!), Melphalan, Methotrexat, Fluorouracil, Cytarabin und Cladribin, Fludarabinmonophosphat, Pentostatin, Topotecan, Irinotecan, Gemcitabin.

Spezielles Vorgehen bei Extra- und Paravasation von Zytostatika

1. Auftragen einer 1%igen Hydrocortison-Creme (z. B. Retef) alle 6 h für einen Zeitraum von 14 Tagen.
2. Kalte Kompressen werden auf die betroffene Stelle für 30–60 min aufgelegt. Die Prozedur wird alle 2 (–8) h wiederholt. Es empfiehlt sich, die kalte Kompresse nicht direkt auf die Haut aufzulegen, sondern eine trockene Gaze dazwischenzulegen.
3. Lokale Anwendung einer unverdünnten Dimethylsulfoxid (DMSO)-Lösung, wobei in der Regel eine Menge von 20 ml (in einer Pipettenflasche) für einen Bedarf von mindestens 14 Tagen ausreicht.
   Die Lösung wird mit Hilfe eines Tupfers lokal auf die betroffene Stelle und darüber hinaus aufgetragen (kann auch leicht einmassiert werden). Dabei werden etwa 4–6 Tropfen mit Hilfe der beigefügten Pipette auf eine Fläche von etwa 10 Quadratzentimeter aufgetragen.
   Man läßt die Stelle an der Luft trocknen (keine Verwendung von Umschlägen, da Blasengefahr!). Dieses Auftupfen wird alle 4–6 h für einen Zeitraum von 7–14 Tagen wiederholt.
4. 4–8 mg Dexamethason (Fortecortin) werden in 3–6 Portionen sternförmig um das betroffene Areal herum subkutan injiziert – von peripher nach zentral auf die Paravasatstelle zu.
5. 150 IE Hyaluronidase (Hylase) werden in etwa 3 ml NaCl 0,9 % gelöst und entweder in die noch gesetzte Kanüle injiziert oder alternativ in 3–6 Portionen sternförmig um das betroffene Areal herum subkutan appliziert. Diese Behandlung kann nach 24 h noch einmal wiederholt werden.

6. Es wird auf die betroffene Hautregion eine warme Kompresse (alternativ IR-Lampe) für die Dauer von 24 h aufgelegt. Es empfiehlt sich, eine trockene Gaze dazwischenzulegen.
7. Die orale Gabe eines nichtsteroidalen Antiphlogistikums, z. B. Ibuprofen, erscheint sinnvoll.

10.4 Interdisziplinäre Zusammenarbeit und Dokumentation

Dokumentationsbogen Zytostatika-Paravasate

Patient: ☐ männlich   ☐ weiblich   Alter:

Applizierte(s) Zytostatika(um):

Art des i.v.-Zugangs:

Venenpunktionsstelle: ☐ rechter Arm   ☐ linker Arm

Bitte Venenpunktionsstelle und Paravasatbereich einzeichnen:

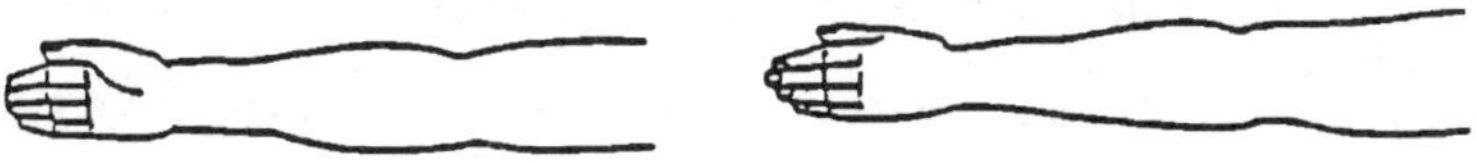

Innenseite   **Außenseite**

Ungefähres Paravasatvolumen:

Symptomatik:

☐ Brennen   Sonstige:
☐ Stechender Schmerz
☐ Schwellung
☐ Rötung
☐ Verhärtung
☐ Blasenbildung
☐ Nekrose

Behandlung (Arzneimittel, Art und Menge, Vorgehensweise bitte genau angeben)

Erfolg der Behandlung:

Behandelnder Arzt: Datum:

Abb. 10-1. Dokumentationshilfe bei zytostatikainduzierter Extra- und Paravasation. (Mod. nach Schulz 1994)

Sollte sich trotz der genannten Maßnahmen keine Besserung ergeben und sich eine fortschreitende Nekrotisierung nicht aufhalten lassen, so ist frühzeitig in interdisziplinärer Zusammenarbeit eine chirurgische Resektion des befallenen Gewebeareals vorzunehmen.

Neben der interdisziplinären Betreuung durch den Chirurgen ist eine exakte Verlaufsdokumentation der Behandlung außerordentlich wichtig. Eine Vorlage zur Dokumentation findet sich in Abbildung 10-1.

Literatur zu 10

Bertelli G, Dini D, Forno GB et al. (1994) Hyaluronidase as an antidote to extravasation of Vinca alakaloids: clinical results. J Cancer Res Clin Oncol 120: 505–506

Bertelli G, Gozza A, Forno GB et al. (1995) Topical dimethylsulfoxide for the prevention of soft tissue injury after extravasation of vesicant cytotoxic drugs: A prospective clinical study. J Clin Oncol 13: 2851–2855

Comas D, Mateu J (1996) Treatment of Extravasation of both doxorubicin and vincristine administration in a Y-site infusion. Ann Pharmacother 30: 244–246

Dorr RT (1990) Antidotes to vesicant chemotherapy extravasation. Blood Rev 4: 41–60

Dorr RT, Soble MJ, Liddil JD, Keller JH (1986) Mitomycin C skin toxicity studies in mice: Reduced ulceration and altered pharmacokinetics with topical dimethyl sulfoxide. J Clin Oncol 4: 1399–1404

Du-Bois A, Kommoss FG, Pfisterer J, Luck HJ, Meerpohl HG (1996) Paclitaxel-induced "recall" soft tissue ulcerations ocurring at the site of previous subcutaneous administration of paclitaxel in low doses. Gynecol Oncol 60: 94–96

Kappel B, Hindenburg A, Taub RN (1987) Treatment of anthracycline extravasation – A warning against the use of sodium bicarbonate. J Clin Oncol 5: 825–826

Lipp H-P (1995) Prevention and management of anticancer drug toxicity – The significance of clinical pharmacokinetics. Univ.-Verlag, Jena, pp 13–14

Rudolph R, Larson DL (1987) Etiology and treatment of chemotherapeutic agent extravasation injuries: A review. J Clin Oncol 5: 1116–1126

Schulz M(1994) ADKA-Ausschuß für klinische Pharmazie/Antineoplastische Chemotherapie. Dtsch Apotheker-Verlag, Stuttgart (Praxis der klinischen Pharmazie, Bd 3)142–146

Woodman C, Nicolson M, Hare L et al. (1996) Towards quality control in cancer chemotherapy. Br J Cancer 73: 117–118

11 Schmerztherapie bei Tumorpatienten

T. Schlunk

11.1 Grundlagen der Schmerzbehandlung

11.1.1 Einleitung

Zur Verbesserung der Lebensqualität vieler schwerkranker Patienten ist eine gute Schmerzbekämpfung notwendig. Bei Tumorschmerzen kann durch eine adäquate systemische Schmerztherapie fast immer entscheidend geholfen werden. Invasive Verfahren der Anästhesie sind nur selten erforderlich. Die Hemmung der Schmerzwahrnehmung erfolgt je nach Analgetikum durch eine Inhibition der Schmerzentstehung und/oder eine Veränderung der Schmerzweiterleitung und der zentralnervösen Verarbeitung.

Ziel der Schmerzbehandlung ist eine langfristige Linderung ohne Beeinträchtigung der verbliebenen Lebensqualität. Der Kranke sollte möglichst in seiner gewohnten Umgebung bleiben können. Es ist wichtig, den Schmerz durch eine Dauertherapie zu unterdrücken. Der Patient sollte seine Medikamente nach einem festen individuellen Schema nach Möglichkeit selbst einnehmen können.

Im Finalstadium einer progredienten Tumorerkrankung ist zu erwarten, daß die Schmerzen zunehmen und steigende Analgetikadosen zur Linderung nötig sind. Drogenabhängigkeit und Sucht stellen bei Tumorpatienten kein Problem dar.

11.1.2 Grundregeln der Symptomkontrolle

Gute Symptomkontrolle erfordert ein starkes persönliches Engagement des behandelnden Arztes. Die Erklärung des Problems und der Behandlungsmöglichkeiten in einfachen Worten stärkt die notwendige Vertrauensbasis. Eine sorgfältige Anleitung ist wesentlich: Das Einnahmeschema sollte dem Patienten schriftlich vorliegen und Einnahmezeiten, Name, Art (Tablette, Kapsel, Dragee, Zäpfchen, etc.) und Wirkung (z. B. gegen Schmerzen, für den Stuhlgang etc.) der einzelnen Präparate enthalten. Die Einbeziehung der Angehörigen ist sinnvoll.

Medikamente gegen andauernde Symptome sollten regelmäßig (prophylaktisch) verschrieben werden. Die Behandlung sollte so einfach wie möglich sein. Wenn zusätzliche Medikamente eingesetzt werden, ist der zu erwartende Nutzen zu definieren und sind Medikamenteninteraktionen zu bedenken. In schwierigen Situationen sollte der Rat eines Kollegen, der über große Erfahrung in der Tumorschmerztherapie verfügt, eingeholt werden.

11.1.3 Vorbedingungen der Schmerztherapie

Der Schmerztherapie muß eine Abklärung der Schmerzursache vorausgehen. Die Behandlung sollte sich gegen die auslösende Ursache richten und die psychosoziale Situation des Kranken berücksichtigen. Vor Einleitung einer symptomatischen Schmerzbehandlung sind folgende Punkte zu beachten:

- Abklärung des schmerzauslösenden Mechanismus: z. B. Knochenmetastase, Nervenkompression, Weichteilinfiltration, viszerale Beteiligung, myofaszialer Schmerz, Muskelverspannung, projizierter Schmerz.
- Ausschöpfung kausaler Therapiemaßnahmen: z. B. Strahlentherapie von Knochenmetastasen, Chemotherapie, Hormontherapie, palliative operative Eingriffe.
- Nutzung physikalischer Maßnahmen zur Schmerzbehandlung (Massagen, Krankengymnastik, Wärme- bzw. Kältebehandlung).
- Prüfung des Einsatzes lokaler Maßnahmen zur Schmerzbehandlung (Lokalanästhesie, Nervenblockade, transkutane Nervenstimulation).
- Einsatz pflegerischer Maßnahmen zur Linderung der Beschwerden (weiche Lagerung, Einreibungen, Wickel, Ernährung).
- Abschwächung oder Ausschaltung von Faktoren und Einflüssen, die die Schmerzschwelle des Patienten senken (z. B. Schlaflosigkeit, Angst, Depression, Langeweile, geistige oder soziale Isolation).
- Adäquate emotionale Unterstützung des Patienten und seiner Familie.
- Richtiger Umgang mit der oft unausgesprochenen Angst vor Tumorschmerzen. Aufklärung in verständlicher Form, Erkennung und Korrektur von unrealistischen Vorstellungen und Erwartungen (auch bei Angehörigen und im therapeutischen Team). Aufbau einer vertrauensvollen therapeutischen Beziehung.
- Ermutigung des Patienten, aktiv an der Linderung seiner Schmerzen mitzuarbeiten.

11.1.4 Regeln der systemischen Schmerztherapie

Analgetika sind nur ein Teil im Kontext der Schmerzkontrolle. Ziel ist eine weitgehende („90%ige") Beschwerdefreiheit. Bei anhaltendem Schmerz sollten daher Analgetika regelmäßig (prophylaktisch) nach Wirkdauer verordnet werden (Abb. 11-1). Die Einnahmeintervalle sind exakt festzulegen. Eine Verordnung nur „bei Bedarf" ist unzureichend.

Nach Möglichkeit wählt man eine orale (oder auch transdermale) Schmerztherapie. Die parenterale Gabe ist nur bei zwingenden Gründen indiziert (z. B. unstillbares Erbrechen). Normalerweise kann innerhalb von 2–3 Tagen die individuell ausreichende Dosierung der Schmerzmedikation erreicht werden. Eine engmaschige Betreuung des Patienten zu Therapiebeginn ermöglicht die frühzeitige Erkennung und Beherrschung eventueller Nebenwirkungen.

Die Anwendung von Morphin oder anderer stark wirksamer Opioide sollte nicht hinausgezögert werden. Bei einem Präparatewechsel ist die relative analgetische Potenz zu berücksichtigen (Tabelle 11-4). Eine adjuvante Medikation

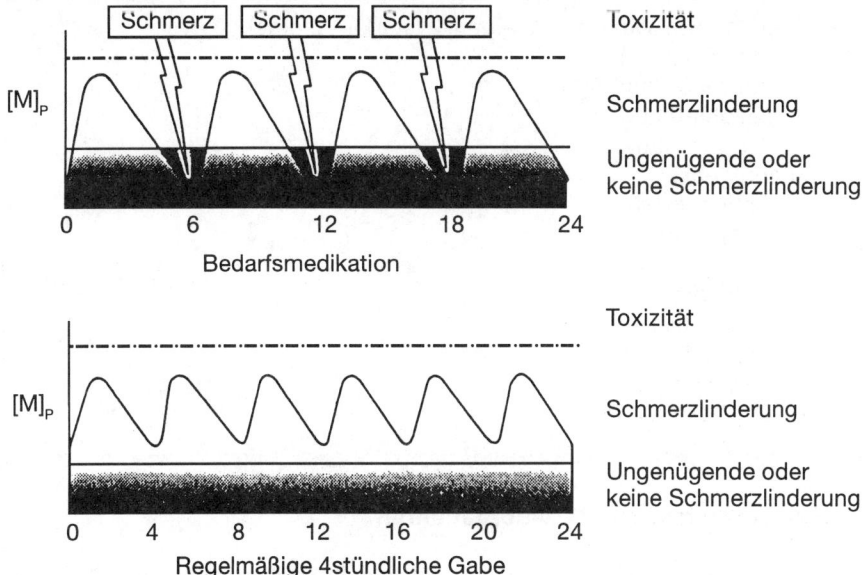

[M]_P = Wirkstoffkonzentration im Plasma

Abb. 11-1. Bedarfsmedikation und regelmäßige Analgetikagabe im Vergleich

(bei Opioidtherapie Laxanzien und Antiemetika) und Koanalgetika sind zur Optimierung der Behandlung häufig erforderlich. Schlaflosigkeit ist konsequent zu therapieren.

11.1.5 Einteilung der Analgetika

Nachfolgend sind die wichtigsten peripher und zentral wirkenden Schmerzmittel sowie wichtige Koanalgetika aufgeführt.

Wichtige verfügbare Analgetika und Koanalgetika

- Peripher wirkende Analgetika (Nichtopioide)
    - Paracetamol
    - Nichtsteroidale Antirheumatika
    - Metamizol
- Schwache zentral wirkende Analgetika (schwache Opioide)
    - Codein
    - Dihydrocodein
    - Tramadol
    - Tilidin/Naloxon

- – Starke zentral wirkende Analgetika (starke Opioide)
  - – Morphin (BtM)
  - – Buprenorphin (BtM)
  - – Levomethadon BtM)
  - – Fentanyl (BtM)
- – Koanalgetika
  - – Antidepressiva
  - – Antikonvulsiva
  - – Neuroleptika
  - – Kortikosteroide
  - – Anxiolytika
  - – Hypnotika
  - – Muskelrelaxanzien
  - – Bisphosphonate

11.1.6 Schmerzarten bei Tumorpatienten

In Tabelle 11-1 sind bei Malignomen auftretende Schmerzarten, ihr Ansprech-
verhalten gegenüber Opioiden sowie eine Therapieempfehlung aufgeführt.

Tabelle 11-1.   Tumorschmerzarten und ihre Therapie

Schmerzart	Ansprechen auf Opioide	Medikamentöse Behandlung
Nozizeptiver Schmerz		
– Viszera	+	Nichtopioid + Opioid
– Weichteile	+/–	Nichtopioid + Opioid
– Knochen	+/–	Nichtopioid + Opioid
– Muskelverspannung	–	Muskelrelaxans
Neuropathischer Schmerz		
– Nervenkompression	+/–	Opioid + Kortikosteroid
– Nerveninfiltration („neural injury")	–/(+)	Trizyklisches Antidepressivum und/oder Antikonvulsivum, Neuroleptikum, Opioid-Versuch, evtl. Klasse-I-B-Antiarrhythmikum
– Sympathisch unterhaltener Schmerz	–	Sympathikusblockade

11.2   Therapie des nozizeptiven Schmerzes

11.2.1 WHO-Stufenplan

Durch eine Gewebeläsion bedingter Schmerz (nozizeptiver Schmerz) sollte
intensitätsadaptiert behandelt werden. Bei leichten Schmerzen wird mit einem
peripher wirksamen Analgetikum begonnen, bei stärkeren Schmerzen werden
zusätzlich Opioide eingesetzt. Die Analgetika werden häufig mit geeigneten

Begleitmedikamenten kombiniert. Von der WIIO wurde ein Stufenplan entwickelt, der in Abbildung 11-2 dargestellt ist.

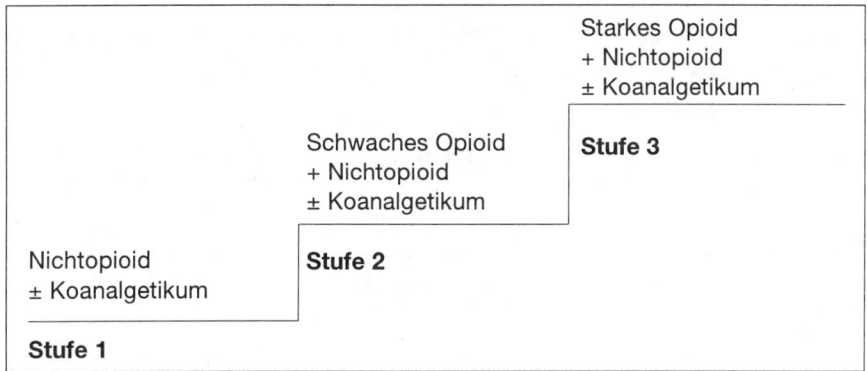

Abb. 11-2. Stufenplan der WHO

Bei der regelmäßigen Analgetikaeinnahme sind folgende Einnahmezeitpunkte sinnvoll:
- bei 12stündlicher Einnahme: 8 Uhr, 20 Uhr;
- bei 8stündlicher Einnahme: 6 Uhr, 14 Uhr, 22 Uhr;
- bei 6stündlicher Einnahme: 6 Uhr, 12 Uhr, 18 Uhr, 24 Uhr;
- bei 4stündlicher Einnahme: 6 Uhr, 10 Uhr, 14 Uhr, 18 Uhr, 22 Uhr, 2 Uhr.

Werden Nichtopioid und Opioid miteinander kombiniert, so gibt man sie möglichst im gleichen Zeittakt, um die Schmerztherapie nicht unnötig zu komplizieren.

Retardpräparate sind bei Substanzen mit kurzer Wirkdauer vorteilhaft, um eine gleichmäßige Wirkstoffkonzentration über 24 h zu erreichen. Dagegen sind sie nicht zur Behandlung akuter Schmerzspitzen geeignet. Zu deren Behandlung verordnet man vielmehr eine rasch wirkende Darreichungsform der Substanz, die der Patient in Retardform regelmäßig einnimmt (z. B. Morphinlösung bei Schmerzspitzen zusätzlich zu einem Morphinretardpräparat).

11.2.2 Nichtopioidanalgetika

Vor der Auswahl eines Nichtopioids müssen folgende Fragen geklärt werden:

Bestehen gegen bestimmte Substanzen Kontraindikationen (z. B. Magen-Darm-Ulzera, empfindlicher Magen, synchrone Kortikosteroidtherapie, Chemotherapie mit – zu erwartender – Thrombopenie, Antikoagulanzientherapie, arterielle Hypotonie, Allergie, Asthma, stark eingeschränkte Nierenfunktion)?

Welche Schmerzmittel hat der Patient bisher bekommen? Wenn ein Schmerzmittel „wirkungslos" war: Wurde es in ausreichender Dosierung bzw. in sinnvoller Kombination eingenommen?

Welche Applikation bevorzugt der Patient? Kann er Tabletten/Dragees schlukken? Bevorzugt er die Einnahme von Lösung oder Suspension gegenüber Tablet-

ten/Dragees – oder umgekehrt? Akzeptiert er Suppositorien im Rahmen der Schmerztherapie?
Tabelle 11-2 gibt einen Überblick über die wichtigsten Nichtopiode.

Tabelle 11-2. Differentialindikation der Nichtopioide (NSAR nichtsteroidale Antirheumatika)

Substanz	Wirkungen (1) (2) (3)	Vorteile	Nachteile
Paracetamol	(+) ∅ ∅	Wenig Nebenwirkungen. Kein Ulkusrisiko	Analgetische Wirkung eher schwach. In hohen Dosen hepatotoxisch
NSAR (Diclofenac, Ibuprofen, Naproxen, Meloxicam)	+ + ∅	Z.T. längere Wirkdauer (Naproxen, Meloxicam). Antiphlogistische Wirkung bei Weichteilschwellung sinnvoll	Gastrointestinale NW. Thrombozytenaggregationshemmung. Potentiell nephrotoxisch
Metamizol	+ (+) +	Gute Magenverträglichkeit. Kaum Interaktion mit der Blutgerinnung. Als Tropfen und parenteral verfügbar. Auch im ZNS analgetisch wirksam	Kann Hypotonie und kritische Entfieberung bewirken. Geringe antiphlogistische Wirkung. Agranulozytose-Risiko (sehr niedrig). Insgesamt sicherer als NSAR

(1) antipyretisch/analgetisch, (2) antiphlogistisch, (3) spasmolytisch

Tabelle 11-3. Dosierung und Nebenwirkungsprofil (NW) einzelner Nichtopioide

Substanz (Präparatebeispiel)	Einnahmeintervall; Tageshöchstdosis	Bemerkungen
Paracetamol (Benuron)	4(–6) h; 6000 mg (6mal 500–1000 mg)	Schwächer analgetisch wirksam als die anderen Nichtopioide. NW: Hepatotoxizität bei Tagesdosen über 6000 mg. Selten Hautallergien
Metamizol (Novalgin)	4(–6) h; 6000 mg (6mal 750–1000 mg)	Stark analgetisch und spasmolytisch wirksam. NW: Hautallergien, Hypotension, kritische Entfieberung, Anaphylaxie, Agranulozytose (selten)
Diclofenac (Voltaren)	6–8 h (12 h bei Retardform); 150–200 mg (3–4mal 50 mg)	Stark analgetisch und stark antiphlogistisch wirksam. NW: Gastrointestinale Beschwerden, Übelkeit, Ödeme, gastrointestinale Ulzera, ZNS-Störungen
Ibuprofen (Imbun)	4–6 h (8 h bei Retardform); 2400 mg (Retardform 3mal 800 mg)	Stark analgetisch, schwach antiphlogistisch wirksam. Weniger NW als Diclofenac
Naproxen (Proxen)	12 h; 1000 mg (2mal 500 mg)	Schwächere analgetische Wirkung und weniger NW als Diclofenac. Als Suspension bei Schluckstörungen und zur Gabe über eine Sonde evtl. vorteilhaft
Meloxicam (Mobec)	24 h; 7,5 mg (1mal 7,5 mg)	Selektive Hemmung der Cyclooxygenase-II → weniger gastrointestinale NW (aber noch wenig Erfahrungswerte)

Bei der Auswahl des peripher wirkenden Analgetikums (Tabellen 11-2 und 11-3) sind Einnahmeintervall, Wirkungsprofil, Applikationsform sowie Nebenwirkungsprofil und Kontraindikationen wichtige Entscheidungskriterien. Man kann mit wenigen Nichtopioiden, die man gut kennt, auskommen. Acetylsalicylsäure ist wegen ihrer kurzen Wirkdauer und ihrer thrombozytenaggregationshemmenden Eigenschaft zur Behandlung von Tumorschmerzen weniger geeignet. NSAR können zu Flüssigkeitsretention, z. B. Knöchelödemen, führen. Zur Prophylaxe gastrointestinaler Nebenwirkungen und Beschwerden empfiehlt sich eine begleitende Gastroprotektion mit einem H_2-Blocker, z. B. Ranitidin (Sostril) 150–300 mg abends oder Famotidin (Pepdul, sehr kleine Tablette) 40 mg abends, oder mit Misoprostol (Cytotec) 2mal 200 µg.

Die einzelnen NSAR unterscheiden sich in Wirkungsprofil und Nebenwirkungsrate. Substanzen mit kurzer Halbwertszeit sollten für die Dauertherapie in Retardform verschrieben werden.

11.2.3 Opioidanalgetika

11.2.3.1 Klassifikation und Pharmakologie

Es gibt multiple Subtypen von Opioidrezeptoren im Zentralnervensystem einschließlich des Hinterhorns des Rückenmarks. Besondere Beachtung wird den My-, Sigma-, Kappa- und Delta- (µ-, σ-, κ-, δ-)Rezeptoren geschenkt. Über µ-Rezeptoren werden supraspinale Analgesie, atemdepressorischer Effekt, Miosis, Sedierung sowie Propulsionshemmung im Gastrointestinaltrakt vermittelt. Spinale Analgesie wird über κ- und δ-Rezeptoren bewirkt. Die Besetzung von σ-Rezeptoren führt zu Stimulierung von Atmung und Kreislauf, Auslösung von psychomimetischen Effekten und Pupillenerweiterung. Da sich die Opioide in der Affinität zu den Rezeptorsubtypen („potency") und in der intrinsischen Aktivität („efficacy") voneinander unterscheiden, ergeben sich wichtige Unterschiede bezüglich Dosierung und Nebenwirkungsprofil.

Für den Kliniker ist v. a. die Klassifikation nach der Rezeptoraktivität bedeutsam: So gibt es Agonisten wie Morphin, Fentanyl und Levomethadon, Antagonisten wie Naloxon, partielle Agonisten wie Buprenorphin (µ-Agonist) und gemischte Agonisten-Antagonisten wie Pentazocin (partieller κ-Agonist-µ-Antagonist).

Reine Agonisten haben den Vorteil, daß eine Dosissteigerung über einen sehr weiten Bereich (Faktor 100!) zu einer Wirkungssteigerung führt. Bei Partialagonisten und gemischten Agonisten-Antagonisten tritt dagegen ab einer charakteristischen Tagesdosis ein Ceilingeffekt auf: Die mit dieser Tagesdosis erreichbare Analgesie kann durch Dosiserhöhung nicht weiter gesteigert werden. Wenn toxische Metaboliten auftreten und kumulieren (Beispiel: Norpethidin), kann auch ein Agonist eine Höchstdosis haben, was praktisch einem Ceilingeffekt gleichkommt.

Nach der Wirksamkeit unterteilt man die Opioide in schwache (Stufe 2 des WHO-Stufenplans) und starke (Stufe 3; BtM-Rezeptpflicht).

Mit Hilfe von Tabelle 11-4 kann man aus Tagesdosis und Applikationsweg eines Opioids die Tagesdosis einer äquianalgetischen oralen Morphintherapie

Tabelle 11-4. Pharmakologische Daten ausgewählter Opioide

Substanz	Wirkungs-dauer	Analgetische Potenz (Morphin = 1)	Umrechnungsfaktor enteral/parenteral[d]
Codein [1]	3– 5 h	0,1	Entfällt
Dihydrocodein[a] [2]	3– 5 h	0,1	Entfällt
Tramadol[a] [3]	3– 5 h	0,1	0,7
Tilidin/Naloxon [4]	3– 5 h	0,1	Entfällt
Pethidin [5] BtM	2– 3 h	0,13	0,33
Pentazocin [6] BtM	2– 3 h	0,33	0,4
Morphin[a] [7] BtM	4– 6 h	1	0,33[b]
Buprenorphin sublingual [8] BtM	6– 8 h	60	0,75[c]
Levomethadon [9] BtM	6–12 h	3–4	0,8
Fentanyl[a] transdermal [10] BtM	48–72 h	100	Entfällt

Beispielhafte Handelspräparate:
[1] Nedolon P (mit Paracetamol); [2] DHC Mundipharma; [3] Tramal; [4] Valoron N; [5] Dolantin; [6] Fortral; [7] Sevredol, MST Mundipharma, Kapanol, M-long; [8] Temgesic sublingual; [9] L-Polamidon; [10] Durogesic.

[a] Retardform ist verfügbar.
[b] Die orale Bioverfügbarkeit von Morphin ist 1/3, dieser Faktor gilt für die Dosisumrechnung intravenös/ oral. Für die häufiger benötigte Umrechnung subkutan/oral gilt abweichend der Faktor 1/2.
[c] Sublinguale Bioverfügbarkeit.
[d] Die parenterale Tagesdosis ist bei den genannten Substanzen kleiner als die gleich wirksame orale Tagesdosis.

errechnen. Ist eine parenterale Opioidtherapie zu berechnen, so ist für dieses Opioid zusätzlich der Umrechnungsfaktor parenteral/oral zu berücksichtigen, der die orale Bioverfügbarkeit der Substanz widerspiegelt.

Einige Beispiele

Vortherapie mit Tramadol 400 mg i.v./Tag. Diese Therapie entspricht Tramadol 570 mg oral/Tag oder Morphin 57 mg oral/Tag oder Morphin 30 mg s.c./Tag.

Vortherapie mit Buprenorphin 4mal 0,4 mg s.l./Tag. Diese Therapie entspricht Morphin 96 mg oral/Tag oder Morphin 50 mg s.c./Tag.

Vortherapie mit Fentanyl Membranpflaster 75 µg/h = 1,8 mg/Tag transdermal. Diese Therapie entspricht Morphin 180 mg oral/Tag oder Morphin 90 mg s.c./Tag.

Vortherapie mit Levomethadon 3mal 5 mg oral/Tag. Diese Therapie entspricht Morphin 45–60 mg oral/Tag oder Morphin 30 mg s.c./Tag.

Im folgenden werden einzelne Opioide unter klinischem Aspekt näher charaktcrisiert.

Codein und Dihydrocodein

Prodrugs von Morphin, µ-Agonisten. Etwa 7–10 % der Bevölkerung können Codein nicht in Morphin umwandeln („poor metabolizers"). Übliche Dosierung: Codein 30–60 mg 4stündlich bzw. einfacher DHC 60 / -90 / -120 Mundipharma 1 Retardtbl. 12stündlich. Die höchste sinnvolle Dosierung ist äquianalgetisch zu Morphin 6mal 5 mg/Tag, wirkt aber stärker obstipierend. Die antitussive Wirkung kann z. B. bei Patienten mit Bronchialkarzinom erwünscht sein.

Tramadol und Tilidin/Naloxon

Tramadol ist ein synthetischer μ-, δ- und κ-Agonist und hemmt außerdem wie ein trizyklisches Antidepressivum den präsynaptischen Re-Uptake von Monoaminen. Benommenheit, Übelkeit und Erbrechen können als Nebenwirkungen auftreten. Tilidin/Naloxon ist eine handelsübliche fixe Kombination (Valoron N) von μ-Agonist und Antagonist im Verhältnis 50 mg/4 mg zur oralen Anwendung. Bei beiden Präparaten ergibt sich ein Ceilingeffekt, d. h. mit Tramadol 6mal 100 mg oral/Tag bzw. Tilidin/Naloxon 6mal 100 mg/8 mg oral/Tag (6mal 40 Trpf.) wird die maximale analgetische Wirkung erreicht. Wenn ein stärkeres Opioid erforderlich wird, kann man auf orales Morphin 90 mg/Tag oder ein entsprechend dosiertes anderes Opioid umsetzen.

Pethidin

μ-Agonist. Pethidin wirkt im Vergleich zu Morphin weniger spasmogen auf den Sphincter Oddi und kaum obstipierend. Pethidin ist wegen seiner kurzen Wirkdauer und wegen halluzinogener Nebenwirkungen zur Behandlung chronischer Schmerzzustände meist ungeeignet. Die maximale Dosierung von Pethidin ist etwa gleich wirksam wie Morphin 6mal 30 mg bzw. 180 mg/Tag. Der Metabolit Norpethidin kumuliert wegen seiner langen Halbwertszeit und kann zu Unruhe, Tremor und Krampfanfällen führen. Pethidin ist deshalb bei Patienten mit Epilepsie kontraindiziert. Es darf nicht bei Niereninsuffizienz und niemals zusammen mit einem MAO-Hemmer verordnet werden. Sehr häufig wird Pethidin zur Behandlung des Schüttelfrosts unter Amphotericin-B-Therapie mit Erfolg eingesetzt (bei Erwachsenen 1mal 50–100 mg i.v., bei Bedarf Wiederholung nach 1 und 3 h).

Pentazocin

Partieller κ-Agonist-μ-Antagonist. Pentazocin ist wegen häufiger psychomimetischer Nebenwirkungen (Dysphorie, Depersonalisation, Alpträume, Halluzinationen) zur Behandlung chronischer Schmerzzustände ungeeignet. Atemdepression tritt bereits im therapeutischen Dosisbereich auf. Pentazocin erhöht den peripheren Widerstand und führt zu Blutdruckanstieg.

Morphin

μ-Agonist. Standard für die analgetische Wirkung der Opioide. Für die Dosis-Umrechnung subkutan/oral gilt der Faktor 1/2, für die Umrechnung intravenös/oral der Faktor 1/3. Statt wäßriger Lösung (meist 1%ig) können teilbare Tabletten (Sevredol 10/20) rezeptiert werden. Die Wirkung beginnt 20 min nach oraler Einnahme und erreicht nach 1 h ihr Maximum. Bei Niereninsuffizienz kumuliert der aktive Metabolit Morphin-6-Glucuronid. Morphin ist daher bei erhöhten Retentionswerten niedriger zu dosieren und bei schwerer Niereninsuffizienz kontraindiziert.

Buprenorphin

Halbsynthetischer partieller μ-Agonist, κ-Antagonist und δ-Agonist. Eine Besonderheit ist die sublinguale Applikation, die bei einer Schluckstörung vorteilhaft sein kann. Buprenorphin stellt eine Alternative zu oralem Morphin in dessen unterem und mittlerem Dosisbereich dar. Die maximale Dosierung (Cei-lingeffekt bei 3–5 mg/Tag) ist etwa gleich wirksam wie Morphin 180–300 mg/Tag. Buprenorphin bindet mit hoher Affinität an die Opioidrezeptoren und dis-soziiert nur sehr langsam ab, was klinisch bedeutsam ist: Die Wirkung reiner Agonisten kann durch Buprenorphin z. T. aufgehoben werden. Der Antagonist Naloxon wirkt nur unzureichend (zentral wirkendes Analeptikum als Antidot). Buprenorphin-Entzugssymptome treten erst nach einer Latenzzeit von mehr als einer Woche auf.

Levomethadon

Synthetischer gemischter µ- und δ-Agonist. Levomethadon kumuliert (Halbwerts-zeit bis 55 h) und ist daher schwieriger zu dosieren als Morphin. Eine steady-state-Dosierung wird erst nach einigen Tagen erreicht (bei Therapiebeginn „Loading dose" von 2,5–5 mg, dann halbe Dosis 6- bis 8stündlich). Levomethadon wird von einigen Autoren als wichtigste Alternative zu Morphin in der Tumorschmerz-therapie gesehen. Einige Patienten mit Nozizeptor-Schmerz, die unter Morphin nur wenig Linderung erfahren, aber starke Nebenwirkungen (Dösigkeit, Delir, Übelkeit und Erbrechen) entwickeln, erreichen mit einer geringeren als der laut Tabelle 11-4 äquivalenten Levomethadondosierung eine gute Schmerzkontrolle ohne oder mit nur geringen Nebenwirkungen. Die Pharmakodynamik von Levo-methadon ist unabhängig von der Nierenfunktion. Es gibt – wiederum im Gegen-satz zu Morphin – keinen aktiven Metaboliten. Cytochrom-P450-Inhibitoren wie Cimetidin können dosisabhängig die Levomethadon-Biotransformation behin-dern. Eine simultane Verordnung ist deshalb zu vermeiden.

Fentanyl

Hochpotenter µ-Agonist. Fentanyl wird häufig intraoperativ als gut steuerbares Analgetikum intravenös gegeben. Seine Wirkdauer beträgt 30–60 min bei i.v.-Anwendung. Neuerdings stehen transdermale Systeme zur Verfügung (siehe 11.4.3). Ein Vorteil von Fentanyl ist seine im Vergleich zu Morphin schwächere obstipierende Nebenwirkung.

11.2.3.2 Indikation und Auswahl

Die Gabe eines Opioids muß für den zu behandelnden Schmerz indiziert sein, denn nicht alle Schmerzarten sprechen auf Opioide an (Tabelle 11-1). Bei falscher Indikation fehlt ein positiver klinischer Effekt, so daß Opioidnebenwirkungen im Vordergrund stehen.

Bei Spannungskopfschmerz, bei postherpetischer Neuralgie, bei dysästhe-tischem sowie bei stechendem oder einschießendem Schmerz haben Opioide nur eine sedierende Wirkung. Sie sind in diesen Fällen nicht indiziert.

Bei Magendehnung und bei Muskelverkrampfung ist die Wirkung von Opioiden variabel. Man sollte Opioide bei diesen Zuständen möglichst vermeiden.

Sehr oft haben Opioide auf eine Schmerzsymptomatik nur eine Teilwirkung, sind aber notwendig und mit weiteren Medikamenten (meist einem Nicht-opioid) zu kombinieren. Beispiele: Knochenschmerzen, schmerzhafte Weichteilschwellung, Nervenkompression, Tenesmen (Rektum oder Blase), Dekubitus (oberflächliche Schmerzkomponente).

Bei der Auswahl des Opioids ist folgende Überlegung wichtig: Ist zu erwarten, daß der Patient mit einem schwachen Opioid der Stufe 2 schmerzfrei wird, oder erscheint es sinnvoll, gleich ein Opioid der Stufe 3 zu wählen? In beiden Fällen wird nach Stufenplan mit einem Nichtopioid kombiniert.

Stufe 2

Wenn ein schwaches Opioid ausreicht: Codein (4-)6mal 30-60-90 mg (cave: Obstipation). Dihydrocodein in Retardform muß nur alle 12 h eingenommen werden (2mal 60-90-120 mg) und wirkt wie Codein zugleich antitussiv. Man beachte, daß die Maximalwirkung von Codein bzw. Dihydrocodein der analgetischen Wirkung von Morphin 5 mg 4stündlich (30 mg/Tag) entspricht.

Wenn ein etwas stärker wirkendes Opioid erforderlich ist und kein BtM-Rezept-pflichtiges Präparat verwendet werden soll: Tramadol oder Tilidin (in Valoron N mit Naloxon) 6mal 50-100 mg/Tag (die Einzeldosis entspricht bei den Handelspräparaten 20-40 Trpf.). Die Wirkdauer von Tramadol und Tilidin ist kürzer als die von Morphinlösung. Von Tramadol stehen Retardpräparate mit einer Wirkdauer von 12 h zur Verfügung. Die Tagestherapie ist dann einfacher: 2mal 1-2 Retardtbl. à 100 mg. Tramadol und Tilidin/Naloxon wirken nicht stärker analgetisch als Morphin 10 mg 4stündlich (60 mg/Tag).

Alternativ kann mit einer niedrigen Dosis eines stark wirkenden Opioids (Stufe 3) begonnen werden. Dies ist insbesondere dann sinnvoll, wenn eine Zunahme der Schmerzen zu erwarten ist und man vermeiden möchte, daß der Kranke nach kurzer Zeit mit einem stärkeren Opioid neu eingestellt werden muß.

Stufe 3

Wenn die schwachen Opioide der Stufe 2 nicht ausreichend wirksam und/oder wegen der erforderlichen 4stündlichen Einnahme nicht auf Dauer akzeptabel sind, stellt man den Patienten meist mit Morphin (plus Nichtopioid) ein:

Wäßrige Lösung (Handelspräparat: Morphin Merck Tropfen 0,5%/2%) oder Sevredol Tbl.: Nichtretardiertes Morphin ist zur raschen Ermittlung der optimalen Dosierung von Vorteil. Anfangs-Einzeldosis meist 10 mg bzw. 5 mg bei älteren Patienten mit 4stündlicher Einnahme.

Morphinsulfat in Form von Retardtabletten oder Kapseln mit Retardpellets: Vorteil: Einnahme nur alle (8 oder) 12 h oder sogar nur einmal täglich (MST Continus). Anfangsdosierung meist 2mal 30 mg/Tag bzw. 2mal 10 mg/Tag bei älteren Patienten. Gleiche Tagesdosen von nichtretardierter Morphin-Lösung oder -Tabletten und von Morphin-Retardpräparaten sind gleich stark wirksam.

Man kann auch Buprenorphin als Sublingualtablette geben: Einnahme nur alle 6 oder 8 h. Anfangsdosierung meist 3mal 1-2 Temgesic sublingual Tbl. à 0,2 mg. Es gibt auch Temgesic forte sublingual Tbl. à 0,4 mg.

Ziel ist, daß der Patient innerhalb weniger Tage (weitgehend) schmerzfrei wird (Dosistitration). Die Dosis des Opioids wird normalerweise bei jedem Schritt um den Faktor 1,3-1,5 gesteigert. Erreicht man mit ein oder zwei Steigerungsschritten noch keine wesentliche Linderung, so kann ein opioidresistenter Schmerz oder eine überdurchschnittlich starke psychische Komponente die Ursache sein.

11.2.3.3 Nebenwirkungen und Begleittherapie

Bei Opioiden sind folgende Nebenwirkungen (NW) von klinischer Relevanz:
- *Frühe NW:*
  - Übelkeit und Erbrechen,
  - Schläfrigkeit,
  - Schwindel/Gangunsicherheit,
  - Verwirrtheitssymptome (verwirrtes Denken, Desorientiertheit, Halluzinationen).
- *Anhaltende NW:*
  - Spastische Obstipation,
  - Verzögerung der Magenentleerung, Pyloruskonstriktion,
  - Miktionsstörungen, Harnverhaltung,
  - Kontraktion der Gallenblasenmuskulatur und des Oddi-Sphinkters,
  - Übelkeit und Erbrechen,
  - Dösigkeit (Schläfrigkeit bei Inaktivität – Patient leicht erweckbar).
- *Späte NW:*
  - Depression.
- *Gelegentliche NW:*
  - Schwitzen,
  - Myotonische Krämpfe,
  - Mundtrockenheit.

Begleittherapie: Laxanzien, Antiemetika

Obstipation unter Opioidtherapie kann zu einem größeren Problem werden als die zu behandelnden Schmerzen. Die Gabe von Laxanzien ist bei Opioidtherapie außer bei Patienten mit Ileostomie, Kolostomie oder Steatorrhoe obligat. Anamnestisch müssen Darmgewohnheiten und Laxanziengebrauch erfragt werden. Die rektale Untersuchung und tägliches Abhören der Darmgeräusche gehören zur Abklärung einer Obstipation. Der Patient sollte möglichst Bewegung haben. Reichliches Trinken (Fruchtsäfte) und Kleie können einer Verstopfung entgegenwirken. Als auf den Dünndarm wirkendes Abführmittel eignet sich Lactulose (1–2–3mal 20 ml). In zweiter Linie kommt Bisacodyl als Dragee oder Zäpfchen in Betracht. Bei Bedarf sind auch füllungsperistaltikauslösende Mittel (z. B. Einläufe) und Gleitmittel (z. B. Glycilax Supp.) anzuwenden.

Insbesondere wenn bei einem Patienten Erbrechen bereits vor der Opioideinnahme ein Problem war oder ist, empfiehlt es sich, bei der Erstverordnung eines Opioids prophylaktisch auch ein geeignetes Antiemetikum zu verschreiben. Tabelle 11-5 erleichtert die Auswahl des Antiemetikums. Sie umfaßt neben der opioidbedingten Übelkeit auch andere häufige Ursachen von Übelkeit und Erbrechen bei Krebspatienten.

Opioide können auch indirekt über eine verzögerte Magenentleerung und als Folge einer Obstipation zu Erbrechen führen. Dann ist eines der gastrokinetischen Antiemetika indiziert. In Einzelfällen kann die Kombination von zwei Antiemetika mit unterschiedlichen Angriffspunkten weiterhelfen. Wenn es nicht gelingt, Übelkeit unter Einnahme von Morphin oder Buprenorphin medi-

Tabelle 11-5. Antiemetische Therapie bei fortgeschrittenen Tumorerkrankungen

Ursache	Antiemetikum der 1. Wahl	Kommentar
Opioide	Haloperidol [1] 1,5 mg zur Nacht oder Fluphenazin [2] 2mal 1 mg	Kaum unerwünschte Nebenwirkungen bei niedriger Dosierung
Strahlentherapie	Siehe Kapitel Antiemese	
Chemotherapie	Siehe Kapitel Antiemese	
Metabolisch – Urämie – Hyperkalzämie	Haloperidol 5–20 mg/Tag oder Fluphenazin 2–3mal 2 mg	Anticholinerge Nebenwirkungen, manchmal Benommenheit und extrapyramidale Reaktionen
Erhöhter Hirndruck, inoperabler Darmverschluß	Dimenhydrinat [3] 3mal 50–100 mg oder Meclozin [4] 2–3mal 25 mg	Anticholinerge Nebenwirkungen, Schläfrigkeit
Reflux in den Ösophagus, verzögerte Magenentleerung	Metoclopramid [5] 3–4mal 10–20 mg oder Domperidon [6] 3–4mal 10–20 mg	Keine anticholinergen Nebenwirkungen
Magenirritation durch Medikamente	Gastritis behandeln und Medikation ändern	Kann bei NSAR und Kortikosteroiden vorkommen

Beispiele für Handelspräparate:
[1] Haldol; [2] Omca; [3] Vomex A; [4] Bonamine; [5] Gastrosil; [6] Motilium.

Anmerkung: Auch trizyklische Antidepressiva (z. B. Amitriptylin, Nortriptylin) wirken antiemetisch.

kamentös zu kontrollieren, kann ein Ausweichen auf ein anderes Opioid (z. B. Levomethadon) sinnvoll sein.

Ein Drittel der Patienten braucht unter Opioidtherapie nie ein Antiemetikum. Bei weiteren 10% kann das Antiemetikum nach einiger Zeit abgesetzt werden. Wenn eine orale antiemetische Therapie wegen rezidivierenden Erbrechens nicht möglich ist, ist die kontinuierliche subkutane Infusion (siehe 11.4.4) Methode der Wahl – bis zur Beherrschung des Problems oder auf Dauer. Gleichzeitig wird dann die Schmerztherapie von oral auf subkutan (Mischspritze) umgestellt.

11.2.3.4 Kombination und Wechsel von Opioiden

Normalerweise erhält ein Patient nur ein Opioid zur Schmerztherapie, welches parallel in verschiedenen Formen gegeben werden kann, z. B. in Retardform für die Dauertherapie und in nichtretardierter Form zur Kupierung von Schmerzspitzen. Nur in Ausnahmefällen ist es sinnvoll, bei einem Patienten gleichzeitig verschiedene Opioide einzusetzen. Bei transdermaler Therapie mit Fentanyl-

Membranpflaster benötigt der Patient beispielsweise nichtretardiertes Morphin beim Auftreten von Schmerzspitzen.

Bei versehentlicher Kombination eines Agonisten mit Valoron N (fixe Kombination Tilidin/Naloxon) kann das in Valoron N enthaltene Naloxon die analgetische Wirkung auch eines starken Agonisten abschwächen. Die kombinierte Gabe von Morphin und Buprenorphin oder Pentazocin ist ein weiterer häufiger Fehler. Der Partialagonist Buprenorphin kann aufgrund seiner höheren Affinität den reinen Agonisten Morphin vom Rezeptor verdrängen, dessen Wirkung aufheben und so zu einer Schmerzzunahme führen. In der kurzen Übergangsphase eines Opioid-Wechsels (z. B. von Buprenorphin zu Morphin und umgekehrt) verursacht diese Interaktion jedoch nur selten ein praktisches Problem. Die Kombination mehrerer reiner Agonisten ist unproblematisch, aber selten notwendig.

Ein Wechsel des Opioids ist in folgenden Situationen sinnvoll:

- Das bisher verwendete Opioid ist nicht (mehr) ausreichend wirksam, eine stärkere Substanz wird erforderlich.
- Der Patient hat unter einem Opioid starke Nebenwirkungen (z. B. Delir oder Übelkeit und Erbrechen, die durch Antiemetika nicht befriedigend kontrolliert werden können). Ein Wechsel auf ein chemisch differentes Opioid läßt eine bessere Symptomkontrolle erhoffen (z. B. Wechsel von Morphin zu Levomethadon).
- Das neue Opioid hat für den Patienten Vorteile (z. B. Verfügbarkeit in für den Patienten günstigeren Applikationsformen).

Man soll ein Opioid nicht ohne Grund durch ein anderes ersetzen, keinesfalls bevor man Dosierung und Einnahmeintervalle optimiert hat.

Die Dosierung des neuen Opioids richtet sich nach der Vortherapie und der analgetischen Äquivalenz (Tabelle 11-4). Es ist für den Patienten sehr enttäuschend, wenn die neu verordnete Medikation wegen Nachlässigkeit des Arztes schwächer analgetisch wirkt als die Vortherapie.

Wird eine partielle Opioidresistenz vermutet, so verordnet man das neue Opoid vorsichtshalber in einer deutlich geringeren Tagesdosis, als die Berechnung nach Tabelle 11-4 ergibt, und gibt dem Patienten während der Übergangszeit Extradosen eines nichtretardierten Opioids nach Bedarf. Diese Vorsichtsmaßnahme empfiehlt sich auch bei der Umstellung eines Patienten auf Fentanyl-Membranpflaster.

Eine Opioidtherapie kann in der Dosierung reduziert oder beendet werden, wenn das Schmerzproblem auf andere Weise, z. B. durch eine Operation oder durch anästhesiologische Verfahren, gebessert oder gelöst ist. Um eine Entzugssymptomatik zu verhindern, darf eine länger andauernde Opioidtherapie nicht abrupt abgesetzt werden. Die Opioiddosis muß vielmehr ausschleichend reduziert werden (in mehreren Schritten beispielsweise alle 7 Tage: 100% → 70% → 50% → 35% usw.), je nachdem wie es die Schmerzsituation erlaubt. Wird eine Dosisreduktion unterlassen, obwohl der Schmerz z. B. nach einer Nervenblockade erheblich nachgelassen hat, kann der Patient unter seiner bisherigen Opioiddosierung die Symptome einer Überdosierung mit Atemdepression entwickeln, da Schmerz der physiologische Gegenspieler einer opioidbedingten Atemdepression ist.

11.2.3.5 Opioidüberdosierung

Symptome einer Opioidüberdosierung sind Miosis, Sedierung, Atemdepression und Zyanose ohne Atemnot, schlaffer Muskeltonus, Areflexie, Blutdruckabfall und Bradykardie bis hin zu Koma und Atemstillstand.

Als Antidot verabreicht der Arzt den Antagonisten Naloxon i.v., i.m. oder s.c. Bei iatrogener Opioid-Überdosierung injiziert man 0,1 mg (1/4 Ampulle) alle 2–3 min, bis die Atemfunktion wieder ausreichend ist. Die Bewußtseinslage soll nicht als Maßstab der Naloxon-Wirkung verwendet werden, weil der Patient sonst zuviel Antidot erhält, wieder unter Schmerzen leidet und schwere körperliche Entzugssymptome entwickeln kann.

Bei der Antagonisierung ist zu beachten, daß die Halbwertszeit von Naloxon mit 20–30 min kürzer ist als die der meisten Opioide, so daß man den Patienten über längere Zeit beobachten und Naloxon evtl. nachdosieren muß.

11.2.4 Behandlung von Schmerzspitzen

Auch wenn eine Schmerztherapie sorgfältig dosiert wird und der Patient weitgehend schmerzfrei geworden ist, können jederzeit Schmerzspitzen („incident pain") auftreten, z. B. bei Bewegung und Belastung. Derartige Schmerzspitzen erfordern eine Extradosis eines Analgetikums in rasch wirkender Form (nie in Retardform). Jeder Patient benötigt eine klare Handlungsanweisung für Zeiten einer Schmerzverstärkung.

Oft wird das Nichtopioid nahe seiner Tageshöchstdosis regelmäßig eingenommen, z. B. Metamizol 6mal 1000 mg/Tag. Die zusätzliche Gabe des Nichtopioids bei Schmerzspitzen kann dann wegen des Ceilingeffekts wenig bewirken. Auch die Gabe eines zweiten Nichtopioids (im genannten Beispiel z. B. Diclofenac 100 mg extra) wird kaum überzeugend wirken.

Eine Extradosis des Opioids hingegen führt, v. a. wenn es sich um einen reinen Agonisten handelt, zu rascher Schmerzkontrolle, da kein Ceilingeffekt eintritt. Üblicherweise ist eine reguläre 4-h-Dosis (1/6 der Tagesdosis) eine sinnvolle Dosis für Zusatzgaben. Ein Patient, der als Dauertherapie 3mal 40 mg MST Mundipharma einnimmt, erhält beispielsweise als Zusatzgabe bei Schmerzspitzen 20 mg Morphin oral, (2 ml einer 1%igen wäßrigen Morphinlösung oder 1 Tbl. Sevredol 20) oder MSR 20 Mundipharma Supp. oder 10 mg Morphin s.c. Für einen Patienten mit einem Membranpflaster Durogesic 50 µg/h (transdermales Fentanyl) ist entsprechend Morphin 20 mg oral oder rektal eine adäquate Extradosis.

11.3 Therapie des neuropathischen Schmerzes

11.3.1 Charakteristika

Der neuropathische Schmerz muß wegen seiner abweichenden Therapie unbedingt vom Nozizeptor-Schmerz unterschieden werden. Neuropathische Schmer-

zen sind Schmerzen infolge einer Läsion oder Dysfunktion des zentralen oder
des peripheren Nervensystems. Schmerzen in einem Gebiet mit abnormer oder
fehlender Sensibilität sind immer neuropathisch. Vor allem 3 Mechanismen
führen im Rahmen von Tumorerkrankungen zu neuropathischem Schmerz:
Nervenkompression, Nerveninfiltration („neural injury") und eine Beteiligung
des sympathischen Nervensystems (sympathische Reflexdystrophie, sympa-
thisch unterhaltener Schmerz, Kausalgie).

Die Ausbreitung entspricht bei einer peripheren Nervenläsion dem jeweiligen Dermatom, bei einer zentralen Läsion ist keine Zuordnung zu einem Dermatom möglich. Der Schmerz ist oberflächlich, brennend oder stechend. Auch
ein spontan einschießender Schmerz kommt vor. Leichte Berührung kann starke
Schmerzen auslösen (Allodynie). Der Kranke kann auf dem betroffenen Hautareal kaum Kleidung tragen. Nadelstich- und Temperaturwahrnehmung sind
meist abgeschwächt, manchmal besteht auch Gefühllosigkeit.

11.3.2 Medikamentöse Behandlung

Neuropathische Schmerzen sprechen auf Opioide oft schlecht an. Trotzdem ist
eine zeitlich befristete Austestung der Ansprechbarkeit auf Opioide gerechtfertigt. Medikamente der ersten Wahl sind jedoch trizyklische Antidepressiva,
Antikonvulsiva, Neuroleptika und evtl. Natriumkanalblocker.

Trizyklische Antidepressiva sind v. a. bei oberflächlichem brennenden
Schmerz und bei Allodynie indiziert. Clomipramin (Anafranil), Imipramin
(Tofranil) und Doxepin (Aponal) haben weniger anticholinerge Nebenwirkungen als Amitriptylin (Saroten) und sind bei älteren und geschwächten Patienten
vorzuziehen. Die Dosierung sollte in jedem Fall einschleichend erfolgen, wie in
Tabelle 11-6 dargestellt. Die Schmerzlinderung setzt selten vor dem vierten oder
fünften Tag ein, sie wird im Falle von Amitriptylin gelegentlich bereits mit 25 mg
erreicht. Man braucht bei tumorbedingten neuropathischen Schmerzen selten
mehr als 100 mg. Die Höchstdosis ist abhängig vom Grad der Schmerzlinderung
und von unerwünschten Nebenwirkungen. Absolute Kontraindikationen sind
Glaukom, Prostatahypertrophie und akuter Myokardinfarkt.

Antikonvulsiva sind v. a. bei einschießendem Schmerzcharakter indiziert.
Medikament der ersten Wahl ist Carbamazepin (Tegretal). Die Dosierung ist
langsam zu steigern (200-mg-Schritte/Woche). Eine Verordnung als Retard-
präparat ist sinnvoll. Valproinsäure (Ergenyl) hat eine lange Plasmahalbwerts-

Tabelle 11-6. Einschleichende Dosierung eines trizyklischen Antidepressivums

Dosierung	Älterer bzw. ambulanter Patient	Jüngerer bzw. stationärer Patient
25 mg zur Nacht	1. Woche	Tag 1
50 mg zur Nacht	2. Woche	Tag 2–4
75 mg zur Nacht	3. und 4. Woche	Tag 5–14
100 mg zur Nacht	5. und 6. Woche	3. und 4. Woche
150 mg zur Nacht	7. und 8. Woche	5. und 6. Woche

zeit und wirkt sedierend. Man gibt eine Einzeldosis zur Nacht. Beim jüngeren Patienten beginnt man mit 500 mg zur Nacht, beim älteren mit 200 mg. Die Dosis wird alle 3–4 Tage gesteigert bis 1000–1500 mg. Wegen Kumulation ist im Verlauf häufig wieder eine Verringerung der Dosis möglich.

Neuroleptika bewirken eine affektive Schmerzdistanzierung. Bei Kombination mit Opioiden kann eine Potenzierung des analgetischen Effekts beobachtet werden. Eine prinzipielle Kombination von Opioiden und Neuroleptika ist wegen der erhöhten Nebenwirkungsrate (Sedierung) häufig nicht sinnvoll. Die Substanzen wirken in niedriger Dosierung sedierend, schlaffördernd und antiemetisch.

Klasse-I-B-Antiarrhythmika (Lidocaintyp) wirken als Natriumkanalblocker und eignen sich ebenfalls für die Therapie neuropathischer Schmerzen. Anwendungsbeschränkungen bestehen innerhalb der ersten drei Monate nach Myokardinfarkt und bei eingeschränkter Herzleistung. Eine Dosisanpassung sollte bei Patienten mit dekompensierter Leberzirrhose und mit terminaler Niereninsuffizienz erfolgen. Medikament der Wahl ist Mexiletin (Mexitil) in einer Dosierung von 10 mg/kg KG/Tag. Die Wirksamkeit dieses Medikaments kann durch eine Lidocain-Infusion ausgetestet werden, die unter EKG-Kontrolle in einer Dosierung von 2–5 mg/kg KG über 30 min erfolgen sollte.

Als Stufenplan für „nerve injury pain" (Nerveninfiltration) wird folgendes Schema vorgeschlagen:
- *Stufe 1:* Trizyklisches Antidepressivum oder Antikonvulsivum.
- *Stufe 2:* Trizyklisches Antidepressivum und Antikonvulsivum.
- *Stufe 3:* Klasse-I-B-Antiarrhythmikum. Opioidversuch.
- *Stufe 4:* Spinalanalgesie (epidural oder intrathekal, in 25% der der Fälle erforderlich); Morphin wirkt bei rückenmarknaher Gabe wesentlich besser auf den neuropathischen Schmerz als bei konventioneller Verabreichung.

11.4 Alternativen zur oralen Schmerztherapie

11.4.1 Rektale Gabe von Analgetika

Die rektale Gabe von Analgetika ist eine Möglichkeit, einem Patienten kurzfristig Schmerzen zu nehmen, wenn er keine oralen Analgetika einnehmen kann. Über einen längeren Zeitraum ist eine rektale Schmerztherapie unbefriedigend, weil sie wegen ihrer Umständlichkeit und der kurzen Wirkdauer der Suppositorien schwerkranken Patienten nicht zumutbar und z. B. bei häufigem Stuhlgang auch nicht verläßlich durchführbar ist.

Es gibt sowohl peripher wirkende Schmerzmittel als auch Opioide als Suppositorien. Alle geben ihren Wirkstoff rasch ab. MSR Mundipharma Supp. sind in den Stärken 10, 20 und 30 mg Morphin erhältlich. Die vorher oral notwendige Tagesdosis von Morphin wird beibehalten. MSR Supp. sollten – wie Morphin-Lösung – 4stündlich gegeben werden. Man kann für einen kurzen Zeitraum auf die rektale Gabe von MST Mundipharma Retardtabletten ausweichen: Diese wirken bei rektaler Applikation gleich stark wie nach oraler Aufnahme, und zwar – solange der Kranke die Tablette nicht mit dem Stuhl ausscheidet – retardiert über 8–12 h.

11.4.2 Schmerztherapie über enterale Sonde

Patienten, die z. B. wegen eines Tumors im HNO-Bereich nicht schlucken können, stellen einen wichtigen Sonderfall dar. Wenn aus Gründen der Ernährung und der Flüssigkeitszufuhr eine enterale Sonde (nasogastrale oder -duodenale Sonde, PEG, PEJ) gelegt wurde, kann diese für die Schmerztherapie mitgenutzt werden.

Wegen des großen Aufwands bei 4stündlicher Sondengabe (z. B. der Analgetika Paracetamol, Metamizol, nichtretardiertes Morphin) ist es vorteilhaft, Präparate auszuwählen, die nur 8- oder 12stündlich verabreicht werden müssen, z. B. als Nichtopioid Voltaren Resinat 2mal 1 Kps./Tag oder Proxen Suspension 2mal 10 ml/Tag. MST Retardtabletten dürfen nicht zermörsert werden, weil dadurch die Retardgalenik verlorenginge. MST Retard-Granulat kann als wäßrige Suspension sogar durch enge Sonden (z. B. Nasensonden) appliziert werden, man spült mit Wasser oder trinkwarmem Tee nach. Die gleiche Applikationsweise gilt für den Inhalt von Capros und M-long Retardkapseln. Die stark lipophilen, mit Wasser kaum benetzbaren Granula der MST Continus Retardkapsel können durch PEG-Sonden der Dimension 15 Ch und dicker problemlos verabreicht werden, wenn mit Sondennahrung (nicht mit Wasser!) nachgespült wird. MST Continus setzt Morphin noch langsamer frei als MST-Retard-Granulat, Capros bzw. M-long Retardkps., nämlich über 12–24 h im Vergleich zu 8–12 h. Sinnvoll ist eine 2- (oder 3)mal tägliche Gabe von retardierten Morphinpräparaten, weil das 12- oder 8-h-Intervall sowieso für die Gabe des Nichtopioids notwendig ist.

Als Extradosis für Patienten mit enteraler Sonde sind sowohl wäßrige Morphinlösung (per Sonde) als auch MSR Mundipharma Supp. geeignet.

Sondendurchmesser und Gleitfähigkeit des Sondenmaterials spielen eine wichtige Rolle. Die Hersteller der genannten Morphin-Retardpräparate bieten spezielle Anleitungen für die Sondengabe an.

11.4.3 Transdermale Schmerztherapie

Die transdermale Applikation von Schmerzmitteln ist ein Novum, sie ist bisher nur für das Opioid Fentanyl verfügbar. Fentanyl ist wie Morphin ein starker μ-Agonist. Die transdermale Fentanyl-Therapie, die also nur für Patienten in Betracht kommt, die eine Schmerztherapie nach Stufe 3 der WHO-Empfehlung benötigen, bietet folgende Vorteile:

Die orale Einnahme eines Opioids wird ersetzt durch ein Membranpflaster, das nur jeden (2. bis) 3. Tag gegen ein neues ausgetauscht werden muß. Es gilt in etwa Tabelle 11-7.

Die obstipierende Nebenwirkung von Fentanyl ist geringer als die von Morphin: Bei äquianalgetischen Dosierungen benötigen die Patienten weniger Laxanzien.

Patienten mit gastrointestinalen Problemen oder Abneigung gegen orale Medikation können von dem Schmerzpflaster profitieren.

Diesen Vorteilen sind folgende Nachteile der transdermalen Applikation entgegenzustellen:

Tabelle 11-7. Äquivalenztabelle orales Morphin/transdermales Fentanyl

Morphin	Fentanyl
45–90 mg p.o./Tag	Durogesic 25 µg/h (10-cm²-Pflaster mit 2,5 mg Fentanyl)
91–150 mg p.o./Tag	Durogesic 50 µg/h (20-cm²-Pflaster mit 5 mg Fentanyl)
151–210 mg p.o./Tag	Durogesic 75 µg/h (30-cm²-Pflaster mit 7,5 mg Fentanyl)
211–270 mg p.o./Tag	Durogesic 100 µg/h (40-cm²-Pflaster mit 10 mg Fentanyl)
271–330 mg p.o./Tag	Durogesic 125 µg/h (2 Pflaster mit insgesamt 12,5 mg Fentanyl)
331–390 mg p.o./Tag	Durogesic 150 µg/h (2 Pflaster mit insgesamt 15 mg Fentanyl)

- Die Pflastertherapie sollte möglichst unter stationärer Beobachtung begonnen werden, beginnend mit dem kleinsten Pflaster. Unter ambulanten Bedingungen muß eine engmaschige ärztliche Beobachtung des Patienten bei Therapiebeginn gewährleistet sein.
- Die transdermale Therapie ist einer parenteralen Applikation vergleichbar und daher bei unzureichender Überwachung des Patienten gefährlicher als eine orale Medikation (die ein überdosierter Patient beenden würde).
- Die Plasmakonzentration von Fentanyl erreicht erst 12–24 h nach dem Aufkleben des Pflasters (teilweise noch später) ein Plateau. Diese „Trägheit" des transdermalen Systems kann die Phase der Dosistitration um ein paar Tage verlängern. Nach Entfernung des Pflasters verbleibt für mehr als einen Tag ein Fentanyl-Depot in der Haut (wichtig bei Überdosierung).
- Eine rasche Dosisanpassung gelingt mit dem Fentanylpflaster nicht, so daß es sich nur für Patienten mit einem stabilen Schmerzniveau eignet.
- Die Kombination mit nichtretardiertem Morphin ist an den ersten Tagen und später zur Therapie von Schmerzspitzen erforderlich.
- Bei hohem Fieber und äußerer Wärmeanwendung wird aus dem Pflaster mehr Fentanyl freigesetzt.
- Bei sehr hohem Opioidbedarf kann die benötigte Hautfläche zum Problem werden.
- Das Fentanylpflaster macht bei nozizeptiven Tumorschmerzen die Gabe eines Nichtopioids nicht entbehrlich.

Hinsichtlich der praktischen Anwendung ist zu beachten, daß das handelsübliche Durogesic Membranpflaster auf unbehaarte und trockene Stellen des Oberkörpers (Brust, Rücken, Oberarm) aufzukleben ist. Die ausgewählten Hautareale dürfen keine Irritationen, z. B. durch vorangegangene Bestrahlungen, aufweisen. Dasselbe Hautareal sollte frühestens eine Woche nach Entfernen des Schmerzpflasters wiederbenutzt werden. Eventuell haftende Membranpflasterreste sind ausschließlich mit Wasser und Seife zu entfernen. Da die Schmerzpflaster nach außen hin wasserdicht sind, können sie auch beim Duschen oder Baden getragen werden.

11.4.4 Kontinuierliche subkutane Analgetikainfusion (Schmerzpumpe)

Indikationen für die kontinuierliche subkutane Infusion von Schmerzmitteln sind:

- Anhaltende oder rezidivierende Übelkeit und Erbrechen (auch bei inoperablem Subileus und Ileus),
- Dysphagie und Schluckstörungen,
- Ablehnung der oralen Medikation oder große allgemeine Schwäche,
- Schlechte Resorption im Magen-Darm-Trakt.

Die kontinuierliche subkutane Infusion bietet bei Schwerkranken zahlreiche Vorteile, weil sie eine konstante Medikamentenzufuhr und somit eine gleichmäßige Analgesie gewährleistet. Es sind kein intravenöser Zugang und keine wiederholten Injektionen erforderlich. Die s.c.-Therapie kann zu Hause über mehrere Wochen vom Krankenpflegepersonal einer Sozialstation durchgeführt werden. Der Patient bleibt bei kleiner, batteriebetriebener Pumpe mobil, die Applikation ist bequem und verläßlich. Eine Füllung der Injektionsspritze ist nur einmal täglich oder seltener erforderlich, die Nachtruhe bleibt so ungestört.

Pumpen, bei denen der Patient selbst oder Angehörige eine Zusatzdosis (Boost) auslösen können, bedeuten bei akuten Schmerzspitzen Selbständigkeit oder zumindest geringere Abhängigkeit von Arzt und Pflegepersonal.

Ausgewählte Medikamente, die allein oder in Kombination (als Mischspritze) zur Anwendung kommen, sind in Tabelle 11-8 aufgeführt.

Tabelle 11-8. Medikamente zur kontinuierlichen subkutanen Infusion

Substanz	Handelsname	Konzentration	Tagesdosis	Volumen pro 24 h
Metamizol	Novalgin	500 mg/ml	3–6 g/24 h	6–12 ml/24 h
Morphin	MSI 20	20 mg/ml	≥ 10 mg/24 h	≥ 0,5 ml/24 h
Haloperidol	Haldol	5 mg/ml	2–10 mg/24 h	0,4–2 ml/24 h
Metoclopramid	Gastrosil	5 mg/ml	20–50 mg/24 h	4–10 ml/24 h
Midazolam	Dormicum	5 mg/ml	≥ 10 mg/24 h	≥ 2 ml/24 h

Anmerkungen zu den einzelnen Medikamenten
- *Metamizol:* Peripher wirkendes Analgetikum, hilfreich bei Schmerzarten, die ohne Nichtopioid nicht befriedigend kontrolliert werden können. Patienten, die starke Nebenwirkungen auf Morphin zeigen, kommen auf diese Weise mit weniger Morphin oder sogar ganz ohne Morphin aus.
- *Morphin:* Zentral wirkendes Analgetikum. Eine orale (oder rektale) Vorbehandlung mit Morphin wird wie folgt umgerechnet: Orale (oder rektale) Tagesdosis geteilt durch 2 = subkutane Tagesdosis.
- *Haloperidol:* Antiemetikum bei zentral bedingter Übelkeit. Nur selten benötigt ein Patient mehr als 10 mg (2 ml)/24 h, in Extremfällen kann man bis zu 20 mg (4 ml)/24 h geben. Unruhe, Alpträume und auch eine Akathisie können als unerwünschte Nebenwirkungen auch schon bei niedriger Dosierung auftreten.
- *Metoclopramid:* Prokinetisches Antiemetikum bei Magenentleerungsstörung, kontraindiziert bei inoperablem Subileus/Ileus.
- *Midazolam:* Wasserlösliches Benzodiazepin zur Sedierung, auf mg bezogen doppelt so stark sedierend wirksam wie Diazepam, wegen seiner kurzen Halbwertszeit (1,5–2,5 h) gut steuerbar. Wenn eine Sedierung zusätzlich zu ei-

ner laufenden Schmerztherapie erwünscht ist, beginnt man oft mit 10 mg
(2 ml) Midazolam/24 h. Erst wenn man den Effekt dieser Dosierung beim individuellen Patienten beurteilen kann, darf die Tagesdosis weiter gesteigert
werden. Nur ganz selten benötigt man 20 mg (4 ml)/24 h oder mehr.

11.4.4.1 Praktische Durchführung

Zur kombinierten subkutanen Schmerztherapie kann z. B. die Graseby Spritzen-
pumpe MS 26 verwendet werden. Bei der Berechnung der Tagesdosis orientiert
man sich an der Vortherapie. Die Summe der einzelnen Medikamente ergibt das
Volumen der Tagestherapie (ml/24 h). Wenn möglich, wählt man ein größeres
Volumen für die Spritzenfüllung, damit eine Füllung für mehr als 24 h ausreicht.
Bei der MS-26-Spritzenpumpe soll das Volumen der Spritzenfüllung 25 ml nicht
überschreiten (3 ml für den Schlauch → Volumen beim Einsetzen der 30-ml-
Spritze ≤ 22 ml).
   Bei Morphin-Injektionslösungen werden möglichst Ampullen mit 20 mg/ml
verwendet, um Volumen zu sparen: Morphin Merck 20 oder MSI 20 (20 mg/
1 ml), MSI 200 (200 mg/10 ml). Bei der Spritzenfüllung hält man sich möglichst
an die verfügbaren Ampullengrößen. Dadurch ergeben sich bei den Tagesdosen
häufig Stellen hinter dem Komma.
   Wenn die Dosierung nicht (mehr) ausreicht oder zu hoch ist, kann man einfach die Laufgeschwindigkeit der Pumpe erhöhen bzw. vermindern, sofern die
Dosisänderung für alle Medikamente der Mischung sinnvoll oder zumindest
vertretbar ist. Will man gezielt eine Komponente steigern oder reduzieren, z. B.
Morphin, so muß man die Zusammensetzung der Mischspritze ändern. Ein
Boost kann z. B. mittels der zusätzlichen Gabe von 1 ml – häufig der Dosis von
1–2 h entsprechend – verabreicht werden. Kleinere Boosts sind nicht sinnvoll.

Verordnungsbeispiel für die Graseby-MS-26-Spritzenpumpe
Bei einem Patienten (Körpergewicht 70 kg) mit Knochenmetastasen ist eine
orale Schmerztherapie wegen zunehmender Schwäche nicht mehr durchführbar.
Die Vortherapie bestand in einem Nichtopioid (z. B. Diclofenac 4mal 50 mg oder
Metamizol 6mal 750 mg) und MST 30 2mal 1 Retardtbl. Für eine etwa gleich
wirksame subkutane Infusion benötigt der Patient 4 g Metamizol und 30 mg
Morphin (die Hälfte der oralen Morphin-Tagesdosis) entsprechend 8,0 ml Novalgin Injektionslösung und 1,5 ml Morphin Merck 20. Die 30-ml–Spritze wird
in diesem Beispiel mit der 2,5fachen Tagesdosis gefüllt (vgl. Tabelle 11-9). Die
Morphin-Dosis wird wegen der Ampullengröße aufgerundet.
   Dünne, lange Butterflykanülen (25 G, 19 mm) eignen sich am besten. Sie werden in flachem Winkel (ca. 10°) in die Haut eingestochen (Nadel vorher abbie-
gen, damit die Butterflyflügel eben auf der Haut liegen und gut fixiert werden
können.) Ein günstiger Injektionsort ist die Bauchhaut. Die Injektionsstelle soll
nicht durch die Kleidung (z. B. Gürtel) eingeengt oder gerieben werden. Man
befestigt die Flügel und ca. 10 cm vom Schlauch der Butterflykanüle mit Fixo-
mull o. ä. auf der Haut. Das Hautareal über der Nadelspitze soll nicht mit norma-
lem Pflaster bedeckt werden, damit man eine eventuelle Reaktion (Rötung,

Tabelle 11-9. Dosierungsbeispiel

Medikament	Volumen für 30-ml-Spritze (ml)	Injiziertes Volumen (ml/24 h)	Injizierte Tagesdosis (mg)	Lauf- geschwindigkeit (mm/24 h)
Novalgin	20	8,0	4000	
Morphin Merck 20	4	1,6	32	
Summe	24	9,6		25

Anmerkung: Bei der 30-ml-Omnifix-Spritze entspricht 1ml Volumen 2,6 mm Kolbenhub.

Schwellung, Blutung) unmittelbar sehen kann. Die Einstichstelle wird durch transparentes Pflaster geschützt.

Die Injektionsstelle ist täglich genau zu inspizieren. Wenn sich z. B. eine deutliche Rötung oder Infiltration zeigt, sind Butterflykanüle und Verlängerungsschlauch zu erneuern. Nur wenn die Injektionsstelle reizlos ist, darf man eine weitere volle Spritze über die gleiche Injektionsstelle applizieren.

Enthält die Medikamenten-Mischung Metamizol, so beobachtet man eine (harmlose) Gelbfärbung. Bei Verwendung von Metamizol soll die Butterflykanüle spätestens alle 48 h an einer neuen Stelle gelegt werden. Bei manchen Patienten bilden sich Infiltrate am Injektionsort. Dann bewährt es sich, Hyaluronidase (150 IE in 1 ml NaCl 0,9%) in jede neu gelegte Butterflykanüle vorzuspritzen. Eventuell kann zusätzlich der Inhalt einer Trockenampulle Solu-Decortin H 25 in Novalgin aufgelöst werden, so daß die volle Spritze bei gleichem Volumen zusätzlich 25 mg Prednisolon enthält.

Große Injektionsspritzenpumpen mit 50-ml-Spritze, die in vielen Kliniken für die Vollheparinisierung in Gebrauch sind, eignen sich auch für die kontinuierliche subkutane Schmerztherapie. Evtl. muß die für 24 h vorgesehene Medikamentenlösung (oder -mischung) mit physiologischer NaCl-Lösung verdünnt werden. Pumpen mit konstanter (oder nur in großen Schritten verstellbarer) Flußrate und Pumpen ohne Bolusmöglichkeit sind für eine Schmerztherapie weniger geeignet.

Die in England verbreitete und hier beschriebene Graseby-Spritzenpumpe MS 26 ist wegen des günstigen Preis/Leistungs-Verhältnisses, der einfachen Handhabung und der geringen Kosten für Einmalmaterialien zu empfehlen (Bezugsquelle: Graseby Medizintechnik, Airportcenter, Flughafenstraße 54 b, 22335 Hamburg).

11.4.5 Intravenöse Schmerztherapie

Hat ein Patient einen sicheren (zentral)venösen Zugang, z. B. ein i.v.-Port-System, so kann eine parenterale Schmerztherapie in ähnlicher Weise, wie für die subkutane Gabe beschrieben, kontinuierlich mit einer Pumpe über den venösen Zugang erfolgen. Morphin ist intravenös etwas geringer zu dosieren als subkutan. Die intravenöse Morphindosierung entspricht 2/3 der subkutanen (1/3 der oralen) Morphindosierung.

11.4.6 Spinalanalgesie

Die epidurale und intrathekale Gabe von Opioiden sind ebenfalls parenterale Applikationen. Diese Methoden und ihre Indikationsstellung erfordern eine interdisziplinäre Zusammenarbeit mit speziell erfahrenen Anästhesisten.

Das Vorhandensein von Opioidrezeptoren in hoher Dichte in der Substantia gelatinosa des Rückenmarks ist Grundlage für die rückenmarknahe Applikation von Opioiden. Die epidurale und intrathekale Gabe haben leider eine potentiell höhere Morbidität; technische Probleme können hinzukommen. Daher ist die Spinalanalgesie über einen längeren Zeitraum nur gerechtfertigt, wenn sie gegenüber der konventionellen systemischen Therapie eine gleich gute oder bessere Schmerzlinderung bietet und zugleich weniger belastende oder weniger unerwünschte Nebenwirkungen mit sich bringt.

Die Spinalanalgesie ist für nozizeptive und für neuropathische Schmerzen geeignet. Sie kommt besonders dann in Betracht, wenn das Schmerzproblem eines Patienten in erster Linie eine bestimmte Höhe oder mehrere benachbarte Segmente des Rückenmarks betrifft (z. B. bei rückenmarknahem Tumorwachstum, wenn keine Strahlentherapie möglich ist).

Man unterscheidet verschiedene Techniken:
- Epiduraler oder intrathekaler Katheter,
- Perkutaner Katheter (direkt oder untertunnelt) oder vollständig implantiertes System (s.c.-Port oder implantierte Pumpe),
- Bolusgabe oder Infusion.

Für die rückenmarknahe Gabe kommen verschiedene Medikamente zum Einsatz, die häufig miteinander kombiniert werden: Opioide, Kortikosteroide, Bupivacain (Synergismus mit Morphin bei rückenmarknaher Applikation), Clonidin und Midazolam.

Die Tagesdosis von Morphin vermindert sich beträchtlich, wenn es rückenmarknah appliziert wird: Beim Wechsel von oralem Morphin zu epiduralem Morphin benötigt man etwa 1/10 der oralen Tagesdosis, beim Wechsel von epiduraler zu intrathekaler Gabe vermindert sich die Tagesdosis nochmals um Faktor 10 (d. h. auf 1/100 der oralen Tagesdosis). Dies erklärt, daß systemische Nebenwirkungen von Morphin (z. B. Obstipation) bei Patienten mit Spinalanalgesie gering ausfallen.

Die vollständige Implantation einer Spezialpumpe bietet den Vorteil eines geringeren Infektionsrisikos, sie ist allerdings auch mit hohen Kosten verbunden. Ihre Indikation hängt daher auch von der Lebenserwartung des Patienten ab.

11.5 Koanalgetika

Bei bestimmten Schmerzarten führt die gleichzeitige Verordnung von zwei oder mehr Medikamenten zu einer besseren Schmerzlinderung und zu weniger Nebenwirkungen als die Verordnung von Morphin allein in einer höheren Dosierung. Die Kombination von Nichtopioiden und Opioiden beim Nozizeptor-Schmerz ist das wichtigste Beispiel einer Koanalgesie. Tabelle 11-10 gibt einen Überblick über

Tabelle 11-10. Wichtige Koanalgetika beim Tumorschmerz

Schmerzart	Medikamentenvorschlag
Knochenschmerz	Peripher wirkendes Analgetikum, bevorzugt ein NSAR, evtl. zusätzlich Bisphosphonat
Erhöhter intrakranieller Druck	Dexamethason [1] 3–4mal 2–4 mg, Diuretikum (?)
Nervenkompressionsschmerz	Dexamethason 1–2mal 2–4 mg oder Prednisolon [2] 3mal 5–10 mg
Oberflächlicher dysästhetischer Schmerz	Dämpfende Antidepressiva: Amitriptylin [3] oder Doxepin [4] zur Nacht, anregende Antidepressiva: Clomipramin [5] (evtl. Kombination Clomipramin tagsüber und Amitriptylin bzw. Doxepin zur Nacht)
Brennender dysästhetischer Schmerz	Levomepromazin [6] 3mal 5–25 mg
Intermittierender stechender Schmerz	Carbamazepin [7] (Retardpräparat) oder Valproinsäure [8] (Dosis langsam steigern)
Schmerzhafte Muskelverspannung	Diazepam [9] 10 mg zur Nacht oder Baclofen [10] 3mal 10 mg
Magendehnungsschmerz, Meteorismus	Simethicon [11] Suspension 4mal 2 ml, Dimeticon [12] Kautbl., Metoclopramid [13] 10 mg 4- bis 8stündlich, Entlastung durch Magensonde
Lymphödem	Diuretikum und Kortikosteroid (?), Lymphdrainage, physikalische Maßnahmen
Infiziertes Tumorulkus	Metronidazol 3mal 400 mg oder Clindamycin 4mal 300 mg

Beispielhafte Handelspräparate:
[1] Fortecortin; [2] Decortin H; [3] Saroten; [4] Aponal; [5] Anafranil; [6] Neurocil; [7] Tegretal; [8] Ergenyl; [9] Valium; [10] Lioresal; [11] sab simplex; [12] Lefax; [13] Gastrosil.

den Beitrag von Koanalgetika zur Therapie bestimmter Schmerzprobleme, die häufig im Rahmen von Tumorkrankheiten auftreten.

11.6 Betäubungsmittelverschreibungsverordnung

Durch die 4. Betäubungsmittelrecht-Änderungsverordnung, die seit dem 01.02. 1993 gilt, ist die Verordnung von stark wirksamen Analgetika wesentlich erleichtert worden: Die zulässigen Verschreibungshöchstmengen wurden heraufgesetzt. Der Versorgungszeitraum (pro BtM-Rezept) wurde von 7 auf 30 Tage ver-

Tabelle 11-11.   Verschreibungshöchstmengen nach der BtMVV vom 01.02.1993

Substanz	Höchstmenge [mg]	Tageshöchstdosis [mg]	Handelspräparate (Auswahl)
Buprenorphin[a]	150	15[b]	Temgesic sublingual, Temgesic
Fentanyl[a]	120	12	Durogesic (Membranpflaster)
Hydrocodon	1200	120	Dicodid
Hydromorphon	600	60	Dilaudid
Levomethadon[a]	1500	150	L-Polamidon Hoechst
Morphin[a]	20000	2000	Sevredol, MST, MST Continus, Capros, M-long, MSR, MSI, Morphin Merck
Pentazocin	15000	1500	Fortral
Pethidin	10000	1000	Dolantin
Piritramid	6000	600	Dipidolor

[a] Diese Substanzen eignen sich gut für die Therapie chronischer Tumorschmerzen.
[b] Tagesdosen über 5 mg sind wegen des Ceilingeffekts unsinnig.

längert. Die vorgeschriebenen Formalitäten wurden vereinfacht, so entfallen viele detaillierte handschriftliche Eintragungen auf dem Rezept.

Einem Tumorpatienten darf der Arzt an einem Tage eines (oder im Rahmen eines besonderen Therapiekonzeptes auch zwei) der in Tabelle 11-11 genannten Betäubungsmittel unter Einhaltung der angegebenen Höchstmengen für den Bedarf von bis zu 30 Tagen verschreiben, jedoch je Anwendungstag nicht mehr als ein Zehntel dieser Mengen.

Literatur zu 11

American Society of Anesthesiologists Task Force on Pain Management, Cancer Pain Section (1996) Practice guidelines for cancer pain management. Anesthesiology 84: 1243–1257
Cherny NI, Foley KM (1996) Nonopioid and opioid analgesic pharmacotherapy of cancer pain. Hematol Oncol Clin North Am 10: 79–102
Cherny NJ, Chang V, Frager G et al. (1995) Opioid pharmacotherapy in the management of cancer pain: a survey of strategies used by pain physicians for the selection of analgesic drugs and routes of administration. Cancer 76: 1283–1293
Dellemijn PL, Vecht CJ (1996) Towards better pain treatment in cancer. Anticancer Drugs 7: 3–26
Diener HC, Maier C (Hrsg.) (1997) Das Schmerz-Therapie-Buch. Urban & Schwarzenberg, München Wien
Expert Working Group of the European Association for palliative care (1996) Morphine in cancer pain: modes of administration. Br Med J 312: 823–826
Gaston-Johansson F, Fall-Dickson JM (1995) The importance of nursing research design and methods in cancer pain management. Enhancing care. Nurs Clin North Am 30: 597–607
Loscalzo M (1996) Psychological approaches to the management of pain in patients with advanced cancer. Hematol Oncol Clin North Am 10: 139–155
Marshall KA (1996) Managing cancer pain: basic principles and invasive treatments. Mayo Clin Proc 71: 472–477
McCaffery M, McKitrick LF (1996) Planning for breakthrough cancer pain. Am J Nurs 96: 24
McGrath PA (1996) Development of the World Health Organization guidelines on cancer pain relief and palliative care in children. J Pain Symptom Manage 12: 87–92

Palliative Oncology Education Section of the American Association for Cancer Education (1996) Cancer pain education: objectives for medical students and residents in primary care specialties. J Cancer Educ 11: 7–10

Portenoy RK (1995) Issues in the economic analysis of therapies for cancer pain. Oncology (Huntingt) 9 (Suppl): 71–78

Schlunk T (1997) Schmerztherapie bei Tumorpatienten, 9. Aufl. Informationen und Empfehlungen für das betreuende Team. Interdisziplinäres Tumorzentrum, Universität Tübingen (Hrsg). müller + bass, Tübingen

Schlunk T, Friess D, Winterhalder D (1994) Kontinuierliche subkutane Schmerztherapie mit peripher und zentral wirkenden Analgetika. Med Welt 45: 553–558

Schlunk T, Hufnagel U (1995) Schmerztherapie – subkutan und zu Hause. Forum Sozialstation 74: 22–26

Stjernsward J, Colleau SM, Ventafridda V (1996) The World Health Organization cancer pain and palliative care program. Past, present, and future. J Pain Symptom Manage 12: 65–72

Strumpf M, Zenz M, Donner B (1996) Germany: status of cancer pain and palliative care. J Pain Symptom Manage 12: 109–111

Twycross RG (1994) Pain relief in advanced cancer. Churchill Livingstone, Edinburgh London

Twycross RG (1995) Symptom management in advanced cancer. Radcliffe Medical Press, Oxford New York

Wood AJJ (1996) Pharmacologic treatment of cancer pain. N Engl J Med 335: 1124–1132

Zenz M, Jurna I (Hrsg) (1993) Lehrbuch der Schmerztherapie. Wiss Verlagsges, Stuttgart

12 Verminderung der zytostatikaassoziierten Toxizität bei älteren Patienten

C. BOKEMEYER, H.-P. LIPP

12.1 Einleitung

Zytostatika zählen zu den Wirkstoffen mit geringer therapeutischer Breite. Ist ihre hepatische, metabolische oder renale Clearance vermindert, so kann es zu einer gefährlichen Kumulation der antineoplastisch wirksamen Verbindungen im Gesamtorganismus kommen. Problematisch wird diese Situation, wenn Organe, die besonders empfindlich auf höhere Zytostatikakonzentrationen reagieren, bereits Vorschädigungen aufweisen.

Die Beurteilung der Frage, ob überhaupt eine Chemotherapie bei älteren Patienten eingesetzt werden kann, ist deshalb nicht nur vom Allgemeinzustand des Patienten (Karnofsky- bzw. ECOG-Index), sondern auch von individuellen pharmakokinetischen und physiologischen Parametern abhängig zu machen. Generell muß bei Patienten im fortgeschrittenen Alter eine Nutzen-Risiko-Abwägung besonders sorgfältig vorgenommen werden.

Bei älteren Patienten generell die Zytostatikadosis zu reduzieren, ist nach einer Reihe von Studien allerdings nicht gerechtfertigt, da für mehrere kurative Therapien – insbesondere in der Behandlung von Lymphomen – eine gut belegte Dosis-Wirkungs-Beziehung besteht.

Bei Chemotherapien mit palliativer Zielsetzung ist hingegen eine Monotherapie mit möglichst geringem Toxizitätsrisiko vorzuziehen.

12.2 Veränderungen pharmakokinetischer Parameter im Alter

Wie aus Tabelle 12-1 zu entnehmen ist, verändert sich eine Reihe physiologischer Parameter mit zunehmendem Alter. So ist beispielsweise das Verteilungsvolumen lipophiler Arzneistoffe durch die relative Zunahme des Körperfetts am Gesamtkörpergewicht im Alter erhöht. Möglicherweise läßt sich somit – zumindest aus pharmakokinetischer Sicht – die höhere Myelotoxizität der lipophilen Nitrosoharnstoffe BCNU und CCNU bei älteren Patienten teilweise erklären.

Die allmähliche Abnahme der GFR kann zu einer gefährlichen Kumulation von Methotrexat, Bleomycin, Carboplatin und anderen Substanzen führen, da sie vorwiegend unverändert renal eliminiert werden. Weitere relevante Veränderungen der Körperfunktion betreffen den Gastrointestinaltrakt, das Herz und die metabolische Kapazität der Leber.

Tabelle 12-1.   Veränderungen im Alter und Konsequenzen für die Tumortherapie

Parameter	Veränderungen im Alter	Auswirkungen für die Chemotherapie
Fettanteil	Fettgewebsanteil nimmt zu	Verteilungsvolumen von lipophilen Substanzen nimmt zu, d. h. verlängerte terminale Halbwertszeit
Gesamtkörperwasser	Gesamtkörperwasser nimmt ab	Verteilungsvolumen von hydrophilen Wirkstoffen nimmt ab
Serumalbumin	Abnahme der Albuminkonzentration	Der Anteil des frei bioverfügbaren Zytostatikums nimmt bei Wirkstoffen mit hoher Plasmaeiweißbindung zu
Renale Funktion	Glomeruläre Filtrationsrate nimmt ab, Abnahme der tubulären Funktion	Verlängerung der Halbwertszeit von renal eliminierten Wirkstoffen
Gastrointestinaltrakt	Reduktion der intestinalen Mucosaoberfläche, relative Achlorhydrie, verminderte Vit.-D-Resorption	Verringerung der oralen Bioverfügbarkeit bestimmter Pharmaka, erhöhtes Osteopenierisiko
Leber und metabolische Kapazität	Quantitativ verminderte Phase-I-Reaktion (Monooxygenierung), kaum verminderte Phase-II-Reaktion	Verlangsamung der metabolischen Inaktivierung via Cytochrom P450
Herzfunktion	Verminderte Überleitungsgeschwindigkeit; Abnahme der Myozyten, Verdickung der linken Ventrikelwand, zunehmende Lipidablagerungen in den Arterien	vermehrte Gefahr der Ischämie und Kardiomyopathie bei potentiell kardiotoxischen Zytostatika
Urogenitalbereich	Zunahme des Prostatavolumens	Verlängerung der Harnretention
Atmung	Allmähliche Verminderung der vitalen und der maximalen Atmungskapazität	Gefahr der Lungenschädigung durch potentiell lungentoxische Zytostatika nimmt zu
Schlaf	Abnahme der Tiefschlafphasen, zunehmende Schlaflosigkeit	Zunehmende Unruhe im Rahmen einer Chemotherapie
Knochenmark	Allmähliche Einschränkung der Myelopoese, Abnahme hämatopoetischer Vorläuferzellen, reduzierte Regerationsfähigkeit des Markstromas	Schwere und Dauer der Neutropenie sind verstärkt

12.3   Renale Funktion und Toxizität

Seit langem ist bekannt, daß die glomeruläre Filtrationsleistung (GFR) mit zunehmendem Alter abnimmt. Verantwortlich hierfür ist zum einen die allmähliche Abnahme funktionstüchtiger Glomeruli und Tubuli der Niere, zum anderen die Verringerung des renalen Blutflusses. Die individuelle GFR-Leistung läßt sich entweder mittels invasiver Methoden oder mittels 24-h-Sammelurin be-

stimmen, sie läßt sich aber auch relativ genau mit Hilfe verschiedener mathematischer Formeln aus den Serumkreatininwerten berechnen.
Mathematische Bestimmung der GFR nach Cockcroft-Gault:

$$\text{GFR (ml/min)} = \frac{(140\text{-Alter}) \times \text{Körpergewicht}}{72 \times \text{Serumkreatinin}} \times G$$

Alter (*Jahre*); Körpergewicht (*kg*); Serumkreatinin (*mg/dl*), G (Geschlecht): männlich = 1; weiblich = 0,85.

Für einer Reihe von Zytostatika, die vornehmlich in unveränderter Form glomerulär filtriert werden, sind Dosisreduktionen in Abhängigkeit von den jeweiligen GFR-Werten empfohlen worden (s. Tabelle 12-2). Besonders weitgehende Erfahrungen sind in diesem Zusammenhang mit dem Zytostatikum Carboplatin gemacht worden.

Für potentiell nephrotoxische Zytostatika, wie z. B. Cisplatin, wird immer wieder eine größere Gefahr für die Nierenschädigung bei älteren Patienten diskutiert. Klinische Erfahrungen haben jedoch gezeigt, daß auch Patienten mit 60–80 Jahren eine Cisplatindosis von 60-100 mg/m^2 verabreicht werden kann, wenn eine ausreichende Hydrierung durchgeführt wird. Zusätzlich können

Tabelle 12-2. Zytostatikadosierung bei eingeschränkter Nierenfunktion (– therapeutischer Einsatz ist kontraindiziert; *HD* Hochdosis) (nach Kintzel PE und Dorr RT)

Wirkstoff	Renal eliminierter Dosisanteil (in %)	Kreatininclearance (GFR in ml/min) Faktor der Dosisreduktion		
		60 ml/min	45 ml/min	30 ml/min
Nitrosoharnstoffe				
Carmustin	43	0,8	0,75	–
Lomustin	50	0,75	0,70	–
Semustin	47	0,75	0,70	–
Platinverbindungen und Alkylanzien				
Cisplatin	30	0,75	0,50	–
Carboplatin	66	Formel nach Calvert[b] oder Chatelut		
Ifosfamid[a]	40	0,80	0,75	–
Melphalan (i.v.)	34	0,85	0,75	–
Antimetaboliten				
HD-Cytarabin	76	0,60	0,50	–
Fludarabin	44	0,80	0,75	0,65
Methotrexat	77	0,65	0,50	–
Pentostatin	65	0,70	0,60	–
Sonstige				
Bleomycin	62	0,70	0,60	–
Dacarbazin	41	0,80	0,75	0,70
Etoposid	32	0,85	0,80	0,75
Hydroxyurea	36	0,85	0,80	0,75

[a] Ein ähnliches Vorgehen wird auch für das strukturverwandte Cyclophosphamid diskutiert.
[b] Die Calvert-Formel sieht vor: Carboplatindosis (mg) = Ziel-AUC × (GFR + 25).

Tabelle 12-3. Möglichkeiten der Organprotektion bei der Chemotherapie älterer Patienten

Knochenmark	Einsatz von Wachstumsfaktoren (G-CSF, GM-CSF, MDGF, Il-3, Erythropoetin). Transfusionen, Amifostin bei Cisplatin u. Cyclophosphamid
Herz	Einsatz organprotektiver Pharmaka (ICRF-187 bei Anthrazyklinen). Verlängerung der Anthrazyklin-Infusionsdauer (ZVK!). Keine Doxorubicingabe bei einer linksventrikulären Ejektionsfraktion (LVEF) < 80% des Normwerts oder einer erreichten kumulativen Gesamtdosis von 450 mg/m². Bevorzugter Einsatz von Epirubicin (oder Mitoxantron) bei deutlich eingeschränkter LVEF
Niere	Bestimmung der individuellen glomerulären Filtrationsrate und Eiweißausscheidung. Einsatz organprotektiver Maßnahmen wie Natriumthiosulfat oder Amifostin bei Cisplatin
Blase	Ausreichende Mesnagabe in Verbindung mit Oxazaphosphorinen.
Leber	Bestimmung der individuellen metabolischen Clearance anhand der Monoethylglycin-xylidid-Konzentration (MEGX) im Serum nach Gabe von Lidocaintestdosen
Nervensystem	Keine Überschreitung einer Gesamtmenge von 2 mg Vincristin alle 14 Tage. Evtl. prophylaktischer Einsatz von Gleitmitteln (z. B. Lactulose als Ileusprophylaxe) oder Glutaminsäure zur Prophylaxe der peripheren Neurotoxizität (mit 1,5 g/Tag). Ausweichen auf weniger neurotoxische Derivate als Vincristin, z. B. Vinorelbin, Verlängerung der Applikationsdauer. Zytoprotektivum Amifostin bei Cisplatingabe, Zytoprotektivum Tetrahydrouridin bei Hochdosiscytarabin
Lunge	Bestimmung des pO₂ vor der Behandlung, Verlängerung der Bleomycin-Applikationsdauer, prophylaktischer Einsatz von Ambroxol bei Nitrosoharnstoffen.
Immunsystem	Prophylaxe mit Antiinfektiva während der Neutropenie.

organprotektive Maßnahmen mit Natriumthiosulfat, Diethyldithiocarbamat oder Amifostin das Toxizitätsrisiko reduzieren (Tabelle 12-3).

12.4 Kardiale Funktion und Toxizität

Wie aus Tabelle 12-1 ersichtlich ist, sind beim älteren Patienten eine Reihe kardialer Veränderungen zu beobachten. Generell läßt sich festhalten, daß durch den progredienten Verlust an kardialem Muskelgewebe altersabhängig die Empfindlichkeit gegenüber kardiotoxischen Pharmaka ansteigt. So zeigten mehrere Studien, daß ältere Patienten einem höheren Risiko für eine akute und chronische Kardiotoxizität in Verbindung mit Anthrazyklinen, insbesondere Doxorubicin, ausgesetzt sind.

Da Epirubicin eine höhere kumulative Gesamtdosis als Doxorubicin bis zum Auftreten kardialer Nebenwirkungen zuläßt, könnte diesem Derivat eine größere Bedeutung zur Behandlung verschiedener Tumoren bei älteren Patienten zukommen. Mitoxantron ist v. a. für die Fälle vorgesehen, bei denen die linksventrikuläre Ejektionsfraktion unter 50% der Norm liegt und somit keine Anthrazykline eingesetzt werden sollten. Große Hoffnungen werden in diesem Zusammenhang an das Kardioprotektivum ICRF-187 (Dexrazoxane, Kap. 8.6.3) geknüpft, da mit dem Einsatz dieses Medikaments eine deutliche Überschreitung bisher festgelegter kumulativer Gesamtdosen möglich sein könnte (Tabelle 12-3).

Eine weitere Möglichkeit, die Kardiotoxizität der Anthrazykline zu reduzieren, besteht darin, die Applikationsdauer zu verlängern, da höhere Spitzenspiegel, wie sie im Rahmen einer Bolusgabe erreicht werden, diesbezüglich deutlich ungünstiger beurteilt werden. Allerdings ist dabei zu berücksichtigen, daß eine protrahierte oder kontinuierliche Infusion nur in Verbindung mit einem zentralvenösen Zugang erfolgen kann, da bei peripher-venöser Gabe aufgrund des sehr ernstzunehmenden Extra- und Paravasationsrisikos eine sehr engmaschige Beobachtung des Patienten zwingend erforderlich ist.

12.5 Gastrointestinale Funktion und Toxizität

Mit zunehmendem Alter kommt es zu einer allmählichen Degeneration der Mikrovilli im Darm und zu einer verminderten Proliferation der Kryptenzellen, so daß bei älteren Patienten die Regenerationsprozesse in der Mukosa generell langsamer ablaufen.

Mundschleimhautläsionen und Diarrhoen können deshalb bei älteren Patienten deutlich häufiger und mit größerem Schweregrad auftreten. Neben den üblichen Maßnahmen zur Mukositisprophylaxe befinden sich weitere Methoden in der experimentellen Phase, wie z. B. ein rekombinanter Wachstumsfaktor für Keratinozyten.

Starke Diarrhoen sind bei älteren Patienten besonders ernst zu nehmen. Dabei ist zu berücksichtigen, daß die notwendige orale Zufuhr großer Flüssigkeitsmengen mit zunehmendem Alter immer mehr zum Complianceproblem wird, so daß die parenterale Gabe ausreichender Mengen notwendig wird.

Hinsichtlich Übelkeit und Erbrechen scheinen hingegen kaum altersabhängige Unterschiede zu bestehen. Spezielle Maßnahmen zur Antiemese werden daher nicht empfohlen; es entsteht vielmehr der Eindruck, daß ältere Menschen sogar seltener von zytostatikainduzierter Übelkeit betroffen sind.

12.6 Hepatische Metabolisierung und Lebertoxizität

Mit zunehmendem Alter ist sowohl eine Abnahme des prozentualen Gewichtanteils der Leber am Gesamtkörpergewicht als auch eine Abnahme des hepatischen Blutflusses zu verzeichnen.

Hinzukommt, daß mit zunehmendem Alter die Menge biotransformierender Cytochrom-P450-Isoenzyme immer mehr abnimmt, so daß einige Zytostatika, die über diese Enzyme verstoffwechselt werden, mit höherem Alter länger im systemischen Kreislauf zirkulieren. Es wurde deshalb vorgeschlagen, nach Gabe einer Lidocaintestdosis die Menge des via Cytochrom P450 gebildeten Hauptmetaboliten Monoethylglycinxylidid (MEGX) im Blut zu erfassen, um die individuelle Biotransformationsleistung bestimmen zu können. Weitere Erfahrungen über die Aussagekraft der MEGX-Bestimmung sind hierzu allerdings noch erforderlich.

Dosisreduktion bei eingeschränkter Leberfunktion sind primär bei den Anthrazyklinen, Amsacrin, den Taxanen und den Vincaalkaloiden vorgesehen.

Insgesamt ist das Risiko schwerer zytostatikainduzierter Hepatotoxizität – mit Ausnahme der Asparaginase – eher gering, was zumindest teilweise mit der vergleichsweise geringen konstitutiven Proliferationsrate der Hepatozyten und der relativ hohen Entgiftungsleistung der Leber erklärt werden kann.

12.7 Neurotoxizität

Da mit zunehmendem Alter die physiologischen Leistungen des peripheren, zentralen und autonomen Nervensystems immer stärker abnehmen, ist zumindest theoretisch eine altersabhängige Prädisposition gegenüber neurotoxischen Zytostatika zu erwarten.

Während die vincristininduzierte Neurotoxizität im Erwachsenenalter weitgehend reversibel ist, ist dies im höheren Alter nicht immer der Fall. Spezielles Augenmerk bei älteren Patienten sollte deshalb die Beeinflussung der Darmmotilität mit Obstipationsneigung erfahren. Limitierung der Vincristindosis auf 2 mg absolut alle 14 Tage und möglicherweise die Verlängerung der Applikationsdauer von Vincaalalkaloiden können die Neurotoxizität reduzieren (Tabelle 12-3). Die neurotoxische Potenz ist beim Vincristin am höchsten und nimmt zum Vinblastin und Vindesin hin ab. Der Einsatz des neueren Vincaalkaloids Vinorelbin scheint nach bisherigem Kenntnisstand nur mit einem geringen neurotoxischen Risiko verbunden zu sein, so daß diese Substanz bei älteren Patienten von Vorteil sein könnte. Es ist allerdings zu beachten, daß sich in Kombinationen mit Paclitaxel die Neurotoxizität deutlich erhöhen kann.

Bei der Hochdosistherapie mit Cytarabin (Ara-C) kommt es zu einer Anreicherung verschiedener Metaboliten im Zentralnervensystem, die nur langsam aus diesem Kompartiment wieder entfernt werden. Ein interessanter Ansatz – insbesondere bei älteren Patienten – könnte darin bestehen, einen Inhibitor der Cytosindesaminase gemeinsam mit Ara-C anzubieten, wie z. B. das Tetrahydrouridin, das kaum einen Einfluß auf die Ara-C-Plasmakonzentration hat, sehr wohl aber zu einer Abnahme des potentiell neurotoxischen Uridinarabinosids im ZNS führt. Weitere Studien sind hierzu allerdings noch erforderlich.

12.8 Lungenfunktion und Lungentoxizität

Da mit zunehmendem Alter die Elastizität der Lunge immer stärker abnimmt und gleichzeitig die Prädisposition für obstruktive Lungenerkrankungen zunimmt, ist anzunehmen, daß das Risiko für eine Lungenfibrose unter Bleomycin,

Busulfan, Mitomycin C, den Nitrosoharnstoffen oder Hochdosis-Methotrexat altersabhängig zunimmt.

Während beim Bleomycin die Verlängerung der Applikationsdauer zu einer Abnahme der Spitzenspiegel im Blut und somit zu einer Abnahme der pulmonalen Toxizität führen kann, wird bei den Nitrosoharnstoffen der prophlyaktische Einsatz des Mucolytikums Ambroxol empfohlen (Tabelle 12-3).

12.9 Hämatologische Funktion und Toxizität

Mit steigendem Alter kommt es zu einer zunehmenden Einschränkung der Myelopoese, die sehr wahrscheinlich auf einer allmählichen Abnahme der hämatopoetischen Vorläuferzellen im Knochenmark und einer reduzierten Regenerationsfähigkeit des Markstromas beruht. Hinzukommt, daß altersabhängig eine verminderte Bildung von Zytokinen zu beobachten ist.

Als Folge davon ist bei älteren Patienten die Schwere und Dauer der Neutropenie nach einer Chemotherapie oft wesentlich stärker ausgeprägt.

Nach den bisherigen Erfahrungen sollte bei Patienten, die über 70 Jahre alt und bei denen mehrere Therapiezyklen vorgesehen sind, bereits prophylaktisch ab dem ersten Zyklus 5 μg G-CSF/kg/Tag s.c. gegeben werden. Stark myelosuppressiv wirksame Chemotherapien können insbesondere bei älteren Patienten ohne eine adäquate G-CSF-Gabe im 1. Zyklus zu einer wesentlich längeren und stärkeren Neutropenie in den darauffolgenden Zyklen führen. Die Gabe bereits im ersten Zyklus bei über 70jährigen Patienten erscheint sinnvoll, weil sie einer verzögerten Rekonstitution und einer frühen Erschöpfung der hämatopoetischen Reserven entgegenwirken kann.

12.10 Immunsystem

Aus mehrerern Studien ist zu entnehmen, daß mit zunehmendem Alter eine Abnahme der Gammaglobuline und der Lymphozyten, insbesondere der T-Helferzellen, zu beobachten ist.

Antineoplastische Chemotherapien, die zu einer deutlichen Abnahme der T-Helferzellen führen, insbesondere die Adenosindesaminasehemmstoffe Fludarabin, Cladribin und Pentostatin, können somit bei älteren Patienten zu einer starken Einschränkung der zellulären Immunabwehr führen und auch noch nach Jahren zu einer erheblich reduzierten Zahl an T-Helferzellen im Blut beitragen. Es ist deshalb nicht überraschend, wenn die Infektionsgefahr unter der Therapie mit Adenosindesaminasehemmstoffen altersabhängig zunimmt. Eine Kombination mit Steroiden, die das Infektionsrisiko weiter erhöhen, sollte möglichst unterbleiben. Der Einsatz der obengenannten Wirkstoffe bei älteren Patienten bedarf deshalb einer besonders sorgfältigen Abwägung. Für das Pyrimidinanalogon Gemcitabin zeigen erste Daten, daß es keinen nachteiligen Einfluß auf die lymphozytäre Funktion aufweist.

Eine Substitution mit Immunglobulinen ist nur dann indiziert, wenn bei erniedrigten IgG Serumspiegeln klinisch gehäufte Infektionen auftreten.

12.11 Schlußfolgerungen

Auch wenn das Alter oft als ungünstiger prognostischer Faktor für eine Chemotherapie angesehen wird, so ist doch zu bedenken, daß eine Reihe von Tumoren, insbesondere M. Hodgkin, Non-Hodgkin-Lymphome, Mamma- und Ovarialkarzinome auch bei über 60jährigen unter kurativen Aspekt behandelt werden können. Zusätzlich besteht in diesem Alter durchaus noch die Indikation zur adjuvanten Chemotherapie, z. B. beim Mamma- und Kolonkarzinom.

Eine sorgfältige Bestimmung der individuellen pharmakokinetischen Parameter und die gründliche Untersuchung der Organfunktionen sind jedoch unerläßliche Voraussetzungen für die Nutzen-Risiko-Abwägung einer Chemotherapie. Zusätzliche Variablen, die bei der ärztlichen Entscheidung miteinbezogen werden müssen, sind der mentale Status des Patienten und seine soziale Einbindung, wie z. B. die Unterstützung durch Angehörige.

Die Wahl spezieller Therapieprogramme richtet sich nach dem Therapieziel. Während beispielsweise das CHOP-Protokoll beim hochmalignen Lymphom unter kurativer Intention eingesetzt wird, wird man sich unter palliativen Gesichtspunkten beim kleinzelligen Bronchialkarzinom (SCLC) in erster Linie für eine Monotherapie z. B. mit Etoposid entscheiden. Dasselbe gilt für die Monotherapie mit Vinorelbin oder Gemcitabin beim nicht-kleinzelligen Bronchialkarzinom (NSCLC) oder beim deutlich fortgeschrittenen Mammakarzinom.

Die bisher eher unbefriedigenden Ergebnisse palliativer und kurativer Therapien bei älteren Patienten sind nicht Ausdruck einer „Chemotherapieresistenz", sondern eher durch eine unzureichend konzipierte chemotherapeutische Vorgehensweise bedingt.

Literatur zu 12

Cascinu S, Del-Ferro E, Catalano G (1996) Toxicity and therapeutic response to chemotherapy in patients aged 70 years or older with advanced cancer. Am J Clin Oncol 19: 371–374

Dajczman E, Fu LY, Small D, Wolkove N, Kreisman H (1996) Treatment of small cell lung carcinoma in the elderly. Cancer 77: 2032–2038

Guerci A, Lederlin P, Reyes F et al. on behalf of the Groupe d'Etudes des Lymphomes de l'Adulte (1996) Effect of granulocyte colony-stimulating factor administration in elderly patients with aggressive non-Hodgkin's lymphoma treated with a pirarubicin-combination chemotherapy regimen. Ann Oncol 7: 966–969

Ibrahim NK, Frye DK, Buzdar AU, Walters RS, Hortobagyi GN (1996) Doxorubicin-based chemotherapy in elderly patients with metastatic breast cancer. Tolerance and outcome. Arch Intern Med 156. 882–888

Kintzel PE, Dorr RT (1995) Anticancer drug renal toxicity and elimination: dosing guidelines for altered renal function. Cancer Treat Rev 21: 33–64

Lichtman SM (1995) Physiological aspects of aging. Implications for the treatment of cancer. Drugs Aging 7: 212–225

Lipp HP, Bokemeyer C (1997) Individuelle Carboplatindosierung. Arzneimitteltherapie 15: 42–48

Maslak PG, Weiss MA, Berman E et al. (1996) Granulocyte colony-stimulating factor following chemotherapy in elderly patients with newly diagnosed acute myelogenous leukemia. Leukemia 10: 32–39

Nou-E (1996) Full chemotherapy in elderly patients with small cell bronchial carcinoma. Acta Oncol 35: 399–406

Oshita F, Kurata T, Kasai T et al. (1995) Prospective evaluation of the feasibility of cisplatin-based chemotherapy for elderly lung cancer patients with normal organ functions. Jpn J Cancer Res 86: 1198–1202

Rossini F (1996) Prognosis of infections in elderly patients with haematological diseases. Support Care Cancer 4: 46–50

Sonneveld P, Ridder M de, Lelie H van der et al. (1995) Comparison of doxorubicin and mitoxantrone in the treatment of elderly patients with advanced diffuse non-Hodgkin's lymphoma using CHOP vs. CNOP chemotherapy. J Clin Oncol 13: 2530–2539

Stasi R, Venditti A, Del-Poeta G et al. (1996) Intensive treatment of patients age 60 years and older with de novo acute myeloid leukemia: analysis of prognostic factors. Cancer 77: 2476–2488

Tonato M, Mosconi AM, Martin C (1995) Safety profile of gemcitabine. Anticancer Drugs 6 (Suppl 6): 27–32

Zagonel V, Fratino L, Sacco C et al. (1996) Reducing chemotherapy-associated toxicity in elderly cancer patients. Cancer Treat Rev 22: 223–244

13 Prophylaxe und Therapie venöser Thromboembolien bei Patienten mit Malignomen

C. FAUL, H.-P. LIPP, C. BOKEMEYER

13.1 Einleitung

Gerinnungsstörungen sind bei Patienten mit Malignomen häufig. Bis zu 15 % aller Tumorpatienten entwickeln im Verlauf ihrer Erkrankung thromboembolische Komplikationen. Vom Tumorleiden unabhängige Risikofaktoren können die Inzidenz weiter erhöhen (s. folgende Übersicht). Das Risiko postoperativer tiefer Beinvenenthrombosen ist z. B. für Krebspatienten nach allgemeinchirurgischen Eingriffen mit 36 % nahezu doppelt so hoch wie für Patienten ohne Malignom (20 %).

Risikofaktoren für eine Lungenembolie

- Positive Anamnese für eine tiefe Beinvenenthrombose, familiäre Häufung
- längere Immobilisierung
- Alter über 40–50 Jahre
- chirurgischer Eingriff, Traumatisierung
- zugrundeliegende Erkrankung (z. B. Malignom, Infektion, Paraplegie, Adipositas, Herz-Kreislauf-Erkrankungen)
- zentralvenöser Katheter
- Art und Dauer der Medikation (z. B. Hochdosis-Glukokortikoid, Hochdosis-Östrogen, Diuretika)
- Gravidität und Zustand nach Entbindung
- genetisch prädisponierende Faktoren (z. B. Faktor-V-Genmutation, AT III- oder Protein-C-Mangel)

Die Mechanismen der Thrombogenese bei malignen Tumoren sind komplex. Pathogenetisch sind prokoagulatorische Faktoren maligner Zellen (z. B. „tissue factor"), Gefäßwandschäden, venöse Stase und Plättchenabnormalitäten relevant (s. Tabelle 13-1).

Tiefe Beinvenenthrombosen und Lungenembolien sind auch bei Krebspatienten die häufigsten thrombotischen Komplikationen. Daneben sind Thrombosen an atypischen Lokalisationen wie Nierenvenen, Vena cava inferior, Pfortader und Lebervenen nicht ungewöhnlich. Die Thrombophlebitis migrans (Trousseau-Syndrom), eine rezidivierende Thrombose oberfläch-

Tabelle 13-1.   Pathogenese tumorbedingter Thrombosen

Hyperkoagulabilität	Aktivierung des extrinsischen Systems durch Expression von „tissue factor" (akute Leukosen, Lymphome, Sarkome, Adenokarzinome, Melanome, Neuroblastome).
	Direkte Aktivierung von Faktor X durch Cysteinproteasen (Tumoren der Lunge, der Prostata, des Kolons, der Mamma, der Nieren und Leukämien).
	Nichtenzymatische Aktivierung des Faktor X durch den Sialinsäureanteil mucinsezernierender Adenokarzinome (Lunge, Pankreas, Gastrointestinaltrakt, Ovar).
	Stimulierung mononukleärer Zellen zur Expression von „tissue factor" und Faktor-X-Aktivatoren.
	Tumornekrosefaktor (TNF) und Interleukin-1 (Il-1) aus aktivierten Monozyten induzieren die Expression von „tissue factor" im Endothel.
Gefäßwand- verletzungen	Endothelläsionen durch Zytostatika (Bleomycin, BCNU, Vincristin, Adriamycin). Direkte Tumorinvasion (z. B. Nierenveneninvasion beim Nierenzellkarzinom).
Venöse Stase	Tumorkompression oder -obstruktion; Immobilisierung.
Plättchen- abnormalitäten	Reaktive Thrombozytose; Plättchenaktivierung, z. B. durch ADP und Thrombin.

licher und tiefer Venen, ist eine seltene, aber typische Erscheinungsform bei Malignomen. Gastrointestinale Tumoren, insbesondere das Pankreaskarzinom, sind am häufigsten mit dieser Thromboseform assoziiert. Gelegentlich treten Thrombosen im arteriellen System auf. Am häufgsten handelt es sich hierbei um die nichtbakterielle thrombotische Endocarditis (NBTE), die durch sterile thrombotische Vegetationen an den Herzklappen charakterisiert ist und insbesondere im Zusammenhang mit Mucin-produzierenden Adenokarzinomen vorkommt.

13.2   Primäre Prophylaxe der tiefen Beinvenenthrombose

Krebspatienten gelten generell als Hochrisikogruppe für Thromboembolien. Dennoch kann eine primäre medikamentöse Thromboseprophylaxe nicht uneingeschränkt empfohlen werden, da deren Effektivität und Sicherheit bei Patienten mit Malignomen bislang nicht ausreichend durch Studien belegt ist. Eine primäre Prävention sollte aber in folgenden Situationen erwogen werden:
- während und unmittelbar nach einer Chemotherapie;
- bei liegendem zentralen Venenkatheter;
- bei längerer Immobilisierung, Traumen oder Operationen.

Prinzipiell kann die Prophylaxe je nach Indikation und Dauer mit unfraktioniertem Heparin (UFH), niedermolekularem Heparin (NMH) oder oralen Antikoagulanzien durchgeführt werden (Tabelle 13-2). Vor Einleitung der

Tabelle 13-2.   Prophylaxe der tiefen Beinvenenthrombose bei Tumorpatienten

Indikation	Durchführung
Operationen, Immobilisierung, Trauma	Standardheparin: 2- bis 3mal 5000 IE s.c., bei sehr hohem Risiko bis 3mal 7500 IE s.c. oder adjustierte Heparindosis mit Ziel-aPTT im oberen Normbereich; niedermolekulare Heparine: 1mal 2500 IE[a] s.c., bei sehr hohem Risiko 2mal 2500 IE s.c. oder 1mal 5000 IE s.c. oder 1mal 75 IE/kg KG s.c.
Patientinnen mit metastasierendem Mammakarzinom (ohne ZNS Metastasen) unter Chemotherapie	Warfarin oder Marcumar niedrigdosiert mit einer INR zwischen 1,3 und 1,9 bis 1 Woche nach Ende des letzten Chemotherapiezyklus; Therapiepause bei Thrombozyten < 50000/µl
Bei liegendem zentralen Venenkathetern	Warfarin 1 mg/Tag, beginnend 3 Tage vor Katheterimplantation

[a] Anti-Faktor-Xa-IE.

Antikoagulation sollte eine tumorbedingte Blutungsneigung (z. B. disseminierte intravasale Gerinnung, Thrombozytopenie, Hyperfibrinolyse) durch Bestimmung von Thrombozytenzahl, INR (bzw. Quick-Wert), aPTT, Fibrinogen, Fibrinogenspaltprodukten und D-Dimeren unbedingt ausgeschlossen werden.

Eine kürzlich publizierte randomisierte Studie konnte die Effektivität einer Prophylaxe mit *niedrig-dosiertem Warfarin* bei Patientinnen mit metastasierendem Mammakarzinom ohne ZNS-Metastasen unter Chemotherapie belegen. Die Patienten erhielten über 6 Wochen Warfarin in einer Dosis von 1 mg/Tag und anschließend eine Dosis mit einem Ziel-INR-Wert zwischen 1,3 und 1,9. Thromboembolische Komplikationen traten bei 7 von 159 Patientinnen in der Plazebogruppe und bei 1 von 152 in der Warfaringruppe auf. Dies entspricht einer Risikoreduktion von ca. 85 %. Die Rate schwerer Blutungen war nicht erhöht (2 in der Plazebogruppe, 1 in der Warfaringruppe). Obwohl sich die Antikoagulation beim Mammakarzinom im Stadium IV als wirksam erwiesen hat, kann aus dieser Studie keine generelle Empfehlung zur Thromboseprophylaxe bei anderen Tumorentitäten abgeleitet werden.

In einer weiteren offenen randomisierten Studie wurde der Effekt von sehr niedrig dosiertem Warfarin auf die Thrombosierungsrate bei liegendem zentralen Venenkatheter untersucht. Die Behandlungsgruppe erhielt 1 mg/Tag Warfarin, beginnend 3 Tage vor der Katheterimplantation und insgesamt bis zu 90 Tagen. 70 % der untersuchten Patienten hatten Malignome. 4 von 42 auswertbaren Patienten entwickelten unter Warfarin venographisch nachgewiesene Thrombosen, während bei 15 von 40 unbehandelten Patienten Thrombosen nachweisbar waren. Blutungskomplikationen traten unter der geringen Warfarindosis nicht auf und nur wenige Patienten hatten eine verlängerte Prothrombinzeit.

13.3 Therapie der Thromboembolie

Generelle Prinzipien

Prinzipiell gibt es keinen Unterschied in der Thrombosebehandlung von Tumorpatienten und tumorfreien Patienten. Neuere Studien belegen die sichere Durchführbarkeit einer Antikoagulation auch bei Patienten mit Malignomen. Primäre Therapieziele sind die Verhinderung tödlicher Lungenembolien und die Reduktion der durch die Thrombose bedingten Morbidität. Die Wahl des therapeutischen Vorgehens ist stets individuell, d. h. in Abhängigkeit des Gesamtzustandes und der Lebenserwartung des Krebspatienten zu treffen. Vor Einleitung einer antithrombotischen Therapie sollte eine hämorrhagische Diathese durch sorgfältige Anamneseerhebung und ein Basis-Laborprogramm (s. oben) ausgeschlossen werden. Tumormanifestationen im ZNS, Perikardtumoren und subkapsulär gelegene Lebermetastasen, sowie Thrombozytenwerte unter 100.000/µl sind relative Kontraindikationen gegen eine Antikoagulation. Allerdings demonstrieren mehrere Untersuchungen, daß auch Patienten mit Hirnmetastasen sicher und effektiv antikoaguliert werden können, sofern die Antikoagulation im therapeutischen Bereich durchgeführt wird.

Basisbehandlung der tiefen Beinvenenthrombose

Zur Basisbehandlung der proximalen tiefen Beinvenenthrombose gehört die Verordnung von Bettruhe über 7–10 Tage, die Hochlagerung der Beine und die Anlage eines Kompressionsverbands (Wickeln mit Kurzzugbinden). Bei isolierter Unterschenkelvenenthrombose ist keine Immobilisierung erforderlich, sofern Kompression und Antikoagulation gewährleistet sind.

Nach neueren Studien scheint die sofortige Mobilisierung auch bei Tumorpatienten nicht mit einem höherem Lungenembolierisiko verbunden zu sein. Bis zum Vorliegen größerer kontrollierter Studien kann dieses Vorgehen aber nicht uneingeschränkt empfohlen werden.

Antikoagulation mit Standardheparin

Die pharmakologische Standardtherapie der Thrombose ist unverändert die Verabreichung von unfraktioniertem Heparin (Tabelle 13-3). Hierbei ist eine Verlängerung der aktivierten partiellen Thromboplastinzeit (aPTT) auf das 1,5- bis 2,5fache des Kontrollwertes anzustreben (s. Tabelle 13-4). Dieses Therapieziel sollte nach Möglichkeit innerhalb der ersten 24 h erreicht werden. Bei nicht ausreichender Intensität treten bei bis zu 50 % der Patienten Thromboserezidive auf.

Die Indikation zur Antikoagulation besteht auch bei der isolierten Unterschenkelvenenthrombose, da diese in 20 % nach proximal aszendiert und dieses Risiko bei Tumorpatienten eher noch höher einzuschätzen ist.

Heparinresistenz bei Krebspatienten

Einige Patienten mit malignen Erkrankungen benötigen sehr hohe Heparindosen (mehr als 40000 IE täglich i.v.) um eine Verlängerung der aPTT zu erzielen und gelten daher als Heparin-resistent. Häufig besteht bei diesen Patienten eine Diskrepanz zwischen dem Plasma-Heparinspiegel und der aPTT, wobei der

Tabelle 13-3. Akuttherapie der Thromboembolie

Standardheparin	Niedermolekulare Heparine (Dosierungsbeispiele)
Bolus 5000 IE i.v., anschl. 30000 IE/24h i.v. oder 500 IE/kg s.c. in 2 Gaben. Ziel-aPTT: 1,5-2,5-fache Verlängerung	175–200 IE[a]/kg s.c. in 1 oder 2 Gaben, z.B. Nadroparin (Fraxiparin) < 50 kg 2mal 4100 IE s.c., 50–80 kg 2mal 6150 IE s.c., > 80 kg 2mal 8200 IE s.c. oder Enoxaparin (Clexane) 2mal 100 IE/kg s.c. oder Dalteparin (Fragmin) 1mal 200 IE/kg s.c. bzw. 2mal 100 IE/kg s.c. oder Tinzaparin (Logiparin, Innohep) 1mal 175 IE/kg s.c.

[a] Anti-Faktor-Xa-IE.

Tabelle 13-4. Protokoll zur Anpassung der Heparindosis

aPTT (normal 27–35 s)	Wiederholungs- bolus [IE]	Infusionsstopp [min]	Änderung der Infusionsrate [IE/24 h]	Zeitpunkt der nächsten aPTT- Kontrolle
< 50	5000	0	+ 3000	6 h
50–59	0	0	+ 3000	6 h
60–85 (Zielbereich)[a]	0	0	0	Nächster Morgen
86–95	0	0	– 2000	Nächster Morgen
96–120	0	30	– 2000	6 h
> 120	0	60	– 4000	6 h

Startbolus 5.000 IE Heparin i.v., gefolgt von 30.000 IE Heparin über 24 h, erste Kontrolle der aPTT nach 6 h, Dosisanpassung s. Protokoll (*aPTT* aktivierte partielle Thromboplastinzeit)
[a] Therapiebereich 60-85 s entspricht einem Heparinspiegel von 0,35-0,7 IE/ml bezogen auf die anti-Faktor-Xa-Aktivität.

Spiegel im therapeutischen Bereich und die aPTT im subtherapeutischen Bereich liegt. Die ausbleibende Verlängerung der aPTT kann durch erhöhte Konzentrationen von Fibrinogen, Faktor VIII oder aktivierter Gerinnungsfaktoren, welche die aPTT verkürzen ohne den Heparin-Assay zu beeinflussen, erklärt werden. Bei Heparin-resistenten Patienten sollte daher die Überwachung der Heparintherpie anstatt durch aPTT-Bestimmung mit einem Anti-Faktor-Xa-Assay (Zielbereich 0,3-0,7 IE/ml) durchgeführt werden.

Niedermolekulare Heparine
Mehrere niedermolekulare Heparine (NMH) sind zur Behandlung tiefer Beinvenenthrombosen 1997 zugelassen worden. Mehrere Studien mit verschiedenen NMH belegen die mindestens ebenbürtige Wirksamkeit bei geringerer Inzidenz unerwünschter Nebenwirkungen (schwere Blutungen, Heparin-assoziierte Thrombozytopenie Typ II), verglichen mit unfraktioniertem Heparin. NMH können in ein oder zwei Dosen täglich subkutan verabreicht werden. Bei

Beschränkung der Therapiedauer auf 5–10 Tage kann auf Laborkontrollen verzichtet werden. Zwei aktuelle Studien belegen, daß eine ambulante Thrombosetherapie mit NMH ebenso wirksam und sicher sein kann wie die stationäre Therapie mit unfraktioniertem Heparin (s. folgende Übersicht). In diesen Studien hatten 173 der insgesamt 900 Patienten maligne Tumoren.

Vorteile niedermolekularer Heparine (NMH) gegenüber unfraktioniertem Heparin (UFH)

- Weit größere Bioverfügbarkeit nach subcutaner Gabe (90–98 % vs. 20–25 %)
- Tägliche Einmalgabe bei 2- bis 3fach längerer Halbwertszeit und Wirkdauer (16–18 h vs. 6–8 h)
- In fixer Dosis bei einmal täglicher Injektion zumindest gleiche Wirksamkeit wie UFH zur Thromboseprophylaxe vor und nach chirurgischen Eingriffen. Bei orthopädischen Eingriffen (Hochrisikobereich) treten unter NMH* signifikant seltener Blutungskomplikationen auf
- Nach ersten Studien mit NMH* bei tiefer Beinvenenthrombose bereits Therapiebeginn zu Hause möglich mit gegenüber UFH signifikanter Reduktion der Ausweitung des Thrombus
- Kein laborgestütztes Monitoring der aPTT erforderlich (Ausnahme Niereninsuffizienz)
- Geringeres Risiko einer thromboembolischen Komplikation im Rahmen einer HIT Typ II für NMH* gegenüber UFH, wenngleich in Studien mit NMH gegen Heparin gerichtete Antikörper nachweisbar waren
- Niedrigeres Risiko einer Osteopenie im Rahmen einer länger andauernden Heparinisierung (z. B. in der Gravidität) unter NMH* gegenüber UFH

(*Anmerkung: Klinisch dokumentierter, signifikanter Vorteil eines bestimmten NMH-Präparats läßt sich nicht auf alle anderen NMH direkt übertragen; vgl. Tabelle 13-2)

In nahezu allen Studien zum Einsatz von NMH waren Patienten mit klinisch manifesten Lungenembolien ausgeschlossen. Patienten mit Lungenembolien sollten daher bis auf weiteres mit Standardheparin behandelt werden.

Orale Antikoagulanzientherapie

Zur Vermeidung von Thromboserezidiven wird bei fehlenden Kontraindikationen die antithrombotische Therapie überlappend von Heparin auf Phenprocoumon (Marcumar) oder Warfarin (Coumadin) umgestellt. Bei unkomplizierten Thrombosen kann die orale Antikoagulation bereits innerhalb der ersten 48 h eingeleitet werden. Die Heparinbehandlung kann beendet werden, sobald die INR an zwei aufeinanderfolgenden Tagen im therapeutischen Bereich liegt. Die Coumarintherapie sollte langsam eingeschlichen werden. Die initiale Marcumardosis sollte nicht über 9 mg am ersten Tag liegen. Praktikabel ist der Beginn mit 2–2–2–2 oder 3–3–2 Tabletten während der ersten 4 bzw. 3 Tage. Bei

Tabelle 13-5. „International normalized ratio" (INR) und Quick-Wert

Thromboplastin	ISI	Quick (INR 2,0–3,0)
Hepato Quick	0,9	ca. 17–30 %
Innovin	0,98	ca. 19–31 %
Thromborel S	1,1	ca. 23–38 %
Thromboplastin FS	1,38	ca. 27–40 %
Thromboplastin a	2,0	ca. 32–45 %

Anmerkungen: Die INR ist das Resultat internationaler Bemühungen, den Grad der Antikoagulation unabhängig vom verwendeten Testsystem zu bestimmen. Die INR berechnet sich aus dem Quotienten der Prothrombinzeit des Patienten und der Prothrombinzeit eines Normalplasmas exponiert mit einem für jedes Thromboplastin definierten international sensitvity index (ISI), d.h. INR = $(PT_{Patient}/PT_{Neoplasma})^{ISI}$. Zur Bestimmung des in Deutschland gebräuchlichen Quick-Werts wird die Prothrombinzeit des Patienten anhand einer Normkurve in % umgerechnet. Derzeit geben noch nicht alle Labors den INR-Wert an. Anhand dieser Tabelle kann je nach verwendeten Thromboplastin der einer INR von 2,0–3,0 entsprechen Quick-Wertbereich abgelesen werden. Da der ISI sich von Charge zu Charge ändern kann, sind diese Angaben allerdings nicht verbindlich.

erstmaliger venöser Thrombose wird eine Antikoagulation mittlerer Intensität mit einem INR-Wert zwischen 2,0 und 3,0 empfohlen (Tabelle 13-5). Eine neuere Studie belegt die Effektivität und Sicherheit der oralen Antikoagulation bei Tumorpatienten, sofern eine INR von 2,0–3,0 angestrebt wird. Falls ein Thromboserezidiv unter therapeutischer INR auftritt, sollte nach einer erneuten Heparintherapie die INR zwischen 3,0 und 4,5 eingestellt oder eine s.c. Heparintherapie mit adjustierter Dosis (aPTT 1,5- bis 2,0fach verlängert) durchgeführt werden. Alternativ kann auch eine Behandlung mit einem niedermolekularen Heparin mit ein- oder zweimaliger täglicher s.c. Injektion erfolgen. Die Dosis sollte so angepaßt werden, daß der Plasmaheparinspiegel 4–6 h nach der Injektion 0,3–0,7 E/ml beträgt.

Tumorpatienten weisen im Vergleich zu Patienten ohne Tumoren häufiger Abweichungen von der angestrebten INR auf. Eine engmaschigere INR-Kontrolle ist daher zu empfehlen. Optimalerweise kann die Bestimmung der INR vom Patienten selbst mit Hilfe eines Reflexionsphotometers (CoaguChek) durchgeführt werden. Die Hintergründe einer INR-Schwankung sind vielschichtig und können das Ergebnis einer Interaktion zwischen oralem Antikoagulans und anderen Pharmaka oder Vitamin K haltigen Nahrungsmitteln sein (Tabelle 13-6).

Dauer der oralen Antikoagulanzientherapie
Die optimale Dauer der Antikoagulation nach erstmaliger Thromboembolie ist unbekannt. Krebspatienten haben wahrscheinlich ein kontinuierlich erhöhtes Risiko für Thromboserezidive, solange die Tumorerkrankung fortbesteht. Unter diesem Aspekt könnte eine Antikoagulation während der gesamten Dauer der Tumorerkrankung sinnvoll sein. Falls eine erstmalige Thrombose in einer klar definierten Risikosituation (z. B. postoperativ) auftritt, ist möglicherweise auch

Tabelle 13-6.   Wichtige Interaktionen zwischen oralen Antikoagulanzien und anderen Pharmaka und Nahrungsmitteln

I. Wirkungsverstärkung

Hemmung der metabolischen Clearance	(Paracetamol), Pyrazolderivate, (Allopurinol), Amiodaron, hochdosiertes Cimetidin, Disulfiram, Chloramphenicol, Azolantimykotika (dosisabhängig bei Fluconazol, Itraconazol, Ketoconazol)
Verdrängung aus der Plasmaeiweißbindung	Salicylate, Phenytoin, Tolbutamid und andere Sulfonylharnstoffe, Sulfonamide, Clofibrat und Derivate, Sulfinpyrazon, Chloralhydrat, Simvastatin und andere CSE-Hemmer, Phenylbutazon, Diazoxid
Antikoagulatorisch wirksame Substanzen	Acetylsalicylsäure, nichtsteroidale Antiphlogistika (z. B. Piroxicam, Diclofenac, Indometacin u.v. a.), Ticlopidin, Dipyridamol, Dextrane, Phenothiazine, Chinidin
Beschleunigter hepatischer Abbau bzw. Synthesehemmung der Gerinnungsfaktoren	Schilddrüsenhormone, steroidale Anabolika Danazol, Chinidin, Chinin, β-Lactamantibiotika mit N-Methylthiotetrazolseitenkette
Beeinträchtigung der Darmflora	Sulfasalazin und Sulfonamide, Tetracycline
Höherer Grundumsatz	Schilddrüsenhormone

II. Wirkungsabschwächung

Beschleunigung der metabolischen Clearance	Mittel- und langwirksame Barbitursäurederivate, Primidon, Phenytoin, Carbamazepin, Rifampicin, Glutethimid, Griseofulvin
Beeinträchtigung der Resorption	Cholestyramin, Griseofulvin
Prokoagulatorisch wirksame Substanzen	Hochdosiertes Östrogen, Glukokortikoide. Erhebliche Zufuhr Vitamin-K-reicher Nahrungsmittel (Broccoli und andere Kohlarten, Spinat, Leber, Tomaten, etc.)

bei Tumorpatienten eine Antikoagulation von nur 6 Wochen Dauer zu rechtfertigen.

Sekundärprävention mit niedermolekularen Heparinen
Niedermolekulare Heparine (NMH) sind in mehreren Studien zur Rezidivprophylaxe venöser Thromboembolien nach initialer Behandlung mit Standardheparin eingesetzt worden. Eine Übersicht über verfügbare NMH gibt Tabelle 13-7. In 3 Studien wurden NMH randomisiert mit unfraktioniertem Heparin s.c. bei bestehenden Kontraindikationen gegen orale Antikoagulanzien bzw. Warfarin verglichen. Unter NMH traten weniger Blutungskomplikationen als unter Warfarin auf bei geringfügig mehr Rezidivthrombosen. Die Ergebnisse der Studien sind in Tabelle 13-8 zusammengefaßt.

Tabelle 13-7. Auswahl niedermolekularer Heparine für die Thromboembolieprophylaxe im Hochrisikobereich

Substanz	Handelsname	Wirkstoffmenge (Anti-Faktor-Xa-IE)
Nadroparin	Fraxiparin-0,3-Fertigspritzen	2850
Dalteparin	Fragmin-P-Fertigspritzen	2500
	Fragmin-P-Forte-Fertigspritzen	5000
Enoxaparin	Clexane-20-Spritzenampulle	2000
	Clexane-40-Spritzenampulle	4000
Certoparin	Mono-Embolex-Fertigspritzen	3000

Tabelle 13-8. Niedermolekulare Heparine in Langzeitprophylaxestudien

Autor der Studie	Präparat	Dosis	n (Pat.)	Therapie-dauer (Monate)	Rezidiv-thrombose	Blutungs-komplika-tionen
Monreal	UFH[a]	2mal 10000 IE s.c.	40	3–6	2	0
	Dalteparin (Fragmin)	2mal 5000 IE[b] s.c.	40		0	0
Pini	Warfarin	NR 2,0–3,5	94	3	4	12
	Enoxaparin (Clexane)	1mal 4000 IE[b] s.c.	93		6	4
Das	Warfarin	INR 2,0–3,0	55	3	1	5
	Dalteparin (Fragmin)	1mal 5000 IE[b] s.c.	50		3	0

[a] Unfraktioniertes Heparin.
[b] Anti-Faktor-Xa-IE.

Vena-cava-Filter

Verschiedene Modelle von Filtern zur permanenten oder passageren Plazierung in die Vena cava inferior stehen zur Verfügung. Die Indikation zum Einsatz eines Vena cava Filters ist bei Kontraindikationen für eine antikoagulatorische Therapie (z. B. Hirnmetastasen, Perikardmetastasen, manifeste Blutungen) und in den seltenen Fällen von rezidivierenden Thromboembolien unter adäquater Antikoagulation gegeben.

Thrombolyse

Thrombolytische Substanzen (Streptokinase, Urokinase, tissue plasminogen activator) aktivieren das fibrinolytische System. Diese Substanzen sind mit einem hohen Blutungsrisiko assoziiert. Insbesondere Krebspatienten können aus Tumoroberflächen oder frischen Operationswunden bluten. Von daher kann eine thrombolytische Therapie allenfalls für Krebspatienten mit guter Prognose und entweder massiver Lungenembolie mit hämodynamischer Beeinträchtigung oder frischer symptomatischer ileofemoraler Venenthrombose empfohlen werden. Eine Thrombolyse ist postoperativ, bei Perikard- oder Hirnmetastasen bzw. primären Hirntumoren, bei aktiven oder kurz zurückliegenden gastrointestinalen Blutungen einschließlich Ösophagitis und bei zugrundeliegenden Blutungsdiathesen (z. B. disseminierte intravasale Gerinnung, Thrombozytopenie) absolut kontraindiziert.

13.4   Therapie der Axillar-/Subklaviavenenthrombose

Zentralvenöse Katheter und intravenöse Zytostatikainfusionen erhöhen das Risiko für Thrombosen der oberen Extremität (Paget-von-Schroetter-Syndrom). Lungenembolien aufgrund von Armvenenthrombosen sind selten, in Einzelfällen aber beschrieben worden. Die optimale Behandlung der Armvenenthrombose ist unklar. Studien, die einen Vorteil einer antithrombotischen Therapie (Heparin oder orale Antikoagulanzien) beweisen, existieren nicht. Üblicherweise besteht die Behandlung aber in Hochlagerung der betroffen Extremität und i.v. Heparinisierung über 7 bis 10 Tage, gefolgt von einer oralen Antikoagulanzientherapie (INR 2,0 bis 3,0) über 3 Monate. Falls die Thrombose durch einen zentralen Venenkatheter bedingt ist, sollte dieser entfernt werden. Alternativ scheint eine lokale Lysetherapie bei Tumorpatienten effektiv und sicher zu sein. In einer Studie erhielten die Patienten im Mittel über 4 Tage Urokinase in einer Dosis von 500 bis 2000 E/kg/h. Fünfundzwanzig von 30 direkt infundierten Thromben konnten komplett lysiert werden, ohne daß schwere Blutungskomplikationen auftraten. Dieses Verfahren kann daher für Patienten empfohlen werden, bei denen kein erhöhtes Blutungsrisiko besteht und eine Entfernung des Katheters vermieden werden soll. In der Praxis werden bei Katheterspitzenthrombosen auch Dosierungen von 10.000 E Urokinase pro Stunde eingesetzt.

Literatur zu 13

Bern MM, Lokich JJ, Wallach SR et al. (1990) Very low doses of warfarin can prevent thrombosis in central venous catheters. A randomized prospective trial. Ann Intern Med 112: 423–428

Bona RD, Sivjee KY, Hickey AD, Wallace DM, Wajcs SB (1995) The efficacy and safety of oral anticoagulation in patients with cancer. Thromb Haemost 74: 1055–1058

Das SK, Cohen AT, Edmondson RA, Melissari E, Kakkar VV (1996) Low-molecular weight heparin vs. warfarin for prevention of recurrent venous thromboembolism: a randomized trial. World J Surg 20: 521–526

Fraschini G, Jadeja J, Lawson M et al. (1987) Local infusion of urokinase for the lysis of thrombosis associated with permanent central venous catheters in cancer patients. J Clin Oncol 5: 672–678

Harenberg J, Leber G, Dempfle CE et al. (1989) Long term anticoagulation with low molecular weight heparin in outpatients with side effects on oral anticoagulants. Nouv Rev Fr Hematol 31: 363–369

Hirsh J (1991) Heparin. N Engl J Med 324: 1565–1574

Hull RD, Raskob GE, Pineo GF et al. (1992) Subcutaneous low-molecular weight heparin compared with continuous intravenous heparin in the treatment of proximal-vein thrombosis. N Engl J Med 326: 975–982

Koopman MM, Prandoni P, Piovella F et al. (1996) Treatment of venous thrombosis with intravenous unfractionated heparin administered in the hospital as compared with subcutaneous low-molecular weight heparin administered at home. The Tasman Study Group. N Engl J Med 334: 682–687

Levine M, Gent M, Hirsh J, Leclerc J et al. (1996) A comparison of low-molecular weight heparin administered primarily at home with unfractionated heparin administered in the hospital for proximal deep-vein thrombosis. N Engl J Med 334: 677–681

Levine M, Hirsh J (1990) The diagnosis and treatment of thrombosis in the cancer patient. Semin Oncol 17: 160–171

Levine M, Hirsh J, Gent M et al.(1994) Double-blind randomised trial of a very-low-dose warfarin for prevention of thromboembolism in stage IV breast cancer. Lancet 343: 886–889

Levine MN, Gent M, Hirsh J et al. (1988) The thrombogenic effect of anticancer drug therapy in women with stage II breast cancer. N Engl J Med 318: 404–407

Levine MN, Hirsh J, Gent M et al. (1994) A randomized trial comparing activated thromboplastin time with heparin assay in patients with acute venous thromboembolism requiring large daily doses of heparin. Arch Intern Med 154: 49–56

Lindmarker P, Holmstrom M, Granqvist S, Johnsson H, Lockner D (1994) Comparison of once–daily subcutaneous Fragmin with continuous intravenous unfractionated heparin in the treatment of deep vein thrombosis. Thromb Haemost 72: 186–190

Lipp HP (1997) Heparine, Heparinoide und Hirudoide bei Lungenembolie und Thrombosen. PZ 142: 1455–1462

Lipp HP (1997) Perorale Antikoagulanzien: bewährt in der Thromboseprophylaxe. PZ 142: 1551–1559

Monreal M, Lafoz E, Olive A, Rio L del, Vedia C (1994) Comparison of subcutaneous unfractionated heparin with a low molecular weight heparin (Fragmin) in patients with venous thromboembolism and contraindications to coumarin. Thromb Haemost 71: 7–11

Piccioli A, Prandoni P, Ewenstein BM, Goldhaber SZ (1996) Cancer and venous thromboembolism. Am Heart J 132: 850–855

Pini M, Aiello S, Manotti C et al. (1994) Low-molecular weight heparin vs. warfarin in the prevention of recurrences after deep vein thrombosis. Thromb Haemost 72: 191–197

Prandoni P, Lensing AWA, Büller HR et al. (1992) Deep-vein thrombosis and the incidence of subsequent symptomatic cancer. N Engl J Med 327: 1128–1133

Raschke RA, Gollihare B, Peirce JC (1996) The effectiveness of implementing the weight-based Heparin nomogram as a practice guideline. Arch Int Med 156: 1645–1649

Schiff D, DeAngelis LM (1994) Therapy of venous thromboembolism in patients with brain metastases. Cancer 73: 493–498

Schwarz RE, Marrero AM, Conlon KC, Burt M (1996) Inferior vena cava filters in cancer patients: indications and outcome. J Clin Oncol 14: 652–657

14 Anhang

14.1 Tabellarische Übersicht über wichtige Nebenwirkungen von Zytostatika

H.-P. LIPP, J. T. HARTMANN, C. BOKEMEYER

Tabelle 14-1. Wichtige Nebenwirkungen von Zytostatika (Grad der Toxizität: +++ sehr bzw. ++ stark ausgeprägt, + mäßig, (+) nur teilweise ausgeprägt; emetogene Potenz: 5 [Inzidenz > 90%], 4 [60–90%], 3 [30–60%], 2 [10–30%], 1 [< 10%]; *HD* Hochdosischemotherapie, *VOD* venookklusive Erkrankung der Leber, *c.i.* kontinuierliche Infusion)

Zytostatikum	Emetogene Potenz	Myelosuppression	Gastrointestinale Toxizität	Sonstiges Toxizitätsprofil/ Bemerkungen
Actinomycin D (Dactinomycin)	4	Leukozytopenie++, Thrombozytopenie++ (verzögert)	Abdominelle Schmerzsymptomatik, Diarrhö+, Anorexie+, Proktitis(+) Mukositis++, Stomatitis+	Hautreaktionen (u. a. Follikulitis, Akne), Alopezie, Strahlensensibilisierungen (Erytheme, Recall-Phänomen), Myelitis, Leberschäden, allergische Reaktionen **Cave:** Extra- und Paravasation!
Amsacrin (m-AMSA)	2	Anämie++, Leukozytopenie++, Thrombozytopenie(+)	Mukositis++ Diarrhö+	Kardiotoxizität (Kardiomyopathie, die durch vorangegangene Anthrazyklintherapie noch verstärkt wird), Arrhythmien, Leberfunktionsstörungen, Alopezie(+), ZNS-Toxizität(+), allergische Reaktionen **Cave:** Extra- und Paravasation!
Asparaginase (– Erwinase) (– Pegaspargase)	3	gering myelosuppressiv	Anorexie+	Gerinnungsstörungen (Verbrauchskoagulopathie)++, Allergische Reaktionen++, Hepatotoxizität++, renale Insuffizienz (Azotämie, Hyperammonämie), Pankreasinsuffizienz, ZNS-Toxizität, Schüttelfrost und Fieber
Bendamustin	3–4	Leukozytopenie++ Thrombozytopenie+	Mukositis+ Anorexie(+)	Xerostomie, Alopezie+, kolikartige Unterleibsschmerzen, Hitzegefühl

Tabelle 14-1. Fortsetzung

Zytostatikum	Emetogene Potenz	Myelosuppression	Gastrointestinale Toxizität	Sonstiges Toxizitätsprofil/ Bemerkungen
Bleomycin	1	Nicht myelosuppressiv	Mukositis++ Anorexie(+)	Interstitielle Pneumonitis (kumulative Höchstdosis 400 mg), Hautreaktionen (Parästhesien, Urtikaria, Pruritus, erythematöse Schwellungen, Hyperpigmentierungen, Hyperkeratose, diffuse Alopezie), Vaskulitis, Fieber und Schüttelfrost
Busulfan	1	Leukozytopenie++, Anämie+ Thrombozytopenie++	Mukositis(+) Diarrhö(+)	Lungenfibrose (kumulativ), Gynäkomastie, Zystitis (HD), Alopezie(+) Addison-ähnliche Symptomatik,„wasting syndrome", Leberfunktionsstörungen, (VOD) (HD)
Carboplatin	3–4	Leukozytopenie++ Anämie+ Thrombozytopenie++	Mukositis(+)	Leichte Erhöhung der Leberwerte, allergische Reaktionen, Alopezie (+), HD > 1500 mg/m²: Periphere, zentrale und sensorische Neuropathien, Nephrotoxizität, Ototoxizität
Carmustin (BCNU)	5 > 250 mg/m² 4 < 250 mg/m²	Leukozytopenie++ Thrombozytopenie+++ (verzögert, kumulativ)	Mukositis(+) Diarrhö(+) Anorexie(+)	Alopezie, Lungentoxizität (v. a. bei kumulativen Gesamtdosen > 1,4 g/m²), kumulative Nieren- und Leberschädigung, Dermatitis
Chlorambucil	1	Leukozytopenie++ Thrombozytopenie++	Mukositis(+) Diarrhö(+)	ZNS-Toxizität (fokale und generalisierte Anfälle) Dermatitis, Pruritus, Alopezie(+), Lungenfibrose, Azoospermie, periphere Neuropathie, Hepatotoxizität
Cisplatin	5 > 50 mg/m² 4 < 50 mg/m²	Leukozytopenie+ Thrombozytopenie+	Diarrhö+ Anorexie+	Kumulative Nephrotoxizität (Hydratation erforderlich)+++, periphere und sensorische Neuropathie++, Hörschäden, Veränderung der Serumelektrolyte, Hypomagnesiämie, allergische Reaktionen, Vaskulitis, Bradykardie

Substanz		Hämatologisch	Gastrointestinal	Weitere
Cladribin (2-CDA)	2	Leukozytopenie++ Neutrcpenie++ Anämie+ Thrombozytopenie++		Opportunistische Infektionen (Abnahme der T-Helferzellen-kumulativ), Dermatitis (Erytheme, Pruritus), Phlebitis, Ödeme, Myalgie, Tachykardien, HD: Nephrotoxizität und Neurotoxizität
Cyclophosphamid	5 > 1,5 g/m² 4 > 0,75 g/m² 3 < 0,75 g/m² 1 oral	Leukozytopenie++ Anämie++ Thrombozytopenie++	Mukositis und Stomatitis+ Diarrhö(+) Anorexie(+)	Hypothrombinämie(+),hämorrhagische Zystitis++, Alopezie, unangemessene ADH-Sekretion, allergische Reaktionen, sterile Phlebitis, Ödeme, HD: interstitielle Lungenfibrose, Kardiotoxizität, Azoospermie, Amenorrhö, Neurotoxizität, Leberschäden, Immunsuppression
Cytarabin (ARA-C)	4 > 1 g/m² 2 < 100 mg/m²	Leukozytopenie++ Anämie++ Thrombozytopenie++	Mukositis und Stomatitis+ Anorexie+ Diarrhoe +	ösophagale und intestinale Inflammation, Leberfunktionsstörungen, Fieber, Hautreaktionen (Erythem, Dysästhesien), Alopezie, Cytarabin- syndrom (Fieber, Myalgie, Knochenschmerz), HD: ZNS-Toxizität, Ataxie, Nystagmus, hämorrhagische Konjunktivitis und Keratitis Lungentoxizität, inadäquate ADH-Sekretion,
Dacarbazin (DTIC)	5	Leukozytopenie++ Thrombozytopenie++ (verzögert)	Mukositis+	Hepatotoxizität (Lebervenenthrombose), Alopezie, Flush, Hautreaktionen, flu-like- Syndrom (Fieber, Myalgien, Unbehagen), strenger Lichtschutz während der Infusion!
Daunorubicin	3 > 45 mg/m²	Leukozytopenie++ Thrombozytopenie+ Mucositis+	Diarrhö+ Mukositis, Stomatitis+	kumulativ >550 mg/m²: Kardiomyopathie, akut: Rhythmusstörungen, Alopezie, Leberschäden, Radiatio-Recall-Dermatitis Cave: Extra- und Paravasationen!
Docetaxel	3	Leukozytopenie++ Thrombozytopenie+	Mukositis++ Diarrhö(+)	Alopezie+, Ödeme, Hautreaktionen und Onycholysen, Überempfindlichkeitsreaktionen, neurosensorische Toxizität
Doxorubicin (=Adriamycin)	3 > 15 mg/m² 4 > 60 mg/m²	Leukozytopenie+++ Thrombozytopenie++	Mukositis/Stomatitis++ (ulzerierend), Diarrhö(+), Anorexie+	kumulativ>550 mg/m²: Kardiomyopathie akut: Rhythmusstörungen, Leberschäden, Radiatio-Recall-Dermatitis, Alopezie, Dermatitis Cave: Extra- und Paravasation!

Tabelle 14-1. Fortsetzung

Zytostatikum	Emetogene Potenz	Myelosuppression	Gastrointestinale Toxizität	Sonstiges Toxizitätsprofil/ Bemerkungen
Epirubicin	3 < 90 mg/m²	Leukozytopenie+++ Thrombozytopenie++	Mukositis+ Anorexie(+)	kumulativ>850 mg/m²: Kardiomyopathie akut: EKG-Veränderungen, Alopezie, Dermatitis **Cave:** Extra- und Paravasation
Estramustin-phosphat	2	Leukozytopenie+ Thrombozytopenie+		Gynäkomastie, Libido- und Potenzverlust, Hepatotoxizität, Fieberepisoden, Hautrötungen, Angina pectoris
Etoposid	2	Leukozytopenie++ Thrombozytopenie(+)	Mukositis+ Anorexie(+) HD: schwere Stomatitis	Alopezie, Allergische Reaktionen, Leberschäden(+), RR-Abfälle, HD: ZNS-Toxizität, Dermatitis, **Cave:** Ethanolunverträglichkeit!
Etoposidphosphat	2	Leukozytopenie++ Thrombozytopenie(+)	Mukositis+ Anorexie(+)	Alopezie, Leberschäden(+)
Fludarabin-phosphat	2–3	Granulozytopenie++ Anämie++ Thrombozytopenie++	Mukositis+	Immunsuppression (Abnahme der T-Helferzellen), opportunistische infektionen (*Cave:* Steroide), verzögerte ZNS-Toxizität, Seh- und Hörstörungen Kleinhirnsyndrom, Agitation, Parästhesien, Interstitielle Pneumonitis, Hautreaktionen (Pruritus, Seborrhö), Fieberepisoden, Myalgien
5-Fluorouracil	2	Leukozytopenie++ Anämie(+) Thrombozytopenie+ (Hämatotoxizität bei c.i. deutlich geringer)	Mukositis/Stomatitis++ Diarrhö++ Anorexie(+) Enterokolitis(+)	Alopezie, Hautreaktionen (Pruritus, Erytheme, hand-foot- Syndrom) (verstärkt bei c.i.), Kleinhirnsyndrom (Konfusion, Ataxie, Nystagmus), Angina pectoris (Prinz-Metall-Angina) (häufiger bei c.i.)(+), Leberschäden
Fotemustin	4	Leukozytopenie++ Thrombozytopenie+++ (verzögert, kumulativ)	Diarrhö(+) Erbrechen+, Abdominelle Schmerzsymptomatik(+)	Vorübergehende Transaminasenerhöhung, Dermatitis, Hyperpigmentierung, Kreatininanstieg, allergische Reaktionen (Fieber, Erythem)

Substanz		Hämatotoxizität	Gastrointestinal	Weitere Nebenwirkungen
Gemcitabin	2	Leukozytopenie++ Thrombozytopenie+	Mukositis+ Diarrhö(+)	Erhöhung der Leberwerte, grippeähnliche Symptome (NSAR und Steroide wirksam) („flu-like syndrome"), Hautrötungen, Ödeme, Proteinurie(+), Atembeschwerden(+), Bronchospasmus, Hautreaktionen
Hydroxyurea	2	Leukozytopenie+ Anämie+ Thrombozytopenie++	Mukositis+	Leichte Hautreaktionen, ZNS-Toxizität(+) Hyperbilirubinämie(+)
Idarubicin	3	Leukozytopenie+++ Anämie++ Thrombozytopenie++	Diarrhö(+) Mukositis+, gastrointestinale Perforation	Kumulativ>120 mg/m²: Kardiomyopathie; akut: EKG-Veränderungen, Arrhythmien Alopezie+, Leberschäden Cave: Extra- und Paravasation
Ifosfamid	3	Leukozytopenie++ Thrombozytopenie+	Diarrhö(+)	Hämorrhagische Zystitis (Mesna-Prophylaxe)+, Nephrotoxizität, metabolische Azidose, ZNS-Toxizität, Enzephalopathie, Alopezie++, Dermatitis und Hyperpigmentierungen, Leberfunktionsstörungen, interstitielle Pneumonitis(+)
Irinotecan (CPT-11)	2	Leukozytopenie++ Anämie(+) Thrombozytopenie(+)	Diarrhö+++ (verzögert) Anorexie+ Mukositis(+), Abdomielle Schmerzsymptomatik+	Frühes cholinerges Syndrom++ (abdomielle Krämpfe, Diarrhöen, Schweißausbrüche, Sehstörungen), Hautreaktionen, Alopezie, Pneumonitis
Lomustin (CCNU)	1–2	Verzögerte Leukozytopenie+++ Thrombozytopenie++ (verzögert kumulativ)	Mukositis(+) Diarrhö(+)	Leberfunktionsstörungen(+), kumulativ: renale Dysfunktion, Lungenfibrose, (> 1,1 g/m²) Alopezie
Melphalan	1	Leukozytopenie+++ Thrombozytopenie++	Mukositis (+)	Allergische Reaktionen, Hautausschläge, Alopezie(+), Vaskulitis(+), Hepatotoxizität(+), hämolytische Anämie
6-Mercaptopurin	1	Leukozytopenie+++ Anämie++ Thrombozytopenie+++	Mukositis+ Anorhexie+	Hepatotoxizität (Cholestase, Aszites, Gelbsucht, Leberfibrose), Pankreatitis, Hautreaktionen(+), Fieber, sekundäre Hyperurikämie Cave: Kombination mit Allopurinol

Tabelle 14-1. Fortsetzung

Zytostatikum	Emetogene Potenz	Myelosuppression	Gastrointestinale Toxizität	Sonstiges Toxizitätsprofil/ Bemerkungen
Methotrexat	4 > 1,0 g/m² 3 > 0,25 g/m² 2 > 0,05 g/m²	Leukozytopenie+++ Anämie+++ Thrombozytopenie+++ Hämorrhagien	Mukositis++ Anorexie++ Diarrhö(+) Enteritis,Stomatitis++ interstitielle Blutungen	Allgemeine Immunsuppression, Vaskulitis, Fieber, erhöhte Leberwerte, chronische Hepatotoxizität Dyspnoe, Brustschmerz, Husten, Pneumonitis, Lungenfibrose, Alopezie(+), Hautreaktionen (Exantheme, Juckreiz, Photosensibilität), Osteoporose, HD: schwere Nephrotoxizität, ZNS Toxizität (Apoplexie-ähnliches Syndrom, Krämpfe)
Mitomycin C	2–3	Leukozytopenie++ Thrombozytopenie+++ (verzögert, kumulativ)	Mukositis(+) Anorexie+	Kumulative Lungentoxizität (Dyspnoe, Husten, Bronchospasmen), Hämolytisch urämisches Syndrom (hämolytische Anämie, Urämie, Lungenödeme), allergische Reaktion, Cave: Extra- und Paravasation
Mitoxantron	2	Leukozytopenie++ Thrombozytopenie+	Mukositis+ Anorexie(+)	Kumulativ >160 mg/m²: Kardiomyopathie Alopezie(+), Überempfindlichkeitsreaktionen, HD: Leberfunktionsstörungen Cave: Extra- und Paravasation
Nimustin (ACNU)	2	Leukozytopenie++ Thrombozytopenie+	Anorexie++ Mukositis(+)	Neurotoxizität, kumulative Nephrotoxizität(+) Alopezie+
Paclitaxel	3	Leukozytopenie+ Anämie+ Thrombozytopenie+	Mukositis+ Anorexie+ Diarrhö+	Überempfindlichkeitsreaktionen (Prämedikation!) periphere z. T. reversible Neuropathie, Kardiovaskuläre Toxizität (Bradykardie, Arrhythmie, Synkopen, AV-Block), Alopezie+, Arthralgien, Myalgien, Hepatotoxizität
Pentostatin	2–3	Leukozytopenie++ Anämie(+) Thrombozytopenie+ Lymphozytopenie+++	Mukositis+ Diarrhö(+) Anorexie(+)	ZNS-Toxizität (Lethargie, Somnolenz, Krämpfe) Seh- und Hörstörungen, transiente Leberschäden, Hepatomegalie, Hautreaktionen, Lungentoxizität EKG-Veränderungen, Ödeme, Arrhythmien HD: schwere Nephrotoxizität

Procarbazin	4	Leukozytopenie++ Anämie+ Thrombozytopenie+ Hämolyse Eosinophilie	Mukositis/Stomatitis+	Immunsuppression und opportunistische Infektionen, Xerostomie, Hautreaktionen, ZNS-Toxizität: Parästhesien, Psychosen, Ataxie, Krämpfe, Lungentoxizität, Exantheme, Azoospermie Cave: Disulfiramreaktion mit Ethanol!
Streptozocin	5	Leukozytopenie+ Anämie+ Thrombozytopenie+	Diarrhö+	Nephrotoxizität++ (Frühsymptom: Proteinurie) Leberschädigung, eingeschränkte Glucosetoleranz, ZNS-Toxizität(+), Hyperpyrexie
Teniposid	2	Leukozytopenie++ Thrombozytopenie+	Mukositis+ Diarrhö(+)	hilfsstoffbedingte Überempfindlichkeitsreaktionen, ZNS-Toxizität(+), Alopezie+, hepatische und renale Dysfunktionen, Fieber
Thioguanin	1	Leukozytopenie+++ Anämie+ Thrombozytopenie+++	Mukositis(+) Diarrhö++ (Darmschleimhautnekrosen), Anorexie+	Hepatische Dysfunktion, Gelbsucht, venöokklusive Lebererkrankungen, Hautreaktionen(+)
Thiotepa	2	Leukozytopenie++ Anämie++ Thrombozytopenie++	Mukositis+ Diarrhö(+) Stomatitis, Enteritis	Alopezie+, Zystitis, Kopfschmerzen, Hautreaktionen, Pruritus, HD: ZNS-Toxizität
Topotecan	2–3	Leukozytopenie+++ Neutropenie+++ Anämie++ Thrombozytopenie++	HD:Mukositis++ Diarrhöen++ abdominale Krämpfe	Müdigkeit, Asthenie, Hautreaktion+, Alopezie++, Infektionen
Tomudex	2–3	Leukozytopenie+/++ Thrombozytopenie+	Stomatitis/Mukositis+ Diarrhö+	Transiente Hepatotoxizität (Transaminasenanstieg), „flu-like syndrome", Alopezie, Fieber
Treosulfan	2–3	Leukozytopenie++ Thrombozytopenie+	Stomatitis+ Diarrhö(+)	Hautreaktionen, Hyperpigmentierungen Alopezie(+), pseudogrippale Effekte(+),Alveolitis(+), HD: hämorrhagische Zystitis
Trofosfamid	2	Leukozytopenie+ Anämie(+) Thrombozytopenie(+)	Mukositis+ Diarrhö(+)	Anstieg der Leberwerte, Hypoglykämie Azoospermie, Nierenschäden, Neurotoxizität

Tabelle 14-1. Fortsetzung

Zytostatikum	Emetogene Potenz	Myelosuppression	Gastrointestinale Toxizität	Sonstiges Toxizitätsprofil/ Bemerkungen
Vinblastin	1–2	Leukozytopenie++ Anämie(+) Thrombozytopenie++	Mukositis/Stomatitis++, Ileus++, abdominelle Schmerzen	Periphere Neuropathie+, Parästhesien, Alopezie++, Hypertonie, Allergie, Raynaud-Syndrom, SIADH+ (verstärkte Natriumsekretion, Dehydratation, Ödeme),kardiovaskuläre Toxizität, **Cave:** Extra- und Paravasation!
Vincristin	1	kaum myelosuppressiv	Mukositis+, Ileus++, Stomatitis, Diarrhöen	Alopezie++, Allergie, Raynaud-Syndrom, Myopathie, SIADH+, Azotämie, Kardiotoxizität (Koronarspasmus)(+), periphere Neuropathie+++, **Cave:** Extra- und Paravasation!
Vindesin	1–2	Leukozytopenie++ Thrombozytopenie+	Mukositis/Stomatitis+ Diarrhöen++, Ileus+	Periphere Neuropathie+, Alopezie, Allergische Reaktionen, SIADH(+) **Cave:** Extra- und Paravasation!
Vinorelbin	1	Leukozytopenie++ Anämie(+)	Mukositis(+) Ileus(+) Diarrhö+	Müdigkeit, Asthenie, Erhöhung der Leberwerte, periphere Neuropathie(+), Alopezie(+), SIADH(+) **Cave:** Extra- und Paravasation

14.2 WHO-Empfehlung für die Bemessung von akuter und subakuter Toxität bei Erwachsenen

	Grad 0	Grad 1	Grad 2	Grad 3	Grad 4
Übelkeit/Erbrechen	keine	Übelkeit	vorübergehendes Erbrechen	Erbrechen erfordert Therapie	nicht beherrschbares Erbrechen
Lungenfunktion	normal	milde Symptome	Belastungsdyspnoe	Ruhedyspnoe	vollständige Bettruhe erforderlich
Infektion	keine	leichte Infektion	mäßige Infektion	schwere Infektion	schwere Infektion mit Blutdruckabfall
Diarrhoe	keine	vorübergehend < 2 Tage	tolerabel, aber > 2 Tage	intolerabel, Therapie erforderlich	haemorrhagische Dehydratation
Obstipation[2]	keine	wenig	mäßig	Blähbauch	Blähbauch und Erbrechen, Ileus
Schmerzen[3]	keine	wenig	mäßig	stark	unerträglich
Mundschleimhaut	normal	Wundsein/ Erytheme	Erytheme, Ulcerationen, feste Ernährung noch möglich	Ulcerationen, erfordert flüssige Ernährung	Nahrungsaufnahme ist nicht möglich
Periphere Neurotoxität	keine	Parästhesie und/ oder verringerte Sehnenreflexe	schwere Parästhesie und/oder Muskelschwäche	intolerable Parästhesie und/oder motorische Paresen	Paralyse
Haematurie	keine	mikropskopisch	makroskopisch	makroskopisch + Blutgerinnsel	obstruktive Uropathie
Fieber	kein	Temperatur < 38° C	Fieber 38° – 40° C	Fieber > 40° C	Fieber mit Hypotension
Haut	normal	Erytheme	trockene Abschuppung, Bläschenbildung, Pruritus	feuchte Abschuppung, Ulceration	exfoliative Dermatitis, Nekrosen, die chir. Eingriff erfordern
Haarverlust	kein	minimal	mäßige, ungleichmäßige Alopezie	komplette Alopezie, aber reversibel	komplette, irreversible Alopezie

	Grad 0	Grad 1	Grad 2	Grad 3	Grad 4
Ototoxizität	keine	wenig	mäßig	stark	taub
Nephrotoxizität	keine Kreatininerhöhung	leichte Kreatininerhöhung	mäßige Kreatininerhöhung	starke	dialysepflichtig
Leukozytopenie (1.000/mm³)	≥ 4.0	3.0 – 3.9	2.0 – 2.9	1.0 – 1.9	< 1.0
Thrombozytopenie (1.000/mm³)	≥ 100	75 – 99	50 – 74	25 – 49	< 25
Haemoglobin (g/100 ml)	≥ 11.0	9.5 – 10.9	8.0 – 9.4	6.5 – 7.9	< 6.5
Granulozyten (1.000/mm³)	≥ 2.0	1.5 – 1.9	1.0 – 1.4	0.5 – 0.9	< 0.5
Haemorrhagie	keine	Petechien	wenig Blutverlust	hoher Blutverlust	Blutverlust führt zu Körperschwäche
Bilirubin	≤ 1.25 × N[1]	1.26 – 2.5 x N	2.6 – 5 x N	5.1 – 10 x N	10 x N
SGOT/SGPT	≤1.25 × N	1.26 – 2.5 x N	2.6 – 5 x N	5.1 – 10 x N	10 x N
Alkalische Phosphatase	≤1.25 × N	1.26 – 2.5 x N	2.6 – 5 x N	5.1 – 10 x N	10 x N
Blutharnstoff	1.25 x N	1.26 – 2.5 x N	2.6 – 5 x N	5.1 – 10 x N	> 10 x N
Kreatinin	1.25 x N	1.26 – 2.5 x N	2.6 – 5 x N	5.1 – 10 x N	> 10 x N
Proteinurie	keine	≤ 3 g/l	3,1 – 10 g/l	> 10 g/l	nephrotisches Syndrom
Allergie	keine	Oedeme	Bronchospasmen, keine parenterale Therapie erforderlich	Bronchospasmen, parenterale Therapie erforderlich	anaphylaktische Reaktion
Kardiale Arrhythmien	keine	Sinus-Tachykardie, > 110 in Ruhe	monotope VES, artriale Arrythmien	polytope VES	ventrikuläre Tachykardie
Herzfunktion	normal	asymptomatisch, aber pathologischer Befund	vorübergehende symptomatische Dysfunktion, keine Therapie erforderlich	symptomatische Dysfunktion, spricht auf Therapie an	symptomatische Dysfunktion, spricht auf Therapie nicht an

Perikarditis	keine	asymptomatischer Erguß	symptomatisch, Punktion nicht erforderlich	Tamponade, Punktion erforderlich	Tamponade, chir. Eingriff erforderlich
Bewußtsein	wach	vorübergehende Lethargie	Somnolenz < 50 % der Wachzeit	Somnolenz > 50 % der Wachzeit	Koma

1 N = obere Grenze des Normalwertes
2 = ohne Obstipation durch Narkotika
3 = Nur behandlungsbedingter Schmerz, nicht krankheitsbedingter Schmerz

14.3 Toxizität nach Chemotherapie (Dokumentationsblatt)

Toxität nach Chemotherapie (Dokumentationsblatt)

(Bitte **vor jedem neuen Zyklus** Chemotherapie ausfüllen)

Name: Protokoll:

geb: .... Zyklus/Woche   vom: ....

Hämatotoxizität
Leukozytennadir   .... /µl   Tag nach .... Therapie

Thrombozytennadir   .... /µl   Tag nach .... Therapie

Substitution von Blutprodukten
    EK   .... E   am: ....
    TK   .... E   am: ....

Übelkeit/Erbrechen
 ☐ keine   ☐ leichte Übelkeit   ☐ vereinzelt Erbrechen
 ☐ starkes Erbrechen ☐ unbeherrschbar

Mukositis
 ☐ keine   ☐ Rötung,   ☐ Ulzeration,
        Halsschmerzen   Pat. kann Festes essen
 ☐ nur flüssige   ☐ keine p. o. –
   Nahrung   Nahrung möglich

Diarrhöen
 ☐ keine   ☐ vorübergehend   ☐ > 2 Tage
 ☐ therapiebedürftig ☐ blutig

Obstipation
 ☐ keine   ☐ leicht   ☐ mittel   ☐ schwer

Gewichtsabnahme
 ☐ Nein   ☐ ja   .... kg .... in Wochen

Fieber bei/nach Therapie
 ☐ keines   ☐ < 38° C   ☐ 38° – 40° C   ☐ >40° C
 ☐ Fieber mit RR-Abfall
 ☐ begleitende Neutropenie   ☐ i.v. Antibiose

Bewußtsein
- [ ] wach/klar
- [ ] passagere Lethargie
- [ ] somnolent <50% der Zeit
- [ ] somnolent > 50 % der Zeit
- [ ] Koma

periphere Neurotoxität
- [ ] keine
- [ ] Parästhesien und/oder verminderte Reflexe
- [ ] schwere Parästhesien/leichte motorische Schwächen
- [ ] Lähmung

Alopezie
- [ ] keine
- [ ] gering
- [ ] stark
- [ ] komplett

Sonstige Toxizität
- [ ] keine
- [ ] leicht
- [ ] mittel
- [ ] schwer

Erläuterung: ....

....

dokumentiert am: .... Unterschrift: ....

Sachverzeichnis

A

Aciclovir 27, 30, 31
Actinomycin D 177
Acylureidopenicilline 33
Adriamycin 117, 179
Alizaprid 48
Allopurinol-Gel 53
Alopezie 90
– Kältekappe 91
Alter 157ff
Amifostin 93, 99, 114ff
Aminoglykosid 33–35
Amphotericin B 27, 30, 35
Amsacrin 177
Analgetika 132ff
– Einteilung 133
Anämie 12, 18
– chronische 12
– Eisenmetabolismus 13
– Häufigkeit 12
– Hypersplenismus 12
– Knochenmarkschädigung 12
– Pathogenese 12
– Transferrin 13
– Transfusion 13
Anorexie 67; 81
Anthrazykline 93, 117, 179
Antiemetika 46ff
– 5-HT3-Serotoninrezeptor-
  antagonisten 47
– Benzamide 46
– Benzodiazepine 48
– Cannabinoide 49
– Kortikosteroide 47
– Neuroleptika 47

Antikoagulanzien 173
– Interaktionen 173
– Wirkungsabschwächung 173
– Wirkungsverstärkung 173
Antimikrobielle Prophylaxe 23ff
– Aciclovir 27, 30f
– Amphotericin B 27ff
– Dosierung 27
– Gyrasehemmer 26ff
– Nierenfunktion 27
Antimykotika 28, 37
Appetitstimulation 67
– Cannabinoide 68
– Corticosteroide 67
– Megestrolacetat 68
– Melatonin 68
Asparaginase 177
Aspergillose 38

B

Ballaststoffe 78
Bendamustin 177
Bisphosphonate 121, 124, 154
Bleomycin 162, 178
Blutprodukte 13f, 18ff
– Bestrahlung 21
– CMV-Infektion 22
– Infektionsgefahr 21
Bluttransfusion 14, 19
– Alloantikörper 14, 20
– Eisenüberladung 14
– Immunsuppression 14
– Risiken 14
– virale Erkrankung 14, 21
Buprenorphin 138, 139
Busulfan 95, 178

C

Carbapenem 35
Carboplatin 178
Carmustin (BCNU) 178
Ceftazidim 33
Cephalosporin 34
Chemotherapie
- hochdosierte 6, 49, 51
- intensive 25, 33
Chlorambucil 178
Chlorhexidin 53
Ciclosporin 21
Ciprofloxacin 26
Cisplatin 93, 95, 178
- Diurese 98
- Hydrierung 98
- Magnesium 98
- Natriumthiosulfat 98
- Nephrotoxizität 97
Cladribin (2-CDA) 178
Clodronsäure 122
Codein 138
Cotrimoxazol 32
Cyclophosphamid 95, 99ff, 179
Cytarabin 179
Cytomegalievirus 22, 25, 30f

D

Dacarbazin 179
Daunorubicin 117, 179
Dexamethason 48
Dexrazoxane 93, 116
Diarrhö 56
- 5-Fluorouracil 57
- chemotherapieinduzierte 58
- infektiöse 58
- Irinotecan 57
- Loperamid 57
- Octreotid 57
- Opiumtinktur 57
- strahlentherapiebedingte 58
- Stufenschema 57
Dihydrocodein 138
Dimenhydrinat 48
Docetaxel 93, 110ff, 179
Dolasetron 47
Dosis-Wirkungs-Beziehung 6, 9
Doxorubicin 117, 179

E

Elektrolyte 85
Emesis 44ff
- akut 44
- antizipatorisch 44
- Klassifikationssystem 45
- Prophylaxe 49
- Risikofaktoren 46
- Strahlentherapie 44
- verzögert 44
Emetogene Potenz 45f, 177–184
Epirubicin 117, 179
Erbrechen 44ff
Ernährung 67, 75–78
- Aminosäuren 83
- Ballaststoffe 73
- chemisch definierte Diäten (CDD) 73
- eiweißreiche Nahrung 75
- Energiebedarf 84
- enterale 69
- Fettemulsionen 84
- fettreiche 76, -
- hochkalorische Trinknahrung 73
- Knochenmarktransplantation 82
- Kohlenhydrate 74, 83
- Leberfunktion 88
- Nierenfunktion 88
- Oligopeptide 74
- Osmolalität 83
- Osmolaritäten 79
- parenterale 81
- - Komplikationen 81
- Richtlinien 82
- Sondennahrung 75
- Spezialdiäten 74
- Spurenelemente 86
- Standarddiäten 73
- Stufenschema 87
- Triglyzeride 83
- Trinknahrung 75
- Vitamine 86
- zentralvenöse Substratapplikation 87
Erythropoietin 13ff
- Ansprechrate 15
- Dosis 15
- Eisengabe 16

- Kombination mit dem Granulo-
  zytenkoloniestimulierenden Faktor
  (G-CSF) 17
- Lebensqualität 15
- Nebenwirkungen 16
- Richtlinien zum Einsatz 15
- Vorhersage des Ansprechens 16
Erythrozytenpräparate 19
- Buffycoat-frei 19
- Filtration 19
- HLA-Antikörper 19
- Indikation 19
- Lagerung 19
- leukozytenarme 19
Estramustinphosphat 180
Etoposid 180
Etoposidphosphat 180
Extravasation 126ff
- Antidot 127
- Dokumentation 129
- Komplikationen 126
- Vorgehensweise 126
- Zytostatika 126

F
Famciclovir 30
Fentanyl 138, 139, 149
- Äquivalenztabelle 149
- transdermales 149
Fluconazol 29, 37
Fludarabin 21, 181
Fluid retention syndrome 111
Fluorgel 63
Fluorouracil 57, 180
Folinsäure-Rescue 93
Foscarnet 31
Fotemustin 180
FUO 23, 25, 27, 33–35, 37
- antimikrobielle Therapie 36
- Dosierungsempfehlungen 36
- Hochrisikopatient 36
- Niedrigrisikopatient 36

G
G-CSF (Granulozytenkolonie
  stimulierender Faktor) 1ff, 10, 163
- Erhöhung der LDH 10

- Knochenschmerzen 10
- Nebenwirkungen 10
Ganciclovir 31
Gastrointestinale Toxizität 177–184
Gemcitabin 180
GM-CSF (Granulozyten-Monozyten-
  Kolonie-stimulierender Faktor) 1ff, 10
- Fieber 10
- lokale Nebenwirkungen 10
- Toxizität 10
Graft-vs.-Host-Reaktion 21, 25
Granisetron 47
Granulozytentransfusion 38–40
- Durchführung 40
- G-CSF 39
- Graft-vs.-Host-disease 40
- Indikation 40
- Leukapherese 39
- Neutropenie 39
- Studien 39
Granulozytopenie 23

H
Haarausfall 90
- Kältekappe 91
Haloperidol 48, 150
Hämatopoetische Stammzellen 1
Hämatopoetische Wachstumsfaktoren
  1ff, 163
- akute myeloische Leukämie (AML) 8
- Applikationsdauer 9
- autologe Stammzelltransplantation
  (PBSCT) 7
- bei afebriler Neutropenie 6
- Dosierung 9
- Entscheidungskriterien 5
- Filgrastim 2
- Granulozyten-Monozyten-
  Kolonie-stimulierender Faktor
  (s. auch GM-CSF) 2
- Granulozytenkoloniestimulierender
  Faktor (s. auch G-CSF) 2
- Hochdosischemotherapie 7
- Infektionsrate 7
- intensivierte Chemotherapieregime 6
- Lenograstim 2
- Mobilisation von PBSC 7

- Molgramostim 2
- Myelodysplasie (MDS) 8
- primär (prophylaktisch) 4
- Sagramostim 2
- sekundärer Einsatz 5
- Strahlensensitizer 7
- Zeitpunkt des Beginns 9
Hämolytisch-urämisches Syndrom 95
Hautreaktion 64
- Epitheliolysen 64
- Prävention 64
- radiogene 64
- Steroide 64
Heparin, niedermolekulares
  (s. niedermolekulares Heparin)
HLA-Antikörper 21
Hochdosis-Methotrexat 93, 105ff
- abnorme Spiegelverläufe 108
- Alkalisierung 107
- Dosisreduktion 105
- Folinsäure-Rescue 105
- Hydrierung 107
- Nephrotoxizität 106
Hydrierung 93, 94, 98, 100
Hydroxyurea 180
Hyperkalzämie 120ff
- Bisphosphonate 122
- Calcitonin 121, 123
- Gesamtkalziumwerte 120
- klinische Symptome 120
- therapeutische Strategien 121

I
Ibandronsäure 122
Idarubicin 117, 181
Ifosfamid 93, 95, 112, 181
- Chloracetaldehyd 113
- Methylenblau 113
- Neurotoxizität 112
Imipenem 33
Infektion 24
Infektionsprophylaxe 8, 23
- Dosierung 26
- Fluorochinolone 26
- Gyrasehemmer 26
- selektive Darmdekontamination 26
Irinotecan 57, 181
Itraconazol 29

K
Kachexie 67, 81
Kardiomyopathie 116
- Anthrazykline 116
- Dexrazoxane 117
- Mitoxantron 116
Kardiotoxizität 93, 116, 160
Kariesprophylaxe 55
- Natriumfluoridlösung 55
- Zahnpaste 55
Katabolie 88
Knochenmarktransplatation,
  allogene 26, 82
Koanalgetika 133, 134, 153

L
Leukozytopenie 23
Levomethadon 138, 139
Lomustin 181
Lorazepam 48

M
Mangelernährung 82
Melphalan 181
Mercaptopurin 96, 181
Mesna 93, 99
Methotrexat 93, 95, 105ff, 181
Methylenblau 93, 112
Metoclopramid 48, 154
Mitomycin C 95, 182
Mitoxantron 117, 182
Morphin 138, 139, 141
Mukositis 11, 51ff, 62
- Adstringenzien 52
- Antiphlogistika 52
- Desinfizienzien 52
- Dexpanthenol 52
- Kryotherapie 52
- Lokalanästhetika 52
- Sucralfat 52
- Vitamin E 52
Mundschleimhaut 51ff, 62
Mundschleimhautentzündung 51
- Dexpanthenol 54
- Eiswürfel 54
- Kamillenextrakt 54
- Myrrhentinktur 54
- Salbeitee 54

Myelopoese 1
Myelosuppression 18,177–184
Myelosuppressive Chemotherapie
  2, 23ff

N
Nadir 2, 9, 24
Nahrungsbestandteile 69
– Substitution 69
– Vitamine 69
Naloxon 138,139,145
Nephrotoxische Pharmaka 94
Nephrotoxizität 93ff,106,158
Neurotoxizität 93,118,162
– Org 2766 118
– Vinca-Alkaloide 118
Neutropenie 2, 25, 26, 37
– febrile 4
– individuelles Risiko 4
– zyklische 2
Nichtopioide 133
– Diclofenac 136
– Ibuprofen 136
– Meloxicam 136
– Metamizol 136
– Naproxen 136
– Paracetamol 136
Nichtsteroidale Antirheumatika 136
Niedermolekulares Heparin 170
– Dalteparin 170
– Enoxaparin 170
– Nadroparin 170
– Tinzaparin 170
Nierenschäden 95
Nimustin 182
Norfloxacin 26

O
Obstipation 56,59ff
– Behandlung 59
– Laxanzien 59, 60
– Opioide 59,142
– Quellmittel 59
– Vincaalkaloide 59
Ofloxacin 26
Ondansetron 47
Opioidanalgetika 137ff

– Agonisten 137
– Antagonisten 137
– Ceilingeffekt 137,140
– gemischte Agonisten-Antagonisten
  137
– Klassifikation 137
– partielle Agonisten 137
– pharmakologische Daten 138
– Rezeptoren 137
Opioide 132,133,137ff
ORG-2766 93
Organspezifische Toxizität 93
Osmolalität 84
Oxazaphosphorine 93, 99ff

P
Paclitaxel 93,110ff,182
Pamidronsäure 122
Paravasation (s. auch Extravasation)
  126ff
Penicillin 34
Pentamidin 32
Pentazocin 138,139
Pentostatin 182
Periphere Blutstammzellen (PBSC) 2
Pethidin 138,139
Pilze 25
Pilzinfektion 28
– Amphotericin B 28
– Aspergillus 28
– Fluconazol 28
– Itraconazol 28
– Natamycin 28
– Nystatin 28
– Prophylaxe 28
Plättchen-reiches Plasma 19
Pneumocystis carinii 32
Prämedikation 93, 111
Procarbazin 182
Protozoeninfektionen 32
Pseudomonas 37
PTA-Lutschtabletten 53

R
Recall-Phänomen 64
5-HT3-Rezeptorantagonisten
  (s. auch Serotoninantagonisten) 44

S
Schleimhautläsion 81
Schmerztherapie 131ff
- Antidepressiva 146
- antiemetische Therapie 143
- Antikonvulsiva 146
- Begleittherapie 142
- Betäubungsmittelverschreibungs-
  verordnung 154
- Einnahmeschema 131
- Fentanyl 143
- Indikation 140
- Koanalgetika 154
- Nebenwirkungen 142
- neuropathischer Schmerz 145
- nozizeptiver Schmerz 134
- Opioidüberdosierung 145
- PEG-Sonden 148
- rektale Gabe 147
- Schmerzarten 134
- Schmerzspitzen 145
- Spinalanalgesie 153
- Stufenplan 135, 141
- subkutane Analgetikainfusion
  149–152
- Symptomkontrolle 131
- transdermale Applikation 148
- Verschreibungshöchstmengen
  155
Sensibilisierung 21
Serotoninantagonisten (s. auch
  5-HT3-Rezeptorantagonisten) 44ff
Sonden 70, 71, 72
- Arzneimittelgabe 79
- duodenal 70
- gastrale Applikation 70
- Indikation 72
- jejunal 70
- Komplikationen 72
- motilitätsfördernd 79
- Nahrungszusammensetzung 71
- Osmolalität 83
- Osmolaritäten 79
- PEG 71
- perkutane 71
- Praxis 78
- Sondenkost 74

Spezialdiäten 76
- Arginin 77
- Eiweiße 77
- Fette 78
- Fettsäuren 78
- Glutamin 77
- Oligopeptid-Diät 77
Staphylokokken 37
Stomatitis 51
Strahlenpneumonitis 62
- Bleomycin 65
- Busulfan 65
- Mitomycin C 65
- Nitrosoharnstoffe 65
- Prednison 65
- Thorax-CT 65
Strahlentherapie 62ff
- Antiemetika 65
- Stuhlkonsistenz 66
Streptozotozin 95, 182
Stuhlfrequenz 56
Sucralfat
- Sucralfatklysmen 66

T
Taxane 110ff
- Docetaxel 110, 179
- Paclitaxel 110, 182
Teniposid 183
Thioguanin 183
Thiotepa 183
Thromboembolie 166ff
- Akuttherapie 170
- Antikoagulanzientherapie 171
- Antikoagulation 172
- Heparin 167
- Heparinresistenz 169
- INR 168
- Marcumar 168
- niedermolekulares Heparin 167,
  168, 171, 174
- Pathogenese 167
- Prophylaxe 166
- Quick-Wert 168
- Risikofaktoren 166
- Standarheparin 168
- Therapie 166

- Thrombolyse 174
- Trousseau-Syndrom 166
- Warfarin 168
Thrombopoetin 11
Thrombozytenkonzentrate 20
Thrombozytenpräparate 19, 20
- Blutungszeichen 20
- Indikation 20
- Lagerung 20
- Zellseparationspräparat 20
Tilidin 138, 139
Tomudex 183
Topotecan 183
Toxizität 188
- Dokumentationsblatt 188
Toxizitätsprofil 177–184
Toxoplasma gondii 32
Tramadol 138, 139
Treosulfan 183
Trofosfamid 99, 183
Tropisetron 47
Tumorlysesyndrom 94ff
- Diurese 95
- Vorphasentherapie 94

U
Übelkeit 44
Überempfindlichkeitsreaktion
   93, 110
- antiallergische Prophylaxe 110
- Lösungsvermittler 110
- Taxol 110
Uratnephropathie 95
- Allopurinol 96
- Harnsäure 95
- Uricase 96
- Urinalkalisierung 96

V
Valaciclovir 30
Vancomycin 33–35
Vena-cava-Filter 174
Vinblastin 183
Vincaalkaloide 59, 93, 118
Vincristin 183

Vindesin 184
Vinorelbin 184
Virale Infektion 21f, 30f
- BK-Viren 30
- Herpesviren 30
- Prophylaxe 30
- Varizella-Zoster-Viren 30
Vitamine 69, 86
- Vitamin K 69, 86

W
WHO-Empfehlung 185–187

X
Xerostomie 62
- Amifostin 63
- Glandosane Spray 63
- Pilocarpin 63

Z
Zahnpflege 63
Zink 86
Zuckeraustauschstoffe 84
Zystitis 93, 95, 99ff
- Acrolein 99
- Applikationsintervalle 101
- BK-Virus 101
- Mesna 100
- Prophylaxe 99
Zytokine 1, 13, 17
Zytostatika 157, 177–184
- Alter 157
- ältere Patienten 160
- Dosierung 159
- hepatische Metabolisierung 161
- Immunsystem 163
- Lungentoxizität 162
- nephrotoxische 95
- Neurotoxizität 162
- Organprotektion 160
- pharmakokinetische Parameter 157
- renale Funktion 158
- Toxizitätsrisiko 157
- urotoxische 95